O PODER DA AUTOCURA

CARO LEITOR,
Queremos saber sua opinião sobre nossos livros.
Após a leitura, curta-nos no **facebook.com/editoragente**,
siga-nos no Twitter **@EditoraGente**,
no Instagram **@editoragente**
e visite-nos no site **www.editoragente.com.br**.
Cadastre-se e contribua com sugestões, críticas ou elogios.

WALLACE LIMA

O PODER DA AUTOCURA

**COMO A FÍSICA QUÂNTICA
PODE AJUDÁ-LO A TER UMA VIDA
SEM DOENÇAS E COM SAÚDE**

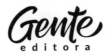

Diretora
Rosely Boschini

Gerente Editorial
Rosângela Barbosa

Assistentes Editoriais
Giulia Molina e Bernardo Machado

Produção Gráfica
Fábio Esteves

Preparação
Carolina Forin

Capa
Vanessa Lima

Projeto Gráfico e Diagramação
Gisele Baptista de Oliveira

Revisão
Amanda Oliveira

Impressão
Grafilar

Copyright © 2021 by Wallace Lima
Todos os direitos desta edição são reservados à Editora Gente.
R. Dep. Lacerda Franco, 300 – Pinheiros
São Paulo, SP – CEP 05418-000
Telefone: (11) 3670-2500
Site: www.editoragente.com.br
E-mail: gente@editoragente.com.br

Todas as citações bíblicas foram padronizadas de acordo com a Bíblia King James, disponível em http://www.bkjfiel.com.br/bible.

Dados Internacionais de Catalogação na Publicação (CIP)
Angélica Ilacqua CRB-8/7057

Lima, Wallace
 O poder da autocura: como a física quântica pode ajudá-lo a ter uma vida sem doenças e com saúde / Wallace Lima. – São Paulo: Editora Gente, 2021.
 288 p.

ISBN 978-65-5544-081-2

1. Desenvolvimento pessoal 2. Física quântica 3. Autocura I. Título

21-2003   CDD 153

Índices para catálogo sistemático:
1. Desenvolvimento pessoal

NOTA DOS EDITORES

Este livro contém as opiniões e ideias do autor. Seu objetivo é fornecer material útil e informativo sobre os assuntos abordados. Nem o autor nem os editores pretendem, por meio dele, oferecer serviços profissionais nas áreas da medicina e nutrição ou em qualquer outro campo. O leitor deve recorrer a um profissional especializado e qualificado, caso julgue necessitar de ajuda médica ou de outro tipo de orientação na área de saúde.

Com *O poder da autocura* desejamos prestar mais uma colaboração para a melhoria da qualidade de vida de nossos leitores. No entanto, nos eximimos de toda e qualquer responsabilidade por prejuízos e riscos, pessoais ou não, que decorram direta ou indiretamente do uso ou da aplicação das informações aqui apresentadas.

NOTA DA PUBLISHER

Nos tempos atuais, saúde é um tema que não sai de pauta, seja por causa das mudanças ocasionadas por uma pandemia global ou pelas consequências de uma vida cada vez mais acelerada e atarefada; não é de hoje que percebemos que para criarmos saúde precisamos dar um primeiro passo: falar sobre ela.

O crescimento do número de farmácias tem sido algo de destaque nos últimos anos, por exemplo, e em geral, com o passar da idade, as pessoas têm grande parte de sua renda comprometida pela compra de medicamentos e com planos de saúde. Porém, cuidar da nossa saúde vai muito além de tomar remédios ou ter um convênio médico e, em contraponto, ciências como a Epigenética e a Física Quântica têm nos mostrado que podem ser grandes aliadas da criação de saúde e ainda, que nosso estilo de vida pode influenciar muito a mudança desse cenário.

O poder da autocura pode marcar o começo da sua jornada em busca de uma vida mais leve, sem remédios e, melhor que isso, mais saudável. Mais do que um autor da casa, Wallace Lima é exemplo e um estudioso dessa área. Ele não toma medicamento há mais de trinta anos e generosamente vem transmitindo seus conhecimentos às pessoas em geral por meio de seu canal no YouTube, suas palestras e seus treinamentos. Neste livro, caro leitor, ele apresenta de maneira didática e prática os passos e conceitos necessários para que você possa cuidar da sua saúde a partir de uma abordagem integral e sistêmica.

Chegou a hora de assumirmos as rédeas da nossa saúde e nos comprometermos de fato com ela. Bem-vindo a sua nova vida!

Rosely Boschini
CEO e Publisher da Editora Gente

AGRADECIMENTOS

Sou imensamente grato aos meus pais, que me deram a vida. Quero dedicar este livro, a minha décima obra literária, a eles. Sei que se estivessem vivos, estariam muito felizes em me ver compartilhando o que tenho aprendido com o mundo, de modo a ampliar o acesso aos conhecimentos que fazem de mim uma pessoa melhor e, a cada dia, mais comprometida com o bem comum.

Também quero expressar a minha gratidão à equipe Saúde Quantum, nas pessoas de Edilene Ferreira, Laís Aidée, Cris Albuquerque, Filipe Bacelar e Maria Joselane, que são quem, no dia a dia, me dão todo o suporte necessário com dedicação e amor à causa para tornar acessível esses conhecimentos transformadores a um número cada vez maior de pessoas. Gratidão também às empresas parceiras que nos apoiam no dia a dia: a V4 Company, nas pessoas de Gustavo Figueiredo, Erick Cardoso, Gabriel Menegat e Wylkerson D'Pablo; e a Booster, nas pessoas de Harisson Tavares e Sheila Dayanne.

Também sou grato a todos os nossos seguidores das mídias sociais e às pessoas que já leram algum dos nossos livros, praticaram nossas meditações, assistiram aos nossos DVDs ou participaram de algum dos nossos cursos, on-line ou presenciais. Vocês fazem parte da minha inspiração diária e cada vida que se transforma e se autocura deixa meu coração cheio de alegria e me impulsiona ainda mais rumo ao meu propósito de vida.

Os meus agradecimentos a todos os cientistas, médicos, terapeutas e pesquisadores que inspiraram o meu trabalho, bem como a todos os Mestres das tradições espirituais do Ocidente e do Oriente que são as fontes inesgotáveis que costumo beber e me nutrir nos níveis mais profundos do meu ser. Como Isaac Newton, também costumo dizer que se cheguei até aqui é porque me apoiei nos ombros de gigantes.

Quero também agradecer as minhas filhas Ana Marta e Tainá pela possibilidade de vivenciar a paternidade, que é uma das experiências que mais me possibilitaram crescer espiritualmente e exponencialmente. Agradeço também a minha neta Elis que me permite olhar para a criancice através das lentes do avô, e o meu genro André Castro, companheiro de trilhas e de papos que costumam varar pela madrugada. Minha gratidão se estende a minha querida irmã Edilene e aos meus queridos sobrinhos, Tamara Lopes e seu esposo Hugo Pinto, Juliano Ferreira e sua esposa Clarice Maciel e Bosco Gomes, que sempre estão por perto e são pessoas com quem sempre posso contar.

Aqui também vai a minha imensa gratidão à vida, à Criação, ao Universo Autoconsciente, e a Deus, que se disfarça de Natureza e nos convida sempre a evoluir através de leis perfeitas, justas e sábias, cujo objetivo maior é nos impulsionar a se conectar à sua grandeza, para que aprendamos também a criar e contribuir com a sua obra fantástica e exuberante, através dos acordes da coragem, da neutralidade, da disponibilidade, da aceitação, da razão, do amor, da alegria, da bondade, da generosidade, da paz e da compaixão.

Ao meu amigo Elias Pereira, parceiro de viagens internacionais, notável praticante e professor das medicinas naturais, que topou o desafio de ler este livro em três dias e fazer um belo prefácio, reto e direto ao ponto.

E por último, quero agradecer a Editora Gente, na pessoa da CEO Rosely Boschini, que possibilita que minha obra seja acessada por milhares de pessoas no Brasil e no mundo, ao meu amigo Jober Chaves que me apresentou à Rosely, que na ocasião procurava por escritores com potencial de se transformar em best-sellers. O meu primeiro livro pela Gente,

Dê um salto quântico na sua vida, cumpriu seu papel e se transformou num best-seller e espero que este novo livro, *O poder da autocura*, siga esses passos e toque o coração de milhares de pessoas mundo afora.

Gratidão eterna!

SUMÁRIO

17 PREFÁCIO

19 O DIA EM QUE A TERRA SE CUROU
INTRODUÇÃO

29 MORRA ANTES QUE VOCÊ MORRA
CAPÍTULO 1

45 A CURA É VOCÊ
CAPÍTULO 2

69 A CURA ESTÁ NO CAMPO
CAPÍTULO 3

89 SUAS CÉLULAS DIALOGAM COM O MUNDO
CAPÍTULO 4

109 A AUTOCURA COM AS MOLÉCULAS DA EMOÇÃO
CAPÍTULO 5

137 A CURA POR MEIO DOS MICRÓBIOS
CAPÍTULO 6

161 A MEDICINA DA FLORESTA
CAPÍTULO 7

193 VITAMINA D3 – A VACINA DA NATUREZA
CAPÍTULO 8

221 A CIÊNCIA DA AUTOCURA
CAPÍTULO 9

241 ESPIRITUALIDADE E AUTOCURA
CAPÍTULO 10

255 CONCLUSÃO

271 NOTAS

283 REFERÊNCIAS BIBLIOGRÁFICAS

285 PRESENTE QUÂNTICO

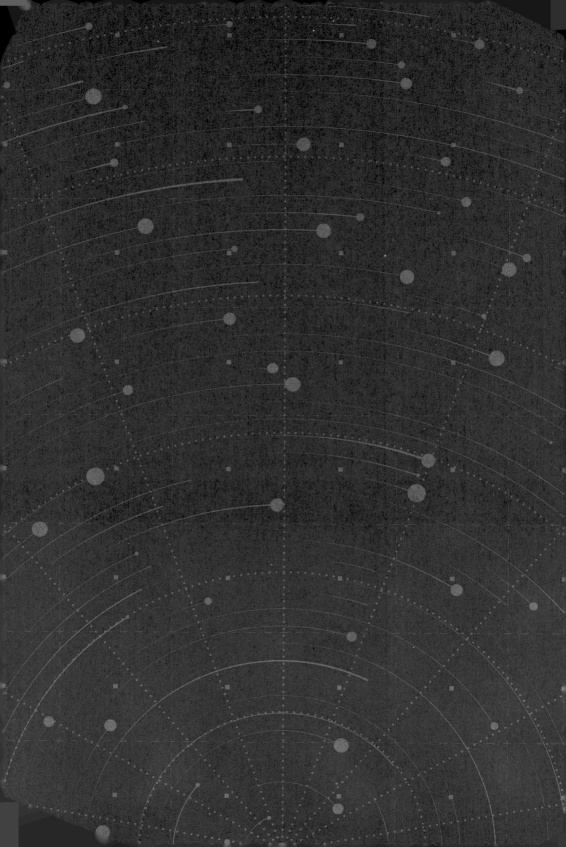

PREFÁCIO

Ao ler este livro fiquei encantado com a quantidade de dicas práticas que o querido Wallace Lima nos convida a experimentar.

O mais interessante, na minha opinião, é que essas práticas fazem parte do dia a dia de Wallace, então percebo algo muito mais real e verdadeiro, uma vez que realmente fazem parte da sua vivência.

Tive o imenso prazer de estar junto ao professor inúmeras vezes, seja em turnê pela Europa, em congressos ou em sua casa. Em todas as vezes pude presenciar que ele é a mesma pessoa – claro que sempre em mutação, como ele mesmo diz, mas o mesmo ser divino em todas as ocasiões.

Convido você, leitor, a "maratonar" este livro já. Digo "maratonar" pois ele é tão envolvente e cativante que supera as séries da Netflix ou qualquer outra plataforma de *streaming*.

É muito fácil ficar preso às páginas e querer ler mais e mais capítulos: em apenas três dias eu já tinha lido e estava experimentando as práticas que o autor nos ensina ao longo da leitura.

Eu adorei a implementação do café quântico, um incrível ritual de despertar que você também poderá praticar.

O que mais me animou durante a leitura foi que, em meio a todo o caos que nos é apresentado pela Matrix em que vivemos, como a grande indústria das doenças e do medo, seja ela a farmacêutica, a alimentícia ou a das grandes mídias, Wallace nos mostra com muito fundamento científico e muita base espiritual que existe uma ordem em meio a esse caos e que podemos mudar nossa frequência e sair dessa "corrida de ratos".

Se precisasse explicar para um amigo, em poucas palavras, do que este livro se trata, elas seriam:

"Um guia prático para despertar a confiança em seu corpo, para que ele promova a autocura e você tenha uma vida presente, desperta, em meio às maravilhas da natureza."

Verá que por meio de pequenas mudanças de hábitos, melhorias na alimentação ou cativantes meditações guiadas, você se tornará cada dia mais desperto e próximo do seu "Salto Quântico".

Então, pegue papel e caneta e comece seu estudo já.

Abração de AMOR e ALEGRIA!

Dr. Elias Pereira
Naturopata especialista em Medicina Natural
e Medicina Tradicional Chinesa

INTRODUÇÃO
O DIA EM QUE A TERRA SE CUROU

Tendo já vivido mais de meio século, às vezes, me pego pensando sobre o significado da vida, da existência, do nosso planeta, enfim, do Universo. Afinal de contas, por mais que eu já tenha estudado muito, aprendido e evoluído em muitos aspectos, muitas vezes tenho a sensação de que nada sei. E de que tudo que sei faz parte de uma narrativa que me acostumei a contar para mim mesmo, para me convencer que há algum sentido maior na existência. E é por meio do roteiro dessa narrativa que crio o meu universo particular, que reúne todas as influências de todas as pessoas com as quais convivi; dos livros que li; dos filmes a que assisti; dos sonhos que sonhei, realizados ou não; das mentiras em que acreditei e das que contei, sobretudo para mim mesmo. Traumas, decepções, desilusões são temperos que dão um toque inusitado e interferem na narrativa, dando a ela a emoção necessária para que se mantenha viva, atraente e sedutora.

Certa vez, li que o filósofo e matemático René Descartes falou o seguinte: "Se você for uma pessoa que busca realmente a verdade, é necessário que, ao menos uma vez na vida, você duvide tanto quanto possível de todas as coisas".[1] Eu imagino que, por trás dessa afirmação, exista o viés do método científico criado por Descartes. A busca da ciência, no nível mais visceral, é essencialmente a busca pela verdade. O que significa que, para chegar até ela, é preciso ter a coragem de abandonar tudo aquilo em que acreditamos se necessário for. Em última instância, o real cientista é aquele que está disposto a exercitar o desapego na busca pela verdade, assim como os grandes mestres costumam fazer. Nessa perspectiva, seja científica ou espiritual, a busca pela verdade passa a ser o Santo Graal. O troféu maior da existência, cujo potencial de libertação das amarras da ignorância conduz todo ser humano a migrar à árdua e heroica jornada que o levará até ele. Nesse sentido, ciência e espiritualidade se emaranham, já que, em essência, buscam o mesmo fim. A única coisa que as diferencia é o método. Enquanto a espiritualidade busca a verdade por meio da experiência direta, a ciência faz essa busca por meio de um procedimento que requer mensuração e repetição em condições previamente estipuladas por uma metodologia. Enquanto a espiritualidade usa práticas como oração e meditação para chegar à verdade, a ciência usa a matemática como linguagem universal para nortear os caminhos que levam até ela.

O mestre Jesus acirrou a curiosidade sobre a verdade quando disse: "e conhecereis a verdade, e a verdade vos libertará" (João 8:32). O mestre Buda Shakyamuni, certa vez, em um diálogo com o asceta Dighanakha, falou:

> *Uma vez que uma pessoa é capturada por uma doutrina, ela perde sua liberdade. Quando se torna dogmática, a pessoa acredita que sua doutrina seja a única verdade, as outras doutrinas são heresias. Todas as disputas e conflitos surgem dessas visões estreitas. Elas podem se alongar sem fim, perdendo tempo precioso e, às vezes, até levando a guerras. Apego às visões é o grande impedimento no caminho espiritual. Quando é limitada por visões estreitas, uma pessoa se torna tão confusa que não é mais possível deixar a porta da verdade aberta.*[2]

O físico quântico e prêmio Nobel de Física Werner Heisenberg, no seu livro *Física e filosofia*,[3] referindo-se ao célebre experimento da dupla fenda que revela o aspecto onda e partícula da matéria, falou: "Nós devemos lembrar que o que observamos não é a natureza propriamente dita, mas a natureza exposta ao nosso método de investigação". O físico quântico David Bohm[4], que Einstein chamou de "filho espiritual"[5] e o Dalai-lama chamou de "guru da ciência", e que contribuiu para as bases teóricas de diversos ganhadores do Prêmio Nobel falou certa vez: "O Universo deve ser nada mais que um holograma gigante criado pela mente".[6] O ganhador do prêmio Nobel de Física Niels Bohr afirmou: "As condições de medidas constituem um elemento inerente a qualquer fenômeno ao qual o termo realidade física possa ser atribuído. Isso requer uma revisão radical de nossa atitude com relação ao problema da realidade física".[7] E, em outra frase célebre, "o arquiteto do átomo", como Niels Bohr costumava ser chamado, afirmou: "Tudo que chamamos de real é feito de coisas que não podem ser consideradas reais".[8] Ele se referia ao estranho comportamento do mundo subatômico após haver sido constatado pela ciência que o átomo, que é a base de todo o universo material, é constituído de 99,9999999999999% de espaço vazio. Só que o vazio quântico não é um vazio usual, pois contém energia, vibração e informação, e a matéria tal qual conhecemos emerge desse aparente vazio quando submetido a condições adequadas de observação.

A descoberta da física quântica deixou os seus descobridores perplexos e até mesmo chocados. Uma nova forma de olhar para a realidade emergia e parecia, às vezes, que tendia a dar um nó nos neurônios dos pioneiros dessa incrível ciência, levando-os a uma mudança radical na compreensão da realidade. Como é o caso de Max Planck, responsável por dar início à teoria quântica. Ele viria afirmar depois:

> *Na qualidade de alguém que devotou a vida inteira à ciência mais esclarecida, ao estudo da matemática, posso fazer a seguinte afirmativa como resultado de minhas pesquisas sobre os átomos: a matéria como matéria propriamente dita não existe! Toda matéria se origina e existe apenas em virtude da força que faz vibrar as partículas de um átomo e que consegue manter unido esse extremamente diminuto Sistema Solar. Devemos assumir que, por trás dessa força, existe uma mente consciente e inteligente. Essa é a matriz de toda matéria.*[9]

Planck também viria a ser agraciado com o prêmio Nobel de Física, e a sua reflexão traz algo aparentemente inusitado e impactante sobre a essência do mundo material quando afirma que "a matéria como matéria propriamente dita não existe". Ele deixa claro que toda matéria que se origina e existe se manifesta a partir de uma força que é deflagrada por uma mente consciente e inteligente, que seria a matriz de toda matéria. A matriz à qual Planck se referia é conhecida hoje como campo unificado, que é um campo que integra as quatro forças fundamentais do Universo: a força eletromagnética, a força da gravidade e as forças nucleares forte e fraca, que atuam no mundo subatômico. Os estudos contemporâneos da ciência revelam que essa matriz tem de fato inteligência e, como sugeriram os povos mais antigos, o campo responde a nossas emoções. Quando Jesus falava que era a fé das pessoas que as curavam, ele queria dizer que uma forte emoção associada à crença de que algo é possível de ser realizado é a verdadeira fonte dos milagres. Era o campo respondendo à fé das pessoas.

Gregg Braden, no seu livro *Segredo de um modo antigo de rezar*,[10] comenta que, no século XX, a ciência moderna pode ter descoberto o espírito de Deus na forma de um campo de energia que é diferente de qualquer outra forma de energia. Ela parece estar em toda parte sempre e ter existido desde o princípio dos tempos... Qualquer que seja o nome que lhe dermos ou a definição apresentada pela ciência e pela religião, está claro que existe algo que está em todos os lugares e entre nós – uma força, um campo, uma presença – que é o grande imã que nos atrai incessantemente uns para os outros e nos liga a um poder superior.

O CAMINHO PARA A AUTOCURA

Este livro tem como propósito mostrar para você a base científica para a autocura. Pretendo, por meio de citações de cientistas e mestres espirituais, traçar um campo fértil para que você possa compreender os processos mentais e emocionais que disparam os gatilhos das doenças e também os processos capazes de desencadear os gatilhos da autocura. Todas as informações que trarei neste livro são fundamentadas cientificamente para que você possa se apropriar de conhecimentos com bases sólidas, que proporcionem a você a segurança necessária para se lançar em uma experiência ao mesmo tempo científica e espiritual. Dessa forma, você compreenderá, de maneira cada vez mais intensa, que não há um mundo lá fora separado de você. Na verdade, veremos que o mundo e você são inseparáveis. Os experimentos científicos mostram que o ato de pensar e sentir afeta o mundo material. Nós estamos produzindo matéria sempre que ressentimos algo do passado ou nos lembramos de algo que tenha um significado marcante. Se eu pedir para você se imaginar agora chupando um limão, você tenderá a encher a boca d'água apenas por se lembrar do sabor desse fruto. A memória que o cérebro tem do limão deflagra a criação da saliva automaticamente. A mesma coisa acontece quando sentimos raiva, alegria ou estamos estressados. As pessoas são facilmente impactadas pelo nosso estado emocional, e nós percebemos, também, como o nosso bem-estar e os nossos resultados são afetados pelas emoções que sentimos. O visionário físico quântico John Wheeler que ajudou a criar a teoria da fissão nuclear, batizou o nome "buraco negro" e discutiu sobre a natureza da realidade com Einstein e Niels Bohr, faz uma interessante reflexão sobre a visão de que existe um mundo lá fora separado de você:

> *Há muito tempo, acreditamos que lá fora existe um Universo e que aqui se encontra o homem, o observador protegido com segurança contra o Universo por uma placa de 15 centímetros de vidro laminado (as lentes dos equipamentos de observação). Agora aprendemos com o mundo quântico que, até observar um objeto tão minúsculo como um elétron, precisamos estilhaçar essa placa de vidro. Temos que ir ao âmago. Nosso antigo termo observador deve ser simplesmente abolido dos livros. Devemos substituí-lo por participante.*[11]

Wheeler, na sua profunda reflexão, está nos convidando a nos vermos como agentes das nossas criações, ou seja, cocriadores do Universo, do mundo, das pessoas como as vemos, das doenças, da saúde. Essa perspectiva quântica e espiritual da existência nos convida à autorresponsabilidade e a nos comportarmos como investigadores em busca da verdade, sabendo que o laboratório mais precioso e sofisticado de que dispomos é o nosso próprio corpo-mente. A auto-observação da relação entre as nossas crenças dominantes e a nossa biologia irá nos fazer adentrar no campo fértil da epigenética (campo da biologia que se refere a mudanças na atividade dos genes, na sua expressão genética, que são deflagradas por fatores externos, além da genética, e não pelo próprio DNA da pessoa) e nos ver como uma incrível máquina de produzir proteínas – mais de 120 mil tipos que irão dar forma ao nosso corpo e ao nosso estado de saúde ou de doença.

Por outro lado, o nosso estado emocional predominante, além de afetar a expressão dos nossos genes responsáveis pela produção de proteínas, também tem o potencial de nos conectar ao campo unificado, à matriz divina. É por meio dessa matriz que a biblioteca cósmica nos oferece as infinitas possibilidades de manifestar a nossa realidade pessoal, e nosso estado emocional dominante funciona como senha para adentrar a biblioteca e escolher que possibilidade queremos acessar e passar a chamar de nossa verdade, nosso mundo pessoal.

"Estamos a caminho de um novo paradigma pelo qual a dimensão humana poderá ser contemplada na sua integralidade e complexidade. De vítimas das circunstâncias, passamos a ser senhores da própria jornada. De mendigos e pedintes espirituais, assumimos o nosso lugar de honra de criarmos a realidade desejada de maneira consciente, de maneira plena e responsável, focados em sermos, a cada dia, seres humanos cada vez melhores e mais saudáveis, contribuindo para tornar o nosso querido velho mundo cada vez melhor."

Que este livro possa inspirar você a confiar na inteligência da natureza, que, através de bilhões de anos de evolução, desenvolveu uma sabedoria inata que permite, com o passar do tempo, se adaptar e superar as situações mais desafiadoras e mesmo assim continua de pé, exuberante e proporcionando os frutos que nos mantêm nutridos. Que você possa, também, se inspirar e confiar plenamente na inteligência inata do seu próprio corpo, de se autocurar e de se comunicar com você mesmo sempre que estiver se distraindo, se descuidando e se distanciando do seu propósito, da sua essência.

Compreender a linguagem do corpo, seja por meio das emoções, das dores ou das doenças de todos os tipos, possibilitará um diálogo com o ego e suas nuances que pode nos levar a estabelecer um diálogo com Deus, que faz morada dentro de nós e que nos disponibiliza as ferramentas mais incríveis para chegarmos até Ele. Por meio da ciência dos milagres, também temos a possibilidade de sermos legítimos parceiros da criação. O que chamo de ciência dos milagres tem como base a fé, que foi ressaltada nos evangelhos por Jesus Cristo, e o conceito, hoje comprovado pela ciência, de que, quando alinhamos uma intenção a uma emoção elevada, afetamos a realidade à nossa volta.

O biólogo celular Glen Rein realizou uma série de experimentos com pessoas no HeartMath Research Center, na Califórnia, para comprovar como as emoções afetam o nosso ritmo cardíaco, que tende a ficar errático e desorganizado quando temos emoções negativas, como raiva e medo, e como as emoções positivas como o amor e a alegria produzem padrões altamente coerentes e ordenados, que os pesquisadores do HeartMath Institute chamam de estado de coerência cardíaca. No experimento, Rein aplicou as técnicas do Instituto HeartMath para fazer com que um grupo de dez indivíduos atingissem o estado de coerência cardíaca, entrando em sintonia com sentimentos elevados como amor e apreciação. Ao mesmo tempo, o grupo também foi orientado para ter a intenção de afetar as moléculas de DNA que foram colocadas dentro de um tubo de vidro com água, fazendo com que as moléculas se enrolassem ou se desenrolassem, ao segurar os tubos por um período de dois minutos apenas. Os resultados obtidos foram estatisticamente significativos e em alguns casos as hélices do DNA se enrolaram ou se desenrolaram atingindo um percentual de 25% das amostras. No entanto, quando Rein pediu ao grupo para segurar o vidro apenas direcionando uma emoção positiva ou apenas uma intenção, não foi produzida qualquer alteração estatisticamente significativa. Apenas quando associaram emoção positiva com uma intenção clara é que o impacto sobre o DNA foi significativo, mostrando que, mesmo num curto intervalo de tempo, nossas emoções associadas a uma intenção afeta significativamente a matéria, o que é a essência da fé.

Os pesquisadores do Instituto HeartMath chegaram a fazer experimentos em que as pessoas estavam a uma distância de 80 quilômetros da amostra e, mesmo assim, os efeitos foram significativos. Em 2016, tive o prazer de conhecer de perto três dos principais pesquisadores do Instituto HeartMath numa imersão de cinco dias na Riviera Maya, no México. Em 2017, convidei a CEO do Instituto HeartMath, Deborah Rozman, para participar de um evento internacional que organizei em Recife e ela me presenteou com uma das tecnologias que medem o estado de coerência cardíaca.[12, 13]

Por outro lado, o estudo científico do efeito placebo e do efeito nocebo, que abordarei neste livro, bem como o papel do otimismo na saúde, bem-estar e longevidade, mostram que, com uma atitude mental e emocional adequadas, podemos afetar conscientemente a realidade ao nosso redor. Ou seja, o nosso estado de ser, que corresponde ao nosso sistema de crenças dominantes, manifestado pelos nossos pensamentos e sentimentos recorrentes, é desencadeador da realidade que projetamos no mundo exterior. Fazer isso de maneira consciente e experimentalmente nos leva a aprender como causar um efeito na realidade exterior em vez de sermos apenas reativos a ela.

MILAGRES COMO PARTE DA NATUREZA

Um dos objetivos deste livro também é que, ao fim, você compreenda que já nasceu com o aparato perfeito para manifestar milagres e que sua vida e tudo que a cerca é uma comprovação genuína de que os milagres são inerentes à nossa natureza. Vamos trilhar uma jornada para aprender a identificar as bengalas que nos viciamos a usar e termos a coragem de jogá-las fora para andar com as próprias pernas. Convido você a trilhar essa jornada comigo rumo ao autoconhecimento, que nos guiará à autocura, uma cura feita por meio da fé, da adoção de um estilo de vida saudável, da natureza e das práticas e medicinas naturais que olham para o ser humano e buscam investigar as causas das doenças e seguem os passos e ritmo da natureza, buscando se apropriar das suas leis, da sua sabedoria, do seu amor.

O MUNDO NUNCA MAIS SERÁ O MESMO

No início de 2020, o mundo inteiro foi impactado pelo vírus da covid-19, que rapidamente se alastrou, tomando a dimensão de uma pandemia sem precedentes. O pânico se espalhou rapidamente, tornando as pessoas ainda mais vulneráveis ao vírus e a outras doenças. Neste livro, eu irei mostrar que, por trás dessa pandemia, existe outra ainda mais preocupante: a pandemia da deficiência da vitamina D3, que, na verdade, é um hormônio esteroide, possivelmente o mais importante do nosso corpo e o maior ativador do nosso sistema imunológico. Todas as nossas células, sem exceção, possuem receptores para a vitamina D3, e, hoje, de dez pessoas, nove possuem deficiência desse hormônio tão essencial para nos defender das doenças desde quando estamos no útero.

Também falarei sobre como o abuso dos agrotóxicos está deixando as pessoas cada vez mais vulneráveis e suscetíveis a inúmeras doenças crônicas e autoimunes. Trarei a fundamentação científica da homeopatia, bem como as bases científicas da biologia digital, por meio das quais você entenderá como as suas moléculas se comunicam entre si e com o mundo. Também abordaremos o modelo biomédico e a indústria farmacêutica, que está por trás dos currículos médicos e da organização dos principais congressos médicos pelo mundo e cujo objetivo não é a prevenção das doenças nem a promoção da saúde, e sim vender medicamentos validados por pesquisas muitas vezes forjadas para atender aos seus interesses, como mostraremos. Ao ler este livro, você passará a ter uma nova compreensão sobre os micróbios e a importância fundamental deles para a sua saúde desde o momento do parto. Você terá a oportunidade de conhecer os benefícios de um Banho de Floresta e aprenderá como adotar a Medicina da Floresta como uma estratégia de prevenção das doenças, superação do estresse e promoção da sua saúde. O objetivo deste livro é ajudá-lo a olhar para as causas do adoecimento exponencial que a humanidade já vem vivenciando há muito tempo.

Creio que a covid-19 está nos trazendo uma incrível oportunidade de olharmos para nós mesmos e para a humanidade por um novo ângulo que contemple a prevenção das doenças e a promoção da saúde todos os dias, a partir de um estilo de vida, e não como prática esporádica ou impulsionada por algum modismo. Desenvolver o que chamo de consciência alimentar, além de uma consciência ambiental e planetária, e, sobretudo, desenvolver otimismo, autoconsciência e autorresponsabilidade, voltadas para ideais de cooperação e cuidado integral, é o que irei propor como um caminho viável para que possamos direcionar a nossa vida para um novo patamar, em que não mais precisaremos agredir diariamente o nosso corpo com medicamentos que apenas tratam sintomas e nos levam a ficar cada vez mais doentes. Por ter dependido de medicamentos químicos por mais de vinte anos e estar, há mais de trinta anos livre dessas substâncias, me cuidando por meio de práticas naturais de saúde e de um estilo de vida saudável, sei que isso é possível para qualquer pessoa que se dedique a investir em autoconhecimento e autocuidado para ter uma vida longa e saudável. A minha proposta é que os medicamentos químicos, por sempre conterem toxinas, devam ser usados apenas em situações emergenciais, em casos de cirurgias e em algumas situações agudas em que foram esgotadas outras possibilidades naturais ou nas quais não se tenha acesso a essas possibilidades.

Agora, eu peço que faça cinco respirações, de maneira lenta, suave e profunda, e acesse, dentro de você, um estado de gratidão e merecimento. Permita-se desaprender o que torna a sua vida pesada e sem sentido e abra-se para a possibilidade de aceitar o paraíso da consciência, um lugar dentro de você que podemos também chamar de reino de Deus, um lugar sagrado onde você se conecta à sua grandeza, à sua inteireza, à sua dignidade e ao seu amor próprio e que fará com que você resgate a autoconfiança e a esperança de que dias melhores estão por vir. Que a sua vida possa ser mais leve, saudável, alegre e tranquila. AVANTE!

"Quanto mais me encanto comigo mesmo e com a vida, mais milagres acontecem, e Deus me convida, todos os dias, a brincar no seu quintal."

DICA QUÂNTICA

QUANDO A VIDA TE CONVIDAR PARA DANÇAR, DANCE. QUANDO A VIDA TE CONVIDAR PARA CANTAR, CANTE. QUANDO A VIDA TE CONVIDAR PARA CHORAR, CHORE. APENAS SIGA O FLUXO E CONFIE QUE O QUE A VIDA TEM A TE OFERECER É O QUE É URGENTE VOCÊ APRENDER.

CAPÍTULO 1
MORRA ANTES QUE VOCÊ MORRA

"A qualquer momento, a vida vai te catucar para que você se movimente, se aperfeiçoe, se cure, se reinvente".

Em setembro de 2020, fiz uma *live* refletindo sobre os números assustadores da pandemia. Naquela ocasião, o que mais me chamava atenção era perceber que, apesar do grande número de mortes físicas, havia um número muito maior de mortos-vivos, pessoas que estavam vivendo por viver, sem inspiração, cheias de raiva, mágoas, ódio, culpa e ressentimentos. Eu tomava como referência a minha própria história. Os longos anos que vivi doente, emocionalmente inseguro, espiritualmente confuso e durante os quais andava pelas ruas com uma angústia crônica por simplesmente não saber fazer as perguntas certas e, muito menos, ter foco para pensar em soluções. Parecia que eu havia me especializado em sofrer, ser doente e infeliz. Foi quando caiu a ficha de que a grande maioria das pessoas vive assim, como verdadeiros mortos-vivos, por simplesmente não saber como viver de outra maneira. Essas pessoas foram adestradas para viverem a sua pior versão. E quanto mais resistem, mais reclamam, mais se vitimizam, mais prisioneiras ficam do programa emocional e mental que tocam dia e noite, como uma radiola de ficha, que tem uma única música para tocar.

Você pode estar querendo saber como eu consegui sair da lista dos mortos-vivos e passei a ser protagonista em vez de vítima das circunstâncias e principal sabotador da minha própria saúde, felicidade, prosperidade e propósito. Tudo começou com a descoberta da homeopatia. Desde criança, sofria com problemas respiratórios e tinha um sistema imunológico frágil. Aos 10 anos, retirei as amígdalas, já que um dos sintomas constantes que tinha eram as amígdalas inflamadas. Hoje, sabe-se que esse tipo de cirurgia é completamente inadequada e só revela a ignorância de um sistema médico obsoleto e ultrapassado que ainda insiste em combater os sintomas em vez de identificar as causas, preveni-las e superá-las a partir de uma mudança na programação do estilo de vida. Os primeiros vinte anos da minha vida foram de luta contra os sintomas de doenças como rinite alérgica, asma brônquica, ansiedade e diversos tipos de alergia. Eu me encaminhava para seguir a história dos meus pais, dos meus familiares, dos amigos próximos, enfim, da grande maioria da sociedade, que agoniza com as doenças crônicas e autoimunes que passaram a ser financiadoras fiéis da indústria farmacêutica.

SER MÉDICO NOS DIAS DE HOJE

Essa mesma indústria farmacêutica influenciou diretamente a elaboração dos currículos das universidades da área de "saúde", promoveu um processo doutrinário que se parece mais com uma lavagem cerebral manipulativa, em que os profissionais de saúde sequer podem pronunciar palavras como "cura" por medo de punição, e parece ter abandonado de vez o ideal do pai da medicina, Hipócrates, que dizia: "Faça do seu alimento o seu remédio e do seu remédio o seu alimento".[1]

Às vezes, fico pensando sobre a capacidade dos seres humanos de manipular os outros em prol dos próprios interesses, mesmo que, para isso, precisem mentir e deixar as pessoas cada vez mais doentes e sem confiança. Tudo que uma pessoa doente sonha é que o seu médico ou profissional de saúde lhe traga esperança. No entanto, saiba que o profissional de saúde que tem uma orientação acadêmica clássica não foi treinado para dar esperança a você, já que sequer pode falar na palavra "cura" nos corredores das universidades para não correr o risco de ser punido e, quem sabe, até ser tachado de herege. A questão principal é que o que leva a indústria farmacêutica a ter lucros astronômicos é exatamente não curar, e sim apenas remediar.

Curar significa deixar de tomar remédios, e o propósito é manter você tomando os medicamentos para a vida toda e, devido aos efeitos colaterais, que passe a tomar outros medicamentos para controlar as novas doenças que aparecerão. É um círculo vicioso que, para ser nutrido, os profissionais não podem acreditar que a cura exista, pois seria contraditório receitar um medicamento e dizer ao paciente que ele terá de tomá-lo pela vida inteira.

A indústria da desesperança tem que fazer jus ao que vende. Os médicos alopatas, no Brasil e nos Estados Unidos, possuem uma expectativa de vida menor do que a da população leiga. Uma pesquisa do Conselho Regional de Medicina de São Paulo, entre 2000 e 2009, mostrou que os médicos homens morrem, em média, dois anos antes da população e que as mulheres médicas morrem dez anos antes que os médicos homens.[2] Nos EUA, um estudo que acompanhou mais de 5 mil profissionais da medicina, publicado em 1989, mostrou que a expectativa de vida dos médicos americanos era dez anos menor que a população em geral.[3] Eles são um exemplo vivo de que suas orientações não são mesmo capazes de curar ninguém, e é muito comum encontrar médicos alopatas mais doentes que seus pacientes. A que ponto chegamos? Somos reféns de uma indústria cujo foco principal é nos manter doentes para lucrar mais. Para isso, é preciso vender a desesperança de que a cura não existe, e o profissional, pretensamente de saúde, que faz parte do topo da pirâmide, não é um exemplo de saúde, e sim de fracasso do modelo que defende e a partir do qual orienta seus pacientes. Parece insano, mas essa ainda é a realidade predominante que vivemos. O crescimento exponencial de farmácias e hospitais mostra que, como não vendem a cura, apenas o alívio dos sintomas, criaram um modelo estrategicamente perfeito para manter as pessoas doentes e torná-las cada vez mais doentes. Pela quantidade incrível de grandes farmácias nas cidades brasileiras, a impressão que temos é a de que, atualmente, esse é um dos melhores investimentos do mercado.

Como todo medicamento químico alopático é basicamente feito com componentes sintéticos, artificiais, que não fazem parte da natureza, é inevitável que não seja reconhecido pelo corpo e não seja compatível com ele. Além disso, justamente por não ser natural, contém toxinas responsáveis por desencadear os efeitos colaterais, fazendo com que as pessoas que recorrem frequentemente a essa substância, sem procurar identificar as causas e mudar os hábitos que as fazem adoecer, tornem-se cronicamente doentes. A agressão diária do corpo leva ao desenvolvimento de novas doenças, que levam a tomar mais medicamentos, entrando em um ciclo de adoecimento sem fim. Se você quiser entender melhor como ocorre a aprovação de medicamentos naturais e alopáticos, informação relevante para entender um pouco mais o funcionamento da lógica farmacêutica, recomendo uma palestra de Paulo Coelho, Presidente e CEO do grupo belga-brasileiro Arrowplan, grande autoridade mundial em registro de patentes. Basta acessar o QR Code a seguir.

Para acessar o conteúdo é fácil! Basta apontar a câmera do seu celular para o QR Code ao lado ou digitar o link em seu navegador e aproveitar!

https://congresse.me/eventos/biofito

"Todos os remédios são venenos – depende da dose e da sensibilidade da pessoa", dizia o psicofarmacologista Elisaldo Carlini, da Universidade Federal de São Paulo (Unifesp). Carlini revelou, ainda, o caso de uma jovem de 25 anos que morreu em Belo Horizonte depois de passar dez dias em coma devido a uma reação adversa a um remédio que tomou para se sentir mais calma antes de um teste de direção. Ela era asmática, e o medicamento, o propranolol, usado para pressão alta, é um "veneno" para quem tem essas condições. Outro exemplo é o de alguns medicamentos antes receitados para aliviar congestionamentos nasais que foram proibidos no Brasil por fazerem o coração disparar e aumentarem a pressão arterial. Até medicamentos naturais podem ser tóxicos quando usados em doses indevidas e se a pessoa tiver algum tipo de alergia a alguma substância.[4] Indico muito a leitura da matéria completa, disponibilizada no QR Code adiante. O dr. Fernando Bignardi, médico homeopata e professor da Universidade Federal de São Paulo (Unifesp), que entrevistei no Congresso On-line de Doenças Crônicas e Curas Naturais organizado por mim, revelou que é comum encontrar pessoas na terceira idade tomando entre cinquenta e sessenta cápsulas de medicamentos químicos por dia.

Para acessar o conteúdo é fácil! Basta apontar a câmera do seu celular para o QR Code ao lado ou digitar o link em seu navegador e aproveitar!

https://bit.ly/2Sc004M

Isso acontece porque o combate ao sintoma inicial, apenas com a ingestão de medicamentos químicos, foi prosperando e se multiplicando em outros sintomas, novas doenças, novos sofrimentos, novas desesperanças. O pior é que a pessoa não percebe ser vítima de uma estratégia de marketing perfeita quando o pretenso profissional de saúde, que o atende na primeira consulta, recomenda um medicamento e diz que ele vai precisar tomá-lo durante a vida toda. Como o médico foi estrategicamente treinado para não acreditar em cura, mesmo mentindo para o paciente, ele o faz acreditando que está falando a verdade. Ou, então, ele já se corrompeu ao ponto de, mesmo sabendo que o paciente jamais vai se curar por essa via da agressão pura e simples ao seu corpo, acreditar que não existe como prosperar financeiramente prevenindo doenças e promovendo saúde e, por isso, precisa manter esse ciclo da dependência para ter clientes eternamente doentes e cada vez mais dependentes dele e dos medicamentos que ministra. Que fique claro aqui que estou me referindo ao profissional meramente alopata, que comprou integralmente a ideia da indústria farmacêutica, que é contemplado com várias benesses, como brindes, viagens, recompensas financeiras, e que se transformou em um parceiro e porta-voz de um modelo limitado, ineficaz e desumano. Não é à toa que cresce, dentro da área médica, um movimento pela humanização da saúde, reconhecendo que a medicina passa por um sério processo de desumanização.

Os medicamentos alopáticos podem até salvar vidas em situações agudas emergenciais e em procedimentos cirúrgicos, mas o seu uso indiscriminado para tratar sintomas de doenças crônicas e autoimunes ou o uso abusivo de antibióticos, por exemplo, para tratar doenças virais, como gripes e resfriados, entre outras doenças, quando sabemos que os vírus não morrem com antibióticos, estão levando à explosão de crescimento das farmácias e hospitais, ao mesmo tempo que cresce, de maneira assustadora, o número de pessoas doentes.

Resta a essas pessoas doentes e cada vez mais doentes começarem a entrar em um processo de adaptação ao sofrimento: receberem cuidados especiais e até mesmo mais afeto por viverem sempre doentes, bem como também serem acolhidas em rodas de conversas com outras pessoas em situações semelhantes, contribuindo para que ampliem o seu convívio social e sintam-se acompanhadas. Dessa forma, elas começam a fazer parte de uma sociedade normoticamente doente.

Normose, a patologia da normalidade[5] é o título de um livro de Roberto Crema, Jean Yves Leloup e Pierre Weil, criadores da Unipaz, a Universidade da Paz. A normose é um conceito que, segundo Crema, "ocorre quando o contexto social que nos envolve caracteriza-se por um desequilíbrio crônico e predominante". Nós nos adaptamos a uma sociedade doente, que educa os profissionais de saúde a acreditarem que a cura não existe, mesmo sendo uma sociedade predominantemente cristã, que foi educada ouvindo as passagens bíblicas em que o mestre Jesus proporcionou inúmeras curas e sempre dizia: "Foi tua fé quem te curou" (Lucas 8:48).[6] A indústria farmacêutica, aliada a interesses políticos e educacionais normóticos, teve a audácia de ir de encontro à tradição religiosa, pois sabe que indivíduos amedrontados e fragilizados são facilmente manipulados e escravizados por ideias, mesmo que estas os levem a viver como mortos-vivos.

SER HUMANO, UMA QUESTÃO COMPLEXA

A questão principal que quero trazer neste livro diz respeito à complexidade da vida, à complexidade de ser humano. A descoberta da homeopatia me direcionou para a física moderna, a física quântica e relativística. Tornei-me um autodidata, e o meu entusiasmo só crescia a cada nova descoberta que fazia. Deixei a engenharia eletrônica e me dediquei a ensinar Física, o que me rendeu uma grande experiência como educador e, posteriormente, como empreendedor, visto que fiz parte de uma sociedade de educação em que fui escolhido presidente e que me proporcionou uma incrível experiência de gestão. A busca pelo conhecimento científico sempre foi algo que impulsionou a minha curiosidade de saber qual é o meu propósito e missão de vida e o real sentido da existência. À medida que mergulhava nos estudos da física moderna, me aproximava cada vez mais de outro campo pelo qual também sou apaixonado: a espiritualidade.

Aos 13 anos, li a Bíblia pela primeira vez e, por ter sido criado com uma rígida orientação católica, em que era obrigado ir à missa todo domingo, tive uma conexão e encantamento enorme com a leitura e com a mensagem de Jesus. Tive, também, a nítida sensação de que a mensagem Dele estava sendo distorcida, mal compreendida, mal interpretada. Convenci meus pais de não mais ir à igreja por obrigação e os fiz ver que o mais importante era a prática da mensagem do mestre Jesus no dia a dia. A prática de pessoas religiosas, muitas vezes desconectada da fonte, leva à desconexão com a espiritualidade genuína. Muitas vezes, os ritos sociais, bem como o sistema de crenças dominantes, comumente atrelados a paradigmas materialistas e reducionistas, terminam tendo mais importância do que a conexão com os valores espirituais. Na minha infância, eu presenciei o racismo, mais tarde, a discriminação às pessoas que não fossem heterossexuais, além de ter presenciado inúmeros preconceitos com outras religiões que não fossem a católica, principalmente com religiões afro-brasileiras, espíritas e evangélicas. Tudo isso, para mim, feria claramente a mensagem de Jesus.

Na minha avidez por autoconhecimento, me abri para estudar várias escolas filosóficas, desde a antiguidade aos tempos modernos, bem como várias tradições espirituais do Oriente e do Ocidente. Deixei de lado qualquer preconceito religioso e científico e me lancei em busca da verdade inspirada na frase do mestre Jesus: "e conhecereis a verdade, e a verdade vos libertará" (João 8:32). Estudei grandes filósofos, como Platão, Aristóteles, Sócrates (tenho uma grande sintonia com o ideal socrático), Jean-Jacques Rousseau, Voltaire, Jean-Paul Sartre, Friedrich Nietzsche e tantos outros. Na área da psicologia, estudei Sigmund Freud, Carl Gustav Jung, Wilhelm Reich, Alexander Lowen, Carl Rogers, entre outros. E, na espiritualidade, estudei o budismo tibetano, que também pratiquei, o taoísmo, o hermetismo, o hinduísmo, o xamanismo e o zen budismo, a sabedoria tolteca do México e mestres espirituais contemporâneos, como Osho, Paramahansa Yogananda e Sathya Sai Baba, com quem participei de um belo ritual na Índia em 2010, com mais de mil pessoas cantando mantras. Uma experiência de arrepiar. Dá para perceber que a minha busca foi e continua sendo intensa, e meu trabalho tem sido sistematizar todo esse conhecimento, pôr em prática, entender aquilo que faz sentido para mim e contribui para que eu seja uma pessoa melhor. Todo esse conhecimento eu procuro traduzir da maneira mais acessível possível e passar adiante com amor.

"O Universo é implacável em devolver a você o que acredita. Credite-se!"

O DILEMA HUMANO VEM DE LONGE

Através dos tempos, seres humanos inquietos, autênticos e curiosos movimentam-se em busca de uma compreensão maior, mais profunda e mais clara sobre o real significado da existência. Os conflitos humanos, as guerras, a violência, a submissão de povos inteiros, a escravidão; o sofrimento existencial não é um privilégio dos tempos modernos. Podemos até dizer que já foi muito pior em vários aspectos. A impressão que tenho, às vezes, é de que ainda estamos no jardim de infância do autoconhecimento, do gerenciamento das nossas emoções e da compreensão espiritual do propósito do Universo e de qual é o nosso papel nessa gigantesca, profunda e misteriosa escola evolutiva em que todos estamos inseridos.

Há aproximadamente dois mil e quinhentos anos, Sidarta Gautama, o Buda histórico, deparou-se com o dilema da morte, da doença, do envelhecimento e do sofrimento humano e, mesmo sendo um príncipe, abriu mão das regalias e se lançou no mundo motivado a encontrar uma solução para o dilema humano. Ao fim da sua peregrinação, chegou à conclusão de que o sofrimento existe, esclareceu a sua origem e mostrou o caminho para que seja superado no que é conhecido como as quatro nobres verdades. A primeira nobre verdade é que o sofrimento existe, e todos os seres humanos vivem presos a ele. A segunda nobre verdade é que a origem do sofrimento é o apego ao que é transitório e a ignorância em relação às leis que regem a vida. A terceira nobre verdade é que o sofrimento pode ser superado. Por fim, a quarta nobre verdade é conhecida como o nobre caminho dos oitos passos, ou caminho óctuplo, e, nela, o Buda revela o "software" para a superação do sofrimento, que corresponde a oito etapas, também conhecidas como o caminho do meio, que são: perspectiva correta, intenção correta, fala correta, ação correta, meio de vida correto, esforço correto, vigilância correta e concentração correta. A concentração correta é a ferramenta para aprendermos a meditar e nos beneficiar com a meditação.[7, 8]

Entre 1500 a.C. e 2500 a.C., viveu, no Antigo Egito, Hermes Trismegisto, que estabeleceu os sete princípios do hermetismo e apontou para uma interface entre o Universo e a mente humana quando afirmou, no primeiro princípio hermético, que o Universo é mental. Esse princípio pode ser compreendido melhor pelos experimentos científicos que mostram como nossa mente, nossos pensamentos e emoções afetam a realidade material. Quando Jesus trazia a fé como algo essencial, também estava querendo dizer que esse é o caminho de comunicação mais eficaz com o Universo, é por meio da mente focada que acessamos as possibilidades disponibilizadas pelo Universo. De certa forma, ==todos funcionamos como canal e, ao sintonizar a frequência certa, nos conectamos mental e emocionalmente ao Universo, que também se comporta como uma grande mente. Assim, agimos como mediadores, e o Universo se manifesta por meio de nós.== Tem um ditado popular que se conecta com esse princípio que diz que, quando queremos algo do fundo do nosso coração, o Universo conspira a nosso favor.

O mestre Jesus também veio com a missão de trazer clareza à nossa ignorância existencial e deixou claro que o caminho para atingir o reino de Deus é o perdão e o amor. Ele chegou a dizer: "Eu sou o caminho, a verdade e a vida; ninguém vem ao Pai, senão por mim" (João 14:6). Essa é mais uma passagem mal interpretada da Bíblia. Muitos cristãos ainda acham que Jesus se referia à pessoa Dele, e não ao que Ele representa. O que Jesus representa é o amor incondicional, a capacidade de perdoar e ressuscitar dos mortos. Isso significa que ninguém se conecta a Deus, ao Pai, ao sentido da existência, se não for por meio do amor, do perdão e da capacidade de renascer de novo para a vida. Apesar de ser judeu, Jesus nunca pregou o judaísmo. Aliás, nenhum mestre espiritual orientou que fosse criada uma religião em nome deles ou indicou às pessoas que seguissem alguma. Eles sempre falaram dos princípios, dos valores, das ações que norteiam o caminho que leva ao Pai, e esse caminho pode ser seguido por qualquer pessoa, qualquer ser humano, independentemente de religião.

A intolerância religiosa é, ainda, uma grande fonte de sofrimento nos dias de hoje. Ficar falando de Jesus e de Deus não serve de álibi para pregar o ódio, o preconceito e a intolerância. Pelo contrário, revela profunda desconexão com a mensagem do Mestre Jesus. Esse foi um dos principais motivos pelos quais eu consegui convencer meus pais, aos 13 anos, a não ser mais obrigado a ir à igreja. Nessa idade, ao ler a Bíblia pela primeira vez, percebi que, muitas vezes, a religião era interpretada no âmbito do medo, da culpa, do pecado e da imagem de um Deus que hora pune, hora recompensa.

A mensagem de Jesus fora distorcida, e a prática do amor, da bondade e do não julgamento fora substituída pelo sistema de crenças dominantes – via de regra, orientado por uma visão preconceituosa, rancorosa e vingativa, que se transforma em catalisadora de doenças, infelicidade e escassez. E pessoas com medo, culpa e raiva são facilmente manipuladas e levadas a ter comportamentos normóticos, desconectados da sua essência e propósito e são levadas a se proteger com o comportamento grupal, o famoso efeito manada: "Não sei para onde estou indo, mas se a maioria optou por esse caminho, esse deve ser o melhor".

Esse é o pensamento dominante de uma sociedade que adoece em ritmo acelerado, embalada por maus hábitos alimentares e por um estilo de vida estressante que as leva ao sofrimento perene, à autoagressão, à baixa autoestima e à falta de amor-próprio. Esse é um bom momento para o exercício da compaixão e para cada um se comprometer a fazer a sua parte para a construção de um mundo melhor e mais saudável.

"Espiritualidade é andar com fé e estar conectado aos princípios básicos que regem a vida. O principal deles é o amor. Espiritualize-se!"

O MONITORAMENTO DAS MENTES

Com a humanidade toda conectada às redes sociais e às assinaturas de TV por meio de aplicativos de fácil acesso, aparece um novo elemento que pode ser usado para o bem e para o mal, como tudo nesse mundo de dualidade em que vivemos. Hoje, sabe-se que, a cada clique que você dá em um perfil do Instagram, do Facebook, em um canal do YouTube ou em um filme da Netflix, imediatamente uma informação é criada e adicionada ao seu "histórico" naquele aplicativo. Dessa forma, o programa passa a conhecer você cada vez melhor e a fazer sugestões de conteúdo cada vez mais precisas. Assim, nossas escolhas serão reforçadas e estimuladas, ou seja, o seu sistema de crenças e seus comportamentos e ações conscientes, subconscientes e inconscientes estão sendo monitorados vinte e quatro horas por dia. Por conta disso, os aplicativos vão oferecendo conteúdos que conectam você com as suas emoções mais viscerais, da mesma forma que nossas células monitoram nossos sentimentos e comportamentos.

Sempre que criamos um novo hábito ou reforçamos um hábito antigo, o corpo cria uma nova rede neural ou reforça uma rede antiga. Toda experiência que vivemos tem um produto químico final, que são as emoções que produzimos no cérebro por meio dos neurotransmissores, que são liberados pelas nossas células nervosas, os neurônios, bem como por meio dos neuropeptídeos, popularmente conhecidos como as moléculas das emoções, que são mensageiros químicos que comunicam a cada célula do corpo o nosso estado emocional diante de cada experiência vivenciada. É assim que, ao nos ressentirmos de uma situação passada, revivemos emocionalmente aquela experiência e podemos, literalmente, nos viciarmos em tudo aquilo que nos gerou algum tipo de dor ou pesar no passado. Com a repetição, essa memória é direcionada para o subconsciente, que passa a revivê-la automaticamente, respeitando o nível de prioridade. Quanto maior a dor causada pela lembrança, maior a prioridade. E, assim, podemos passar grande parte da nossa vida prisioneiros desses bancos de dados subconscientes e viver uma vida infernal e com grandes possibilidades de adoecer.

Os receptores celulares funcionam como fechaduras que são abertas pelas moléculas da emoção, e toda a fisiologia da célula é alterada quando uma fechadura dessa é acessada, levando a que proteínas específicas sejam produzidas e, algumas delas, carreguem a informação para dentro do núcleo. É dessa maneira que nossos genes, que contêm os códigos para fabricar as proteínas que formam nosso corpo, são ativados ou desativados. É por isso que cada situação que gerou algum tipo de ameaça à nossa sobrevivência ou em que vivenciamos medo, culpa, remorso, tristeza, traumas emocionais diversos, situações de abuso, *bullying* ficou registrada em uma rede neural no cérebro. Essa rede funciona como um endereço, um arquivo de dados que conecta várias células nervosas e carrega uma informação específica, como se fosse uma loja em um shopping especializada em um determinado produto.

Por exemplo: nós costumamos reprimir, de maneira inconsciente, muitas das experiências que vivemos e que foram dolorosas, ou as suprimimos de maneira consciente, ou também podemos evitar o contato com elas por meio de alguma estratégia de escape ou fuga, como consumo de álcool ou outras drogas lícitas e ilícitas, festas, viagens etc.[9] E, assim, vamos criando várias lojas de departamentos no cérebro, que costumo chamar de shopping das maldades ou shopping das ilusões, em que arquivamos as memórias de dor, nossos lixos emocionais. Mas, é uma ilusão achar que vamos resolver nossos problemas evitando ter contato com eles, juntando sujeira debaixo do tapete. Também é uma maldade o que fazemos com nós mesmos quando já acordamos intoxicados por essas emoções aflitivas e entramos em um círculo vicioso de pensamentos sem fim, que muitas vezes nos faz passear pelo shopping inteiro, só lembrando do que não deu certo na nossa vida e nos machucou de alguma maneira. É um passeio de automartírio, muitas vezes permeado por raiva, culpa, medo, entre tantas emoções aflitivas que nos conduzem ao estresse e comprometem o nosso sistema imune.

Eu sei muito bem o que é isso. Em um dado momento da minha vida, aprendi a controlar minhas crises alérgicas de rinite ou de asma apenas meditando, respirando conscientemente e me desconectando das emoções aflitivas que me levavam a viver com raiva, em um estado de ansiedade crônica, com a mente acelerada, querendo ter controle sobre o futuro, tendo como base as lembranças de experiências passadas mal compreendidas, reprimidas, suprimidas ou evitadas. É claro que eu atingi a capacidade de me autocurar depois de muito estudo e prática da meditação e outras técnicas, além do convívio com grandes profissionais das áreas de saúde e espiritualidade e muito investimento em conhecimentos científicos e espirituais que me conduziram mais e mais ao autoconhecimento. Por isso, sempre recomendo investir em autoconhecimento como o bem mais precioso que podemos ter. Isso trará a base e a autoconfiança para cuidar de você cada vez melhor e de modo natural. Não sugiro que você faça isso sozinho, sem esse investimento anterior. Espero que este livro possa te inspirar nesse caminho.

Vivendo essas experiências pessoais e, depois, convivendo com muitas pessoas que acompanham meus cursos, palestras e que se comunicam comigo e com a minha equipe por meio de e-mails e das mídias sociais, passei a ter clareza do conceito de inferno. Eu aprendi, ao longo desses anos, que o estado de espírito predominante dentro de nós é que nos conduz a viver no paraíso da consciência ou no inferno. É esse estado de espírito – se estivermos no inferno – que nos leva a viver como mortos-vivos, em uma perspectiva de sobreviver, pagar contas, tratar os sintomas das doenças e fazer da vida uma via-crúcis. Como uma espécie de campo minado, em que vivemos a vida sem um propósito, desconectada de valores e de princípios humanos elevados e ignorando as Ordens do Amor que regem a nossa vida (que foram bem sistematizadas pelo alemão Bert Hellinger, criador das Constelações Familiares, que será um tema que abordaremos ainda neste livro).

DADOS ALARMANTES

Li, no site da Associação Nacional de Medicina do Trabalho (ANAMT), a seguinte matéria sobre Pernambuco, estado em que moro:

> *Uma média de 1 suicídio por mês está sendo registrada entre os médicos pernambucanos. As mortes ocorrem em todas as regiões.*

> *Em geral, são profissionais com mais de 50 anos, carreira sólida e família constituída. Para os outros, uma vida perfeita e uma profissão dos sonhos. Por dentro, emocional arrebentado.*[10]

Uma estimativa da American Foundation for Suicide Prevention indica que, em média, trezentos a quatrocentos médicos cometem suicídio por ano em todo o mundo, uma média de uma morte por dia. Estudos internacionais apresentam, ainda, que os médicos têm uma frequência de suicídio 2,45 vezes maior que o restante da população. Levantamentos elencam fatores como exposição diária a situações de estresse, vivência direta com a morte e condições de trabalho precárias como alguns gatilhos para o ato. A competição e a ambição no campo profissional finalizam as características que transformam a profissão em propensa ao suicídio. [11]

Outro dado alarmante é o número de suicídios e depressão entre pastores.

> *De acordo com o Instituto Schaeffer, "70% dos pastores lutam constantemente contra a depressão, 71% se dizem esgotados, 80% acreditam que o ministério pastoral afetou negativamente suas famílias e 70% dizem não ter um amigo próximo". [...] A causa mais comum noticiada para o suicídio de pastores e líderes é a depressão associada a esgotamento físico e emocional, traições ministeriais, baixos salários e isolamento por falta de amigos.*[12]

Segundo a psicóloga Marisa Lobo, entre dezembro de 2018 e janeiro de 2019, catorze líderes religiosos tiraram a própria vida. Ela fez o alerta nas mídias sociais.

> *A mentora e coach de famílias pastorais, Susanne Sá, desmistifica a crença de que pastores são imortais e inabaláveis. Ela afirma que [...] "Muitos desses líderes sentem vergonha de seus transtornos emocionais e não conseguem pôr suas dores para fora".*[13]

Eu compartilhei esses dados alarmantes, pois envolvem duas categorias que a maioria das pessoas acha que vivem em um paraíso. Mas, na prática, não é bem assim. Inúmeros profissionais médicos e pastores vivem um verdadeiro inferno, ao ponto de tirarem a própria vida.

No marketing digital, costumamos dizer: "Não compare os seus bastidores com o palco de ninguém". Nessa época em que a mente das pessoas é facilmente "hackeada" por aplicativos e pelas mídias sociais, só nos resta investir em autoconhecimento, elevar a nossa vibração, conectando-nos a valores e princípios elevados, e buscar recorrer à filosofia perene, o conhecimento direto da fonte, dos grandes mestres espirituais da humanidade e dos conhecimentos científicos legítimos que nos colocam em rota integrativa com os conhecimentos espirituais.

Quero expressar aqui a minha profunda compaixão por médicos, pastores e por todos os seres que estão vivendo a vida como verdadeiros mortos-vivos, desconectados do seu poder pessoal, do seu amor-próprio. A proposta deste livro é servir de ponte entre a ciência e a espiritualidade para que você possa resgatar o seu otimismo e entusiasmo pela vida, o seu encantamento e ânimo para acreditar, do fundo da sua alma, que fazer milagres e se autocurar faz parte da sua natureza.

Como um ser humano que também já vivenciou muitos desafios e os superou, posso afirmar que é possível. Enquanto escrevo este livro, já se passaram mais de trinta anos que estou livre da dependência química dos medicamentos alopáticos. Aprendi a fazer do meu estilo de vida o meu próprio plano de saúde e convido você a mergulhar no conteúdo deste livro com a confiança exploratória das crianças para que você possa se tornar um cientista de si mesmo, investigando-se, amando-se, autorresponsabilizando-se pela sua existência e determinando-se a aprender sempre e a evoluir, bem como desaprender o que não serve mais a você, que é pesado, que é incômodo, para que sua vida não apenas seja leve, mas que, sobretudo, faça sentido viver, faça sentido amar e compartilhar o amor.

"Apenas siga o fluxo da vida, porque tudo, tudo mesmo, seja bom ou ruim, vai passar."

"Tu, que buscaste e achaste a pequenez, lembra-te disso: toda decisão que tomas brota só do que pensas que és e representa o valor que dás a ti mesmo. Acredita que o pequeno pode contentar-se e, por estares te limitando, não te satisfará. Pois tua função não é pequena e só achando-a e cumprindo-a podes escapar da pequenez."

Helen Schucman, em *Um curso em milagres*[14]

Vou mostrar a você como, ao longo da sua vida, fizeram você se sentir pequeno, pensar pequeno e se desconectar da sua grandeza. Mas digo a você que iremos construir, juntos, um novo roteiro emocional e mental que reconecte você ao seu direito de nascença de ser grande, de pensar grande e ser um parceiro consciente da inteligência exuberante que nos criou e que presenteou você com um lindo propósito de ser feliz, evoluir e prosperar.

PRÁTICA DA MEDITAÇÃO DA COERÊNCIA CARDÍACA

Ao fim de cada capítulo, teremos atividades de meditação e afirmações para ancorarem o conhecimento compartilhado e iniciarmos o treinamento do corpo-mente na perspectiva de um novo roteiro. Sente-se de maneira confortável ou fique na posição que se sentir melhor. Coloque as duas mãos no coração e apenas respire, lenta e profundamente. Imagine que está respirando por meio do seu coração. Mantenha-se nesse estado por dois a três minutos e procure lembrar-se de uma situação na sua vida em que se sentiu muito feliz, realizado, preenchido. Pode ser de qualquer época da sua vida. Se preferir, você também pode imaginar uma situação hipotética (para o cérebro, tanto faz viver ou imaginar uma cena). Enquanto mantém a sua respiração cadenciada, foque essa imagem e esboce um pequeno sorriso nos lábios. Mantenha-se nesse estado por aproximadamente dois minutos e repita as seguintes palavras: amor, alegria, paz, gratidão, compaixão, cuidado e apreciação. Mantenha-se nesse estado por mais dois a três minutos e, após isso, leia as afirmações a seguir:

AFIRMAÇÕES QUÂNTICAS DE CURA

1. Eu sou um herdeiro legítimo da criação e, por isso, já nasci com o dom de fazer milagres.
2. A minha natureza é a perfeição, e cada obstáculo que encontro permite que eu treine para ficar mais forte, mais sábio, mais feliz.
3. Eu sou filho de uma inteligência infinita e, todos os dias, eu posso acessar infinitas possibilidades de ser feliz e saudável.
4. Eu me visto todos os dias de amor e, assim, me sinto forte, protegido e preparado para realizar todos os meus sonhos.

COMANDO QUÂNTICO

EU ME COMPROMETO EM VIVER UMA VIDA COM PROPÓSITO; A VIDA É CURTA E QUERO USUFRUIR DE CADA MOMENTO COM A CERTEZA DE QUE ESTOU SEMEANDO AS MINHAS MELHORES SEMENTES.

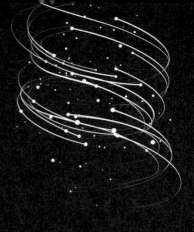

CAPÍTULO 2
A CURA É VOCÊ

"A questão principal é você entender que o lugar em que se encontra hoje é o lugar em que escolheu estar."

Desde 2005, quando realizei o workshop O Paradigma Quântico – Um portal para uma nova consciência, se abriu para mim algo que procurava desde que me lancei em busca do autoconhecimento, dos processos de autocura e das curas naturais, sempre buscando integrar ciência e espiritualidade: a visão de mundo masculina e a visão feminina, o *ying* e o *yang* da filosofia taoísta, e os aspectos onda e partícula da matéria com base nos princípios da física quântica. Em 2009, eu organizei o I Simpósio Internacional de Saúde Quântica e Qualidade de Vida e tornei-me um dos pioneiros na divulgação da Saúde Quântica no Brasil, nome oficialmente criado por mim naquela ocasião. A minha vida vinha mudando em ritmo acelerado desde então.

Em 2007, organizei, em parceria com a Unipaz, o workshop As evidências científicas da existência de Deus, em que trouxe pela primeira vez a Recife o físico indiano Amit Goswami, que se tornara uma celebridade mundial após o filme *Quem somos nós*. Neste filme, há também a participação do dr. Joe Dispenza, outra grande celebridade, que tive a honra de entrevistar em setembro de 2020 (a entrevista está disponível no meu canal do YouTube e pode ser acessada por meio do QR Code a seguir).[1] Ter chegado até Amit Goswami fez parte de um experimento quântico:

conscientemente, eu cocriei aquele evento antecipadamente, usando os princípios da física quântica que fundamentam a lei da atração. Já fazia alguns anos que eu havia me libertado dos medicamentos alopáticos, e, no meu entusiasmo quase juvenil, o meu sonho era levar essa possibilidade para o mundo todo.

Para acessar o conteúdo é fácil! Basta apontar a câmera do seu celular para o QR Code ao lado ou digitar o link em seu navegador e aproveitar!

https://youtu.be/X-diEtM3Nao

Quando eu estive na Índia pela primeira vez, em 2010, tive um encontro muito próximo com a cultura tibetana. Na minha busca por autoconhecimento, fiz um curso intensivo de Psicologia Transpessoal com abordagem budista. O curso me possibilitou um convívio direto com um dos povos mais pacíficos, generosos e espiritualizados do planeta e que tem influenciado diretamente o Ocidente devido ao intercâmbio com grandes mestres espirituais que foram obrigados a sair do Tibete em razão da invasão dos chineses. O curso se deu em Dharamsala, uma cidade do norte da Índia situada nas encostas do Himalaia, que é a morada oficial do Dalai-lama.

A experiência em Dharamsala foi magnífica em todos os sentidos. Fiquei hospedado em um hotel que ficava bem próximo de onde o Dalai-lama reside e pude sentir de perto o campo de energia que emana daquele lugar. De maneira inexplicável, comecei a ter uns sonhos lúcidos em que parecia que eu estava acessando uma outra dimensão. Até que tive um ataque de insônia e fiquei várias noites em claro. Mas, mesmo assim, levantava disposto e ficava até de noite no curso, que era em regime intensivo. Eu me encontrava em um estado de excitação que nunca havia experimentado antes e tendo sonhos enigmáticos que me mantinham sempre em estado de alerta e de curiosidade. Esse ritmo intenso, além do frio próximo de zero grau (Dharamsala fica no sopé do Himalaia e, da cidade, avistávamos os picos nevados), debilitou o meu sistema imunológico, e eu comecei a tossir, com muita secreção nos pulmões. Meus problemas respiratórios e meu sistema imune debilitado, que havia comprometido a minha saúde desde a infância, estavam de volta. Tive febre alta, um sintoma que me levou a achar que estava com algo mais grave.

Como havia um médico no nosso grupo de brasileiros, ele me examinou e disse que eu estava com broncopneumonia. Ao receber esse diagnóstico, uma parte minha, o meu médico quântico interior, se animou. Era a minha oportunidade de comprovar, mais uma vez, a minha tese de que não precisava tomar medicamentos químicos para me curar.

Agendei uma consulta com uma médica da medicina ayurvédica (medicina tradicional indiana), que me recomendou alguns fitoterápicos, e aproveitei para agendar também uma consulta com um médico tibetano. Para minha surpresa, os médicos tibetanos são exímios acupunturistas também, assim como os médicos da medicina tradicional chinesa. O diagnóstico é feito pela leitura do pulso e observação da língua. E só. Aproveitei e levei comigo um grupo de brasileiros para se consultar também. Fomos surpreendidos pela precisão com que ele falava de cada pessoa, trazendo informações precisas de traumas passados e da região do corpo em que os traumas estavam alojados em forma de memória muscular. Ele identificava os pontos a partir de toques precisos com as pontas dos dedos e sempre acertava em cheio. Aqueles pontos haviam guardado a memória muscular do trauma e ficavam doloridos ao serem tocados. Fiquei de queixo caído com tamanha precisão.

Na minha curiosidade de conhecer mais de perto aquela medicina milenar, me aproximei de um dos médicos, que me falou dos fundamentos da medicina tibetana e como ela havia surgido. Segundo ele, a medicina tibetana surgiu da observação dos animais que, quando estavam doentes, ingeriam certos tipos de plantas. Os tibetanos passaram a usar as mesmas plantas para sintomas semelhantes e passaram também a se curar naturalmente. Hoje, a medicina tibetana usa essencialmente as ervas colhidas no Himalaia, que são produzidas ao som dos cantos de monges tibetanos emanando vibrações de cura. Confesso que fiquei impactado com todas essas informações.

Segui à risca as orientações, tomei os medicamentos fitoterápicos tanto da ayurveda quanto da medicina tibetana e também fiz algumas massagens terapêuticas com uma terapeuta tibetana, que tinha um potencial de cura muito grande nas mãos. Mesmo estando em um lugar muito frio, as suas mãos eram impressionantemente quentes, e eu me sentia profundamente relaxado e ao mesmo tempo energizado ao fim de cada massagem.

Após três dias, eu não tinha mais nenhum sintoma da broncopneumonia, e minha energia estava lá em cima. O médico brasileiro ficou espantado com a minha recuperação e quis saber o que eu tinha feito para me restabelecer tão rápido. O que aconteceu é que coloquei em prática o que vinha estudando e praticando: fazer uso das medicinas naturais e, ao mesmo tempo, expressar uma confiança inquebrantável de que podia me curar sem fazer uso dos alopáticos – eu vou ensinar a você esse caminho, mas lembre-se de que exige muita dedicação, vontade e determinação. Lembro que a dona da pousada chegou a me oferecer medicamentos alopáticos para reduzir a febre e combater a broncopneumonia, mas eu agradeci a gentileza e simplesmente não tomei.

"O meu corpo-mente é tão inteligente e forte que, quanto mais e melhor eu me cuido, mais ele me protege e me deixa calmo, tranquilo e confiante, mesmo diante de grandes desafios."

Essa experiência fascinante em Dharamsala foi fechada com chave de ouro ao termos a oportunidade de participar de um belo ritual com o Dalai-lama. Acordamos às 4 horas da manhã para conseguir um lugar bem próximo de onde seria a cerimônia no seu palácio e ainda tivemos o privilégio de ele ter vindo nos cumprimentar, visto que fizemos cartazes dizendo que éramos do Brasil e solidários com o povo tibetano. Ele nos fez algumas perguntas rápidas e, com o seu sorriso largo e gentil, agradeceu e se despediu de nós.

Fiquei tão entusiasmado com a leitura dos pulsos para diagnóstico das enfermidades que, ao me encontrar com a minha sobrinha Tamara Lopes, que morava na Índia, na cidade de Bangalore, comentei com ela, que me apresentou o professor de ayurveda Mahesh Krishnamurthy, com quem fiz o primeiro módulo do curso de leitura de pulso. Foi uma experiência incrível. Para fazer o segundo módulo, o pré-requisito era praticar meditação durante seis meses todos os dias. Infelizmente, precisei voltar para o Brasil e não pude dar continuidade. No entanto, matei a curiosidade de saber como aquele médico tibetano havia feito aqueles diagnósticos com tamanha precisão.

Concluí essa minha primeira viagem para a Índia tendo o prazer de conhecer de perto uma lenda viva da espiritualidade indiana, o Mestre Sai Baba, que estava no fim da vida e veio a falecer logo depois. Participei de um ritual comandado por ele em que aproximadamente mil pessoas entoaram mantras por duas horas seguidas. Foi de arrepiar.

Voltei à Índia em 2012, quando organizei uma excursão junto com a minha sobrinha Tamara Lopes, e, dessa vez, fiz uma imersão no sistema médico mais antigo da humanidade, o ayurveda,[2] que quer dizer "a ciência da vida". Fizemos um curso intensivo com o dr. Partap Chauhan, um mestre da medicina ayurvédica reconhecido mundialmente. Foi outra experiência incrível, e, assim como a medicina tibetana, eles curam todas as doenças com o uso de fitoterápicos, massagens e outros recursos naturais, sem o uso de substâncias químicas sintéticas que não fazem parte da natureza.

"A cura de uma doença acontece naturalmente quando você se coloca como prioridade número um e cuida de si integralmente."

"A única maneira de curar é ser curado. O milagre estende-se sem a tua ajuda, mas tu és necessário para que ele possa ter início. Aceita o milagre da cura e ele irá adiante devido ao que é. Ninguém pode pedir ao outro para ser curado, mas pode deixar-se curar e assim oferecer ao outro o que recebeu. Quem pode conceder ao outro o que não tem? E quem pode compartilhar aquilo que nega a si mesmo?"

Helen Schucman em *Um curso em milagres*[3]

INVESTIGAÇÕES DE CURA

Eu fiz questão de compartilhar essas minhas experiências na Índia para você ter uma ideia de como é investir naquilo em que acredita e se apropriar dos conhecimentos que irão fortalecer o seu propósito. Todas essas viagens e muitas outras que fiz, como as viagens para Machu Picchu (Peru); Nepal (país localizado entre a Índia e o Tibete); Butão (reino budista no extremo leste do Himalaia); Estados Unidos, onde ministrei a Imersão Coaching Quântico e dei palestras em Miami, Orlando, Nova York e White Plains (em Nova York), Newark (em Nova Jersey), Boston, Framingham e

Somerville (em Massachusetts), Dallas (no Texas), Irvine e Torrance (na Califórnia); e na Europa, em Lisboa e Cidade do Porto (em Portugal), Amsterdã e Rotterdam (na Holanda), Zurique, Bienne e Thurgau (na Suíça), Londres (Inglaterra) e Alicante (na Espanha), foram experiências incríveis em que, ao mesmo tempo que conhecia novas culturas, também pude contribuir com a comunidade brasileira que mora no exterior.

O meu objetivo sempre foi conhecer as possibilidades que o mundo me oferece com o intuito de aprender mais sobre mim mesmo. Convivi e convivo com pessoas de diversas culturas, religiões e abordagens científicas e busco validar tudo na minha vida pessoal, na minha experiência como ser humano em busca de evolução, de ser feliz e desfrutar de uma vida próspera, vivendo com leveza, fazendo o que amo fazer e que me realiza. Mas, sobretudo, aprendendo a me curar do que reprimi; do que suprimi; do que evitei confrontar; da dor do que me feriu; do que me rejeitou; do que me envergonhei; do que não aceitei em mim; do que me culpei; do que me neguei; do que não compreendi; daquilo a que reagi com raiva, com ira e fez eu me aprisionar; do orgulho que me impediu de olhar as coisas por um outro ângulo; da minha inflexibilidade, rigidez e negatividade, que me levou a julgar, a ter dificuldade de perdoar e expressar generosidade.

O processo de cura é sempre um processo de autocura, de cura da nossa alma, dos registros que estruturam o nosso ego, nossas memórias de dor, de medo, de tudo que nos gerou ameaça, estresse, fuga ou nos paralisou. Hoje, cada vez mais, eu compreendo a máxima socrática "Conhece-te a ti mesmo" e as palavras do mestre Jesus "A tua fé te curou". Assim, fica até mais fácil entender por que as escolas de Medicina são doutrinadas para suprimir a palavra cura. Isso acontece porque o modelo que eles escolheram para lidar com a saúde é simplório; não contempla a busca da causa, a investigação, o estímulo ao autoconhecimento; principalmente, não ajuda os pacientes a fabricar felicidade e esperança dentro de si, como ensinou Jesus. A lógica é a da pequenez, da falta de esperança, estimulada por um descaso em ministrar substâncias sintéticas que trazem a toxicidade desencadeadora de novas enfermidades.

Nesse sistema que não leva em conta a complexidade da dimensão humana, que a negligencia e a deixa, muitas vezes, em um plano secundário, a cura não pode mesmo existir. É esse modelo mecanicista e reducionista que está levando aos altos índices de suicídios entre médicos e pastores. As pessoas que, teoricamente, deveriam ser mediadoras da cura, muitas vezes, estão doentes e não sabem sair desse círculo vicioso da doença. A prática da medicina sem considerar a dimensão humana e as causas que levam ao adoecimento é tão frustrante quanto a orientação espiritual que se distancia do que o mestre Jesus ensinou na essência (a prática do amor que liberta). A prática da medicina e da religião de maneira desconectada promove o agravamento das doenças do corpo, da alma e do espírito e levam os seus praticantes a um imenso vazio existencial, falta de propósito e visão pequena do mundo. Médicos e pastores deveriam ter uma formação básica de física quântica, neurociência e epigenética. Seria muito bom se os políticos também pudessem ter esse tipo de formação. Por certo, teríamos uma outra sociedade, mais humana, mais justa, mais cooperativa.

FÍSICA QUÂNTICA PARA MÉDICOS, PASTORES E CELEBRIDADES

Eu já dei palestras a padres católicos e franciscanos. Tenho, entre os meus seguidores, freiras, pastores evangélicos, entre outros. Já fui convidado para dar palestras em centros espíritas e congressos espirituais, para budistas e para pessoas de diversas opções religiosas. Possivelmente, entre elas, também devia haver ateus. Tenho sido procurado também por artistas, celebridades e até mesmo políticos que acompanham o meu trabalho. Tenho, no YouTube, um vídeo com o cantor Netinho, que passou por sérios problemas de saúde e encontrou respostas na física quântica. O cantor Nando Cordel teve uma participação no V Simpósio Internacional de Saúde Quântica e Qualidade de Vida, e cantamos juntos no palco. Posteriormente, ele participou também do Carnaval Quântico, uma imersão de autoconhecimento que organizei em 2019, e cantamos juntos mais uma vez.

A atriz Carla Diaz, certa vez, me procurou para uma assessoria quântica para a construção de seu personagem na novela *Espelho da vida*, que havia estudado física quântica em Harvard. Outra celebridade que também acompanha o meu trabalho é o cabeleireiro Marco Antonio de Biaggi, conhecido como "o cabeleireiro das estrelas". É uma pessoa querida que tem uma bela história de superação de um câncer. Durante a pandemia, ele me convidou para fazer uma *live* no seu Instagram. Quem também me convidou para fazer uma *live* no Instagram foi a jornalista Márcia Goldschmidt, e, posteriormente, eu a convidei para uma entrevista para o Congresso Internacional de Sexualidade e Relacionamentos que organizei on-line.

Fico feliz por haver um reconhecimento do meu trabalho e um genuíno interesse de influenciadores que se sensibilizaram com os conteúdos que apresentamos e que certamente terão impacto positivo nas suas vidas e na dos seus seguidores. Eu me considero um cidadão do mundo, e o meu propósito maior é contribuir com a elevação do nível vibratório do nosso planeta a partir da minha própria transformação e do que compartilho com os meus seguidores.

"Se você quer conhecer os mistérios do Universo, pense em termos de energia, de frequência e vibração."[4]

Nikola Tesla

Essa célebre frase de um dos gênios da ciência, se compreendida pelas pessoas, levaria o mundo a vivenciar um verdadeiro salto quântico em todas as áreas da existência. Meu sonho é que os princípios da física quântica e relativística sejam matéria básica para crianças e jovens e um conteúdo indispensável para todas as profissões. No entanto, acredito que há quatro profissões que, se esses conteúdos fossem pré-requisito em suas formações, iriam afetar positivamente a saúde e a qualidade de vida de bilhões de pessoas, bem como o nosso planeta. Imagine se médicos, pastores, políticos e educadores tivessem plena consciência de como a vibração dos seus sentimentos, pensamentos e ações impacta o mundo e de que tudo que nos acontece é uma resposta do mundo a essas vibrações?

MISTÉRIOS DO UNIVERSO – O MUNDO QUÂNTICO E RELATIVÍSTICO

"Amplie o seu campo de energia com boas vibrações. Lembre-se de que receberá de volta tudo que oferecer ao mundo."

Vou introduzir alguns conceitos básicos da física quântica e relativística para você entender por que você é a fonte da cura e como esses conhecimentos podem impactar diretamente essas profissões que citei. Em 1905, o alemão Albert Einstein, um dos cinco maiores gênios da ciência, assombrou o mundo com quatro artigos científicos.[5] Em um deles, em que apresentou a teoria da relatividade especial, ele comprova que vivemos em um mundo em que tudo é energia: o que vemos e o que não vemos, o que podemos tocar e o que não podemos tocar. A sua célebre equação $E = mc^2$ mostra que matéria e energia são aspectos de um mesmo elemento e que se relacionam por meio da velocidade da luz elevada ao quadrado, que, na equação, é simbolizada pela letra "c". Devido à magnitude da velocidade da luz (o equivalente a 300 mil km/s), quando elevamos esse valor ao quadrado, qualquer pequeno valor de matéria, que simboliza massa e é representado pela letra "m" na equação, pode ser convertido em uma quantidade gigantesca de energia.

A primeira e catastrófica comprovação científica dessa equação foi feita em 1945, na Segunda Guerra Mundial, quando os Estados Unidos soltaram as duas bombas atômicas em Nagasaki e Hiroshima, no Japão, usando pequenas quantidades de material radioativo. A energia armazenada no núcleo de átomos radioativos como urânio, tório e plutônio pode ser liberada a partir de um processo de quebra desses núcleos chamado de fusão nuclear. Essa reação feita em cadeia faz com que uma quantidade gigantesca de núcleos seja quebrada quase que simultaneamente, liberando uma quantidade colossal de energia tóxica devido à radioatividade das substâncias. Infelizmente, o mundo foi marcado pela física moderna com sangue, comprovando a eficácia da teoria da relatividade. Porém, essa teoria possui também outras inúmeras aplicações práticas extraordinárias, e a sua compreensão e aplicabilidade no dia a dia pode nos guiar para a autocura.

A outra parte desse enigma da autocura e da compreensão dos mistérios do Universo foi iniciada por outro físico alemão, Max Planck. A solução encontrada por Planck, segundo ele, em um ato de desespero, para explicar a forma como a energia se propaga no mundo subatômico se contrapunha aos conhecimentos científicos dos últimos trezentos anos, em que reinava a física clássica, que pregava que a propagação da energia se dava de maneira contínua. Planck mostrou que a energia é armazenada no interior do átomo em níveis descontínuos associados a números inteiros (1, 2, 3...) com quantidades específicas, como se fossem pacotes de energia, que chamou de "quanta", dando origem ao termo "quântico". A energia, portanto, é quantizada em órbitas específicas ocupadas por elétrons, que são as partículas do átomo com carga negativa, que ficam em torno do núcleo, cuja carga é positiva. Planck apresentou uma equação que sintetiza essa ideia: $E = nhf$. Essa equação revela que a energia de um elétron depende do nível de energia (n) em que ele se encontra e que só pode ser um número inteiro, da constante de Planck ($h = 6,63 \times 10^{-34}$ J.s) e da frequência, que é uma grandeza que revela o caráter vibracional da matéria, como Tesla havia falado. Quanto maior a frequência, mais rápida é a vibração e maior será a energia.

Repare que temos duas equações que falam de energia usando componentes distintos: $E = mc^2$ e $E = nhf$. Se igualarmos as duas equações, temos que $mc^2 = nhf$. Observe que há uma relação direta entre matéria (m) e frequência (f), revelando um caráter inerente à matéria, o caráter vibracional. O aparente repouso do mundo material é ilusório; a matéria é camuflada quanticamente. Nas profundezas do mundo subatômico, tudo está vibrando incessantemente. O valor muito pequeno da constante de Planck disfarça a real natureza do Universo, e temos a impressão de que a matéria é algo inerte, parado. Me acompanhe com atenção, porque a compreensão dessa realidade vai ser decisiva no seu processo de autocura.

O SALTO QUÂNTICO – A RUPTURA DO TEMPO

Um dos fenômenos mais incríveis que acontece no interior do átomo é o salto quântico. Como os elétrons ocupam níveis descontínuos associados a números inteiros, para um elétron ir de um nível para o outro, é preciso dar um salto. Para ir de um nível mais baixo para um nível mais alto, ele precisa ganhar energia e, para ir de um nível mais alto para um nível mais baixo, ele precisa perder energia. Só que esse não é um salto qualquer. Niels Bohr, o arquiteto do átomo, conseguiu demonstrar, matematicamente, que o elétron, ao saltar de um nível para o outro, não pode ser encontrado no caminho que separa uma órbita da outra. Ele simplesmente desaparece em uma órbita e reaparece instantaneamente na outra. Há uma ruptura no tempo e espaço. O elétron, ao saltar, aparentemente parece estar em uma outra dimensão além do espaço-tempo usual.

Dessa forma, podemos associar o salto quântico a momentos de mudança incrivelmente brusca de percepção, em que simplesmente direcionamos a nossa vida a partir de uma nova motivação, que nos conduz a agirmos de maneira inspirada. Popularmente, o salto quântico pode estar associado à expressão "cair a ficha", que significa que, de uma hora para outra, passamos a compreender algo. Na ciência, algumas descobertas importantes se deram por meio de insights provenientes de sonhos. O insight que levou o cientista e químico alemão August Kekulé a chegar à fórmula hexagonal do benzeno, por exemplo, aconteceu em um sonho que teve em 1865.[6] Graças a isso, ele influenciou de maneira inovadora o nascimento da química orgânica.

No entanto, o salto quântico na mente costuma ser precedido de uma busca interior intensa por uma resposta ou pela compreensão de uma questão. Antes de ele acontecer, existe uma preparação, que é o estímulo por meio de conhecimentos, leituras, diálogos, enfim, de tudo que possa contribuir para esclarecer a sua busca por alguma resposta. Uma outra etapa do salto criativo é a decantação das ideias, proporcionada por momentos de silêncio, de meditação, de oração ou, simplesmente, de parar de pensar, se desconectar para que o subconsciente assuma o comando e, com a ajuda do córtex frontal, comece a juntar as ideias que levam à solução. A última etapa é o insight, o momento em que acontece de "a ficha cair", como se um clarão nos apontasse o caminho no meio da escuridão.

Lembro que a primeira vez que eu consegui fazer a integração dos conhecimentos da física moderna com a neurociência, a epigenética e a espiritualidade aconteceu em uma caminhada matinal na praça do Largo do Arouche, em São Paulo, em 2013. Eu estava caminhando com minha ex-esposa Jeanne Duarte quando, de repente, a ficha caiu, e eu comecei a explicar aquilo para ela, entusiasmado com as conexões que havia conseguido fazer com toda clareza pela primeira vez. Há um tempo que já vinha processando aquelas ideias e, subitamente, ficou muito claro para mim por que adoecemos e como nos autocuramos. Desejo que, até o fim do livro, você possa se abastecer de ideias que o levarão ao seu salto quântico e a reconhecer o imenso potencial de autocura que traz dentro de você.

"São suas escolhas que permitem que você salte para níveis mais altos."

NÃO LOCALIDADE QUÂNTICA – SOMOS TODOS UM

"Você é uma miniatura do Universo, e a música das suas células é captada pelas estrelas mais longínquas. Afine os instrumentos do seu mundo interior e harmonize as suas energias. A sua música interior faz parte de uma sinfonia cósmica maior."

Um outro princípio quântico, que vai esclarecer os processos de comunicação a distância, é a não localidade quântica. O teorema desenvolvido pelo físico John Bell, conhecido como teorema de Bell, estabelece uma distinção absoluta entre a mecânica clássica e a mecânica quântica. Na mecânica clássica, os fenômenos são locais, determinados pelo espaço e pelo tempo. Por exemplo, a velocidade da luz no vácuo é de aproximadamente 300 mil km/s, ou seja, no tempo de um segundo, a luz percorre a distância de 300 mil km. No mundo subatômico, as partículas, antes de serem observadas, não podem ser consideradas coisas, algo material, mas, sim, possibilidades de virem a se manifestar no mundo material.

Niels Bohr mostrou, no seu princípio da complementaridade, que as partículas do mundo subatômico, assim como a luz, possuem um caráter dual, ou seja, podem se comportar como onda (possibilidade) ou como partícula (matéria), e isso depende da maneira como são observadas. Pela primeira vez, o observador passa a fazer parte da equação que define o modo como a realidade se manifesta. Como já falamos anteriormente neste livro, Niels Bohr chegou a afirmar que "Tudo que chamamos de real é feito de coisas que não podem ser consideradas reais".[7] No teorema de Bell, ele mostra o que podemos chamar de inseparabilidade quântica ou emaranhado quântico: se um par de elétrons estiver correlacionado, interagindo dentro de um mesmo campo eletromagnético, mesmo que você os separe fisicamente eles se comportarão como se fossem uma unidade inseparável. Antes de cada elétron ser observado, eles ainda não são matéria, mas apenas uma onda com a possibilidade de vir a se tornar matéria. É a tentativa de observá-lo que cria o famoso colapso da função de onda, ou seja, a possibilidade de se manifestar no mundo real. Quando duas partículas estão emaranhadas quanticamente, ao serem separadas, mesmo por distâncias gigantes, quando observarmos apenas uma delas provocaremos o colapso da função de onda, e essa partícula se manifestará no mundo material. Enquanto isso, a outra partícula, que não foi observada, mesmo que esteja nos confins do Universo, irá se comportar como se estivesse sendo também observada, e a sua função de onda também colapsará, e ela transitará do mundo das possibilidades para o mundo da matéria.

Fazendo uma analogia, imagine dois jogadores de pôquer que estão emaranhados quanticamente, só que um deles está jogando no Brasil e o outro no Japão ou em qualquer parte do Universo. Os dois estão para fazer uma jogada, só que o jogador do Brasil puxa a carta primeiro. No mesmo instante, o jogador do Japão também puxa a carta instantaneamente como se uma mão invisível estivesse operando e jogando por ele. Se você já pensou em uma música e uma pessoa ao seu lado começou a cantá-la ou se já pensou em alguém e, no mesmo momento, essa pessoa telefonou ou enviou uma mensagem para você, esses são fenômenos não locais. É muito comum a não localidade acontecer entre mães e filhos, ou entre irmãos gêmeos, ou entre pessoas que possuem fortes laços afetivos.

"Eu já nasci com superpoderes dados pela criação para que eu operasse milagres como o Criador."

A comprovação científica do teorema de Bell já foi feita inúmeras vezes, e o emaranhamento quântico é a base dos computadores quânticos que já estão sendo desenvolvidos[8] por gigantes do setor, como a IBM, a Microsoft e a Google. Além disso, a não localidade traz a base para a cura a distância, a oração intercessória feita a distância, o reiki a distância. Assim como o experimento da intenção, praticado com grupos em várias partes do mundo pela escritora Lynne McTaggart e por mim aqui no Brasil, desde 2014, no meu curso on-line Salto Quântico, com resultados incríveis.

No experimento da intenção, uma pessoa se candidata voluntariamente, envia sua foto ou a de um familiar que precise de ajuda e relata a sua história. Em um dia e horário previamente agendados, as pessoas do grupo direcionam energia de cura para essa pessoa durante trinta minutos. A pessoa pode usar uma técnica como o reiki, cura reconectiva ou qualquer outra técnica ligada a alguma religião, como o passe espírita, o johrei da Igreja messiânica, uma oração, meditação, pode emanar vibração de cores com base na cromoterapia ou, simplesmente enviar amor incondicional. Como o experimento demonstra, o mais importante é a sua intenção aliada a uma emoção elevada e à vontade de contribuir, de ser solidário com outro ser humano que precisa nesse momento. O experimento da intenção é eficaz e não depende de crença ou orientação religiosa. O amor é um estado vibracional que não é propriedade de nenhuma religião, e quanto mais você doa amor, mais você recebe, se protege, sua vida se expande e faz sentido viver. Temos vários depoimentos dos nossos alunos do curso Salto Quântico que passaram por curas e transformações incríveis após participarem do experimento da intenção. Tenho publicado, por exemplo, em meu canal do YouTube, um vídeo com o depoimento de uma de nossas alunas, a advogada ambiental Mariangélica Almeida, que tinha um sério problema de relacionamento com a mãe que foi curado de maneira emocionante após o experimento da intenção. Sugiro que você assista ao vídeo "O Salto quântico na Mente de Mariangélica de Almeida".[9] Para assistir o depoimento é fácil, basta utilizar o QR Code a seguir.

Para acessar o conteúdo é fácil! Basta apontar a câmera do seu celular para o QR Code ao lado ou digitar o link em seu navegador e aproveitar!

NÓS TEMOS UMA CAPACIDADE INATA DE NOS AUTOCURAR

As conexões quânticas não locais fundamentam o que acontece nas Constelações Familiares, bem como as curas milagrosas realizadas por Jesus e outros mestres espirituais e as inúmeras curas que tenho presenciado entre os meus seguidores, alunos do meu curso Salto Quântico e da imersão Coaching Quântico. Desde 2018, quando ministrei o primeiro curso de Coaching Quântico em Curitiba, temos colhido depoimentos de profundas transformações e curas que acontecem de maneira surpreendente. Eu nunca divulguei que tinha algum dom de cura e muito menos me preocupo em saber o que cada participante traz de problemas de saúde ou de outros desafios existenciais. De fato, o que acredito é que toda cura é um processo de autocura. O que faço durante a imersão Coaching Quântico é trazer clareza, fundamentando cientificamente a nossa capacidade inata de nos autocurar usando a inteligência incomensurável do nosso corpo-mente de modo a acessar os programas que nos fazem adoecer e deixar de nutri-los, deixando-os ir, sem resistência, usando técnicas como EFT, Ho'oponopono, entre outras, e ressignificando-os. O processo de ressignificar equivale a uma reprogramação emocional e mental em que buscamos trazer um novo significado ao processo que nos causou alguma dor, saindo da vibração da queixa, da vitimização, e buscando uma compreensão sistêmica para a situação, de modo a promover aprendizado, ativando, quando necessário, o circuito do perdão, do autoperdão, da compaixão e da gratidão e nos libertando das toxinas emocionais liberadas pelas lembranças, ressentimentos e culpa.

Durante toda a imersão, realizamos várias práticas meditativas, de modo a acessar o poderoso estado de coerência cardíaca, que corresponde a um estado psicofisiológico em que a frequência cardíaca, a pressão arterial e a frequência respiratória estão em perfeita sincronia, influenciando positivamente o sistema endócrino e neuroimunológico. Nesse estado, o minicérebro que possuímos no coração, com 40 mil neurônios,[10] influencia positivamente o nosso cérebro emocional, reduzindo o estresse, a ansiedade, a insônia e a depressão, e coordenando, eficazmente, mais de 1.200 reações químicas que ocorrem no interior das nossas células, entre outras coisas. Além disso, a frequência cerebral cai da frequência beta, que corresponde ao estado de vigília, e opera entre 12 Hz e 30 Hz, e entramos no território do subconsciente a partir do acesso às ondas alfa, theta e delta. As ondas delta são predominantes no nosso cérebro desde o útero até a idade de 4 anos e operam entre as frequências de 0,5 Hz a 4 Hz. As ondas theta predominam entre 4 e 8 anos e operam entre as frequências de 4 Hz a 8 Hz. As ondas alfa predominam entre 8 e 12 anos e operam entre as frequências de 8 Hz a 13 Hz.[11]

Quando meditamos ou praticamos yoga, Tai chi chuan ou outra prática contemplativa, desaceleramos a frequência das ondas cerebrais, nos libertamos do estresse, e a nossa percepção muda. É quando começamos a ter clareza de que o nosso mundo interior é mais real que o mundo exterior, ou seja, começamos a perceber que o nosso estado emocional afeta como vemos a realidade e como nos relacionamos com as pessoas. Fica claro que o mundo como o vemos é um reflexo do nosso mundo interior. Quando somos dominados pelo estresse, por exemplo, as ondas beta, no seu nível mais alto, próximo de 30 Hz, predomina no cérebro, e o nosso livre arbítrio é próximo de zero. As ondas beta começam a atuar no nosso cérebro assim que acordamos, quando estamos com frequências a partir de 13 Hz, aproximadamente. Se nos deixarmos levar por preocupações e sentimentos negativos, a tendência é que sua frequência aumente e se aproxime dos 30 Hz que correspondem a uma mente estressada. Nesse estado, somos dominados pelo subconsciente, que tende a selecionar prioritariamente e simular as memórias negativas fazendo com que entremos no estado conhecido como de "luta e fuga". O nosso cérebro sobrevivente assume o controle e começamos a ver ameaça em tudo. Uma pessoa com mais de 35 anos, em estado normal, tem 95% das suas reações guiadas pelo subconsciente de acordo com a neurociência. Quando a pessoa está estressada, esse número se aproxima de 100%, dependendo do nível do estresse, e, nesse estado, como já falamos, o livre arbítrio é quase nulo, pois a pessoa se comporta a partir de programas automáticos em que predominam o medo, a culpa, a raiva, a insegurança e outras emoções aflitivas que levam a pessoa a agir de maneira programada e previsível.

Nesse momento, o cérebro sobrevivente entra em ação com uma legião de sabotadores, que nos conduzem, por meio de argumentos racionais, a visitar cada loja do shopping das maldades e do shopping das ilusões. Cada loja dessa equivale a uma rede neural com o banco de dados das experiências que vivemos e nas quais, por algum motivo, sofremos, nos decepcionamos, nos revoltamos e nos traumatizamos. Visitar essas memórias é uma forma de fazermos maldade com nós mesmos e sermos convidados a viver no território do medo, da culpa, da vergonha, do remorso, do ressentimento, da raiva e do orgulho. Isso para citar apenas alguns dos estados emocionais mais importantes e que nos levam a viver uma vida ilusória, em que o sofrimento, a infelicidade, a escassez, as carências e as doenças parecem ser inevitáveis.

Ao entrar no shopping das maldades e no shopping das ilusões, passamos a viver uma vida miserável, desempoderada, vitimizada e sem solução, já que o nosso foco principal são os problemas e a resistência a eles. Quanto mais resistimos, mais reclamamos, julgamos ou questionamos, mais fortalecemos aquela rede neural associada ao problema, nos levando a reviver aquele sentimento o tempo todo. Emocionalmente, essa experiência sobrecarrega os nossos receptores celulares com a química da emoção correspondente, levando a que nos viciemos em viver literalmente infelizes e doentes. O mundo exterior nos parece ameaçador e perigoso, e passamos a viver em estado de alerta, prontos para reagir a um estado de perigo iminente. Somos reativos, e as novas ações são previsíveis e sem criatividade. O mundo exterior parece ser mais real que o nosso mundo interior, e somos capazes de encontrar todas as justificativas para vivermos assim.

Comumente, somos levados a justificar o nosso estado de estresse com uma causa exterior, sem perceber que a real causa do estresse habita dentro de nós e que o mundo interior apenas dispara os gatilhos que já estão armados por nós mesmos diante da nossa ignorância e incompetência de gerenciar e ressignificar a nossa história. Nesse ciclo, nós nos colocamos no papel de coadjuvantes de tudo o que aconteceu e nos tornamos vinculados aos fatos a partir da nossa vibração dominante, da nossa assinatura eletromagnética, que equivale às nossas crenças dominantes, que é a maneira corriqueira de pensarmos, sentirmos e agirmos. A forma como percebemos o mundo vem da base de dados das nossas crenças dominantes, que determinam nossos comportamentos e escolhas e norteiam as experiências que iremos vivenciar para ativar as emoções que retroalimentam os pensamentos que sustentam as nossas crenças e nossa personalidade.

Nesse estado de estresse, vivemos em uma prisão emocional, de mãos atadas por nós mesmos. Somos prisioneiros da forma como percebemos e reagimos e nem nos damos conta de que o responsável pelo roteiro daquela história somos nós. Assim como também somos nós os únicos capazes de alterar esse mundo com novas cores.

"No estado de estresse, nos comportamos como nosso principal algoz, fragilizamos o nosso sistema imune, comprometemos o nosso sistema endócrino e nervoso e somos reféns dos nossos sabotadores. Libertar-se do estresse é essencial para acionar em você a sua inteligência inata de autocura e trazer leveza e sentido para a sua vida. Seja cordial consigo!"

RECONHECENDO OS SABOTADORES

Com as sucessivas meditações quânticas de cura que realizo no Coaching Quântico aliadas ao conteúdo, que proporciona autorresponsabilidade e autoconsciência, eu consigo integrar o potencial dos dois hemisférios cerebrais, e, à medida que transitamos das ondas beta, mais altas, para as ondas alfa, theta, delta e gama, é visível que conseguimos sair do shopping das maldades e das ilusões e começamos a adentrar o paraíso da consciência, que é onde alcançamos a clareza de que o nosso mundo interior é mais real que o nosso mundo exterior. As ondas gama operam entre as frequências de 25 Hz e 100 Hz e são um tipo de onda extremamente favorável, comumente encontradas no cérebro de pessoas que têm muitas horas de prática de meditação.[12]

Nesse lugar da consciência, podemos visitar nossas memórias e reconhecer nossos sabotadores, que equivalem a softwares: programas subconscientes e até inconscientes que, sob a justificativa de nos proteger, nos levam a viver emocionalmente no passado, com medo de que tudo que vivemos e não deu certo volte a acontecer. Ao identificar os programas, passamos a perceber que não somos o que pensamos. Nossos pensamentos respondem automaticamente ao contexto emocional que gerou a experiência da dor. Nós nos habituamos a encontrar justificativas para vivermos emocionalmente aprisionados ao passado.

E foi com base nesses conhecimentos, com os avanços e com as transformações profundas que consegui na minha vida, que organizei o roteiro da imersão Coaching Quântico. Usei muitas referências científicas, e uma delas foi a do dr. Joe Dispenza, neurocientista e referência mundial em física quântica e epigenética que já citei anteriormente neste livro. Estive duas vezes com ele no Congresso Mundial de Medicina Quântica no Havaí e participei do seu Workshop Progressivo na Califórnia. Li toda sua obra, e, em um dos seus livros, ele fala sobre quebrar o hábito de ser quem você é. Foi com essa inspiração, além de outros referenciais teóricos que já vinha estudando e pondo em prática, como as Constelações Familiares e os quatro compromissos de Don Miguel Ruiz, baseados na sabedoria tolteca do México, que preparei o conteúdo do Coaching Quântico, sempre buscando o equilíbrio, o autoconhecimento, a ação, a ciência, a espiritualidade e o gerenciamento das emoções. Se conseguirmos cumprir os quatro compromissos, segundo Don Miguel Ruiz,[13] praticamente nos libertaremos dos principais problemas da nossa vida e das doenças. O quatro compromisso são: seja impecável com a sua palavra, não tire conclusões, não leve nada para o lado pessoal e dê sempre o melhor de si. O pecado, na visão tolteca, é algo que fazemos contra nós mesmos, e, por isso, devemos ser impecáveis com o que falamos, pensamos e sentimos, sobretudo contra nós mesmos. O nosso diálogo interno, muitas vezes, é o nosso maior inimigo. Ao cumprir o primeiro compromisso, conseguiremos eliminar 80% dos nossos problemas, segundo Don Miguel Ruiz. A reflexão que ele faz é que, desde cedo, nos acostumamos a viver em um mundo de mentiras e nos distanciamos do amor. Nós nos transformamos em contadores de histórias, muitas delas cheias de mentiras, que negam o nosso próprio valor e o nosso poder pessoal e, por isso, vivemos uma vida infernal e muitas vezes adoecemos. Se acostumar a ouvir a história dos outros sem levar muito a sério, bem como observar a nossa própria história sem se identificar com ela, já que boa parte é mentira, mas ouvir com respeito e atenção, é uma estratégia para aperfeiçoarmos a nossa história e migrarmos para o caminho do amor, que é o que nos liberta das mentiras.

Foi com a fusão de todos esses conhecimentos, aliados aos processos de transformação e autocura que vivenciei até hoje que, desde o primeiro Coaching, pudemos confirmar que a metodologia é eficaz e contribui diretamente para levar as pessoas a praticar novos hábitos que aumentam o seu estado de presença e autoconfiança e, assim, passar por mudanças epigenéticas que as levam a fabricar proteínas saudáveis. Dessa maneira, elas podem observar mudanças significativas já durante a imersão de dois dias e meio que passamos juntos, trabalhando intensamente na perspectiva de mudarmos o hábito de ser aquilo que não nos interessa mais, que nos pesa, nos puxa para baixo e nos distancia dos nossos sonhos e propósito de vida.

O PODER DA MEDITAÇÃO

Em 2019, fiz uma Tournée Quântica por cinco países europeus e seis estados americanos. Vou compartilhar aqui o depoimento da médica brasileira Virgínia Jofili, que participou do Coaching Quântico de Los Angeles em outubro daquele ano. Uma das meditações que pratico é a da manifestação dos seus sonhos, na qual oriento os participantes a se conectarem com clareza, nos mínimos detalhes, a um objetivo desejado e, ao mesmo tempo, se conectarem a uma ou mais emoções elevadas que servem de guia e como amplificadores da intenção. Eu peço que as pessoas escrevam em detalhes a situação futura que querem alcançar e que se conectem ao estado de gratidão pela conquista já alcançada durante a meditação.

Pelo hábito de viver na resistência, é comum as pessoas que querem ter saúde falarem da doença que têm, e as que querem ter um novo relacionamento falarem mal dos relacionamentos passados. Na supervisão que faço, eu as ajudo a focarem a intenção no que querem realizar. A Virgínia me procurou e, antes de iniciar a meditação da manifestação dos seus sonhos, fizemos os ajustes necessários. Ela passava por problemas de dores crônicas, e o seu objetivo principal era a superação dessas dores para atingir a saúde plena. O desafio era que ela não havia obtido bons resultados com a prática da meditação antes do curso de Coaching Quântico. No dia seguinte da prática que fizemos, ela gravou um depoimento, que transcrevo aqui e que você também pode ver no meu canal do YouTube por meio do QR Code a seguir.[14]

***

"Opa! Eu sou Virgínia Jofili e eu sou médica. Faço Medicina Holística, Medicina Funcional, aqui em Los Angeles, e vim participar do Coaching Quântico através da minha mãe, que insistiu muito para que eu viesse conhecer o trabalho do Wallace Lima. Somos conterrâneos, e ela assiste a todas as palestras dele, então achou que ia ser muito interessante para mim. Eu estou em um processo de transformação e de renovação. E, através da doença, eu descobri outras maneiras de cura. Tenho praticado medicina holística por vários anos agora, e isso me ajudou imensamente no meu processo de renovação da saúde. Mas eu ainda tinha algumas dores crônicas que estavam me incomodando. E eu não sabia a causa, de onde viriam. [...] E meditação é outra coisa que eu nunca consegui fazer, porque eu estou sempre pensando muito; meu cérebro não para, "Monkey Mind" (mente de macaco). Então, eu estou sempre pensando muito e não conseguia me concentrar para a meditação. Mas, ontem, nós fizemos um exercício em que era para colocar a nossa intenção e a emoção de já ter conseguido aquele objetivo. E a minha intenção era a de conseguir a

saúde plena. Eu já estava agradecendo pela saúde que eu tenho, tanto a saúde física, [como] emocional e espiritual, e agradecendo muito pelo meu punho direito, que é o lugar em que eu tenho dores crônicas há muitos anos. Eu agradeci e escrevi na minha intenção que o meu punho direito iria me ajudar a escrever a minha nova história. E foi muito interessante. Eu fiz isso, tive a emoção da gratidão e da felicidade de ver que eu estou curada do punho e esqueci. Fui pra casa, dormi muito bem ontem, pois estava super cansada. Voltei hoje, nem lembrei do punho, nada. Até que eu estou escrevendo e mexi o punho pra cá, pra cá: não tem dor. "Cadê a dor? Sumiu. Sério?" Tentei fazer exercícios diferentes, até yoga, que eu não estava mais podendo fazer, porque eu não podia flexionar os punhos. Eu digo: consegui! Então, eu estou super feliz, impressionada com os resultados. Feliz de ter conseguido, realmente, entrar em um nível de meditação. Feliz pelos resultados. Eu só tenho a agradecer. Imensa gratidão!"

***

Para acessar o conteúdo é fácil! Basta apontar a câmera do seu celular para o QR Code ao lado ou digitar o link em seu navegador e aproveitar!

Parece incrível, não é mesmo? Durante uma meditação, que era uma técnica que ela não dominava bem, conseguiu mergulhar no processo de manifestação da realidade e curar uma dor crônica no punho direito. Como em um passe de mágica, a dor sumiu completamente, e Virgínia realizou o sonho de usar o punho para escrever uma nova história. É importante que fique claro que foi ela quem acessou essa possibilidade que já estava disponível para ela no Campo Quântico.

"Nas minhas conversas íntimas com Deus, eu sempre digo a Ele para que me use como seu canal e peço que minhas ações espalhem o amor, a coragem e a sabedoria."

O que aconteceu com Virgínia se repetiu em todas as imersões que realizamos com o Coaching Quântico desde janeiro de 2018. No meu último livro, *Dê um salto quântico em sua vida*,[15] apresentei vários depoimentos de pessoas que participaram do meu curso on-line Salto Quântico e que passaram por curas e transformações incríveis. Algumas delas, apenas vendo meus vídeos no meu canal no YouTube ou assistindo às minhas palestras. Isso acontece sempre que a pessoa está muito focada no que eu estou falando, e isso desperta nela uma confiança tão grande que ela pode acessar uma nova possibilidade.

No próximo capítulo, eu irei falar mais detalhadamente sobre o Campo Quântico, o Campo de Ponto Zero, para você entender melhor como ele armazena todas as informações, todas as possibilidades, por meio da nossa mudança, da nossa frequência interior, do nosso estado de ser, que equivale à nossa impressão digital eletromagnética, que possibilita entrarmos em sintonia com aquilo que queremos manifestar nas nossas vidas.

"Quanto mais você pensa em algo e quanto mais profundamente acredita nisso, mais profundamente sua realidade se manifesta dessa maneira."

MEDITAÇÕES QUÂNTICAS DE CURA

Sente-se de maneira confortável e prepare-se para fazer uma bela viagem para dentro de você. Coloque as suas mãos no coração e respire pausadamente. Se pensamentos e sentimentos tirarem você do foco, apenas olhe-os e não os julgue, não faça perguntas, não resista. Redirecione a sua atenção para a sua respiração, mantendo-a lenta, profunda e tranquila. Agora, imagine que se acende uma luz branca perolada e intensa dentro do seu coração. Essa luz pulsa a cada respiração, na frequência do amor, da alegria, da gratidão. E, cada vez que você respira, a luz se espalha mais e mais pelo seu corpo, inundando suas células, seus ossos, seus órgãos, seus tecidos, sua pele, seus braços, suas pernas, seu tórax, seu pescoço, sua cabeça, seus pés, suas costas, até tomar todo o seu corpo. Enquanto continua a respirar pausadamente, tranquilamente, sinta a vibração do amor, da alegria e da gratidão nutrindo cada célula, cada átomo do seu corpo que agora se transforma em luz. Você, agora, é um ponto de luz no Universo, irradiando amor, alegria e gratidão. Sinta seu corpo relaxar, sua mente repousar e, nesse estado, faça as afirmações abaixo:

AFIRMAÇÕES QUÂNTICAS DE CURA

1. Eu sempre ando de mãos dadas com o amor, com a alegria e com a gratidão e, por isso, me sinto sempre protegido, leve e feliz.
2. O meu corpo-mente é uma ponte por meio da qual eu acesso Deus dentro de mim e a fonte dos milagres que habita o meu coração.
3. Ando tão apaixonado pela vida que, entre um momento e outro, gosto cada vez mais de mim e me sinto abençoado de poder expressar com confiança o que tenho de melhor dentro de mim.

REFLEXÃO QUÂNTICA

TODO SER HUMANO ESTÁ COMPROMETIDO COM UM PROJETO MAIOR, QUE É UM CONVITE A EXPANDIR A SUA ENERGIA AMOROSA E DESCOBRIR OS MECANISMOS DA CURA DENTRO DE SI MESMO.

CAPÍTULO 3
A CURA ESTÁ NO CAMPO

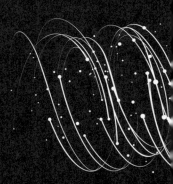

"O Campo Quântico equivale a um grande espelho refletor dos seus pensamentos e sentimentos dominantes."

Você pode estar se perguntando se o título deste capítulo é contraditório ao título do capítulo anterior: "A cura é você". Pode parecer, mas não é. Neste capítulo, eu trarei mais fundamentação científica com base na física moderna para que você tenha mais clareza sobre o conceito de Campo Quântico ou Campo de Ponto Zero. Isso ajudará você a compreender todo o processo evolutivo do Universo e de cada um de nós, bem como somos influenciados por tudo que existe e, particularmente, pela nossa família, nossa ancestralidade, nossas raízes emocionais e espirituais.

A ideia de campo, a partir da física clássica, que predominou na ciência até o início do século XX, está associada ao fato de que um corpo com massa, ou carregado eletricamente, ou que possua polos magnéticos, poderá sofrer o efeito de uma força que diminui com a distância da fonte geradora do campo. No caso da matéria, chamamos esse campo de gravitacional; no caso de uma carga elétrica, de campo elétrico; no caso de polos magnéticos, de campo magnético e, quando a região é influenciada por cargas elétricas e polos magnéticos, chamamos de campo eletromagnético.

Quando estudamos física básica na escola, por exemplo, aprendemos que cargas elétricas em movimento criam campos magnéticos circulares em torno desse movimento, ou seja, há uma relação intrínseca entre eletricidade e magnetismo. A própria luz, sabe-se hoje, consiste de um campo elétrico e um campo magnético perpendiculares entre si que viajam no vácuo à velocidade de 300 mil km/s. Sabe-se também que campos magnéticos variáveis geram campos elétricos. Dito isso, começaremos a entender o nosso corpo pelo viés do eletromagnetismo. O cérebro funciona por meio do movimento das cargas elétricas entre os neurônios. Assim, ao pensarmos, criamos campos elétricos que simbolizam a linguagem da mente. Por outro lado, quando estudamos física básica, aprendemos que cargas elétricas em movimento produzem campos magnéticos, que estão associados aos nossos sentimentos e emoções, que equivalem à linguagem do corpo. Sempre que vivenciamos uma experiência, fabricamos as moléculas das emoções que criam memórias no corpo ao se conectarem aos receptores celulares. Quando nos conectamos a essas emoções, através de circunstâncias que nos fazem lembrar as experiências que vivemos, automaticamente acionamos os pensamentos associados àquela experiência. Ou seja, o ato de pensar e sentir equivale à emissão de um campo eletromagnético na frequência dos nossos pensamentos e sentimentos. Por outro lado, toda nossa comunicação celular se dá por meio de cargas elétricas associadas a íons, como os do sódio, potássio e cloro. Como há uma diferença na quantidade de íons no interior da célula e fora dela, isso equivale a dizer que cada célula do nosso corpo funciona como uma bateria para impulsionar o movimento desses íons, entrando e saindo das células.

Observe que o eletromagnetismo é a maneira original como o nosso corpo se comunica internamente e externamente, assim como a luz e a energia são a linguagem primordial do Universo, sempre carregando uma informação específica que vibra em frequências específicas. Enquanto me preparava para escrever este capítulo, chegou, no meu celular, a notificação de uma postagem no Instagram do dr. Joe Dispenza falando do Campo Quântico. Essa sincronicidade equivale a uma comunicação não local e é uma resposta do campo à minha vibração, à minha intenção. Você possivelmente já passou por algo semelhante. Às vezes, alguém em quem você está pensando faz uma ligação ou envia uma mensagem, por exemplo. Mas vamos a frase do *post*[1] de Joe: "O Campo Quântico, ou campo unificado, é um campo invisível de energia e informação – ou você poderia dizer um campo de inteligência e consciência – que existe além do espaço e do tempo. Nada físico ou material existe lá. Está além de qualquer coisa que você possa perceber com os seus sentidos". Na ocasião, eu havia feito uma entrevista com o dr. Joe Dispenza, e ter recebido essa mensagem foi especial e um bom sinal.

"Treine mudar sua vibração interior e sinta o mundo mudar com você."

O CAMPO DE PONTO ZERO – O UNIVERSO DÁ AS CARAS[2]

No livro *O campo: em busca da força secreta*, a premiada jornalista investigativa da área da saúde Lynne McTaggart entrevista vários pesquisadores que trouxeram consistência científica ao mar de energia chamado de Campo de Ponto Zero. Vou fazer um resumo ilustrativo da sua investigação para que você conheça uma das descobertas mais espetaculares da ciência moderna e mais esclarecedora também da nossa relação com o Universo, com Deus, com a inteligência cósmica ou outro nome que prefira dar. Encontrei esse livro "por acaso" em uma livraria do Shopping Paulista, em São Paulo, há onze anos, pouco depois de ele ser lançado no Brasil, sem que ninguém tivesse me falado dele. Era o último exemplar que tinha na livraria, e, quando comecei a folheá-lo, vi que trazia clareza a várias questões para as quais eu vinha buscando respostas. Posteriormente, conheci Lynne pessoalmente em uma das edições do Congressos Mundial de Medicina Quântica no Havaí.

No livro, ela expõe as pesquisas de um conceituado pesquisador de Stanford, Harold E. Puthoff, mais conhecido como Hal Puthoff.

> *Ele sugere que nenhuma partícula do mundo subatômico consegue ficar plenamente em repouso. Devido a um campo de energia em estado fundamental que interage sem parar com toda matéria subatômica. Significa que a estrutura básica do Universo é um mar de campos quânticos que não podem ser eliminados por nenhuma lei conhecida da Física.*

A ideia do Campo de Ponto Zero emerge com o Princípio da Incerteza de Werner Heisenberg, prêmio Nobel de Física por sua teoria da mecânica quântica. O Princípio da Incerteza vem referendar o caráter probabilístico do mundo subatômico. Como no interior do átomo tudo é muito pequeno, quando resolvemos observar o comportamento de um elétron, por exemplo, precisamos iluminá-lo. Só que a luz que usamos para iluminá-lo possui energia, o que transforma o ato de iluminar, de observar o elétron, num ato de interferir. Quanto mais luz usamos, para saber onde o elétron está, mais interferimos em sua velocidade. Quanto menos luz usamos, menos certeza temos sobre a sua posição. Heisenberg concluiu que quanto mais certeza tivermos sobre a posição do elétron, menos certeza teremos sobre a sua velocidade – e vice-versa. A mesma incerteza acontecerá entre o tempo e a energia envolvidas no processo. A mecânica quântica nos tira do campo das certezas e nos leva para o campo das incertezas, onde teremos maior ou menor probabilidade de ter uma informação correta sobre os estado de uma partícula no interior do átomo. O ato de observar é inerente ao ato de interferir.

Portanto, o que acreditamos ser o nosso Universo estável e estático é, na verdade, um turbilhão fervilhante de partículas subatômicas que, transitoriamente, adquirem vida e deixam de existir. Essas partículas que possuem pouco tempo de vida são conhecidas na física moderna como partículas virtuais. Elas existem dentro de um pequeno lapso de tempo permitido pelo Princípio da Incerteza. Hal observou que essa dança energética do mundo subatômico, mesmo tendo curta duração, quando observada em todo o Universo, gera uma quantidade incomensurável de energia, maior do que a contida em toda matéria do Universo. O Campo de Ponto Zero é popularmente conhecido como vácuo quântico, e o nome "zero" vem do fato de que as flutuações do campo podem ser detectadas mesmo na temperatura do zero absoluto (0 K ou 273,15 °C), na qual acreditava-se que nenhum movimento seria possível por ser o estado energético mais baixo que a matéria pode atingir. "A energia do ponto zero era a energia presente no estado mais vazio do espaço, na energia mais baixa possível, do qual nenhuma energia poderia ser removida. O mais próximo que a matéria subatômica chega de zero", afirma Lynne no seu livro. Anteriormente, os físicos simplesmente descartaram a energia do ponto zero porque, como ela estava sempre presente, não acreditavam que poderia ser responsável por algum tipo de alteração.

Ou seja, Hal Puthoff ressuscitou algo que se conhecia desde 1926 e que foi considerado irrelevante. Para o físico convencional, o Campo de Ponto Zero é algo incômodo a ser descartado. Para o religioso ou o místico, é a ciência comprovando o milagre. O que os cálculos quânticos demonstram é que nós e o nosso Universo respiramos algo que corresponde a um mar de movimento, um mar quântico de luz. O vácuo quântico, como Einstein e Max Planck comprovaram, está pleno de atividades. No mundo quântico, os Campos Quânticos são mediados pela troca de energia, e não de forças. Einstein[3] chegou a dizer que a única realidade fundamental da matéria era a entidade subjacente: o próprio campo. Para Hal,

> *o campo de ponto zero é um repositório de todos os campos, de todas as partículas virtuais, e de todos os estados fundamentais – um campo de todos os campos. Toda troca de partícula virtual irradia energia. Foi calculado que a energia total do campo de ponto zero excede toda a energia da matéria por um fator de 10^{40}, ou 1 seguido de 40 zeros.*

O prêmio Nobel Richard Feynman explicou que 1 m³ da energia do Campo de Ponto Zero seria suficiente para ferver a água de todos os oceanos do mundo.

É possível que conceitos como a energia vital Ch'i, utilizado na medicina tradicional chinesa, tenha como base a ideia de campo, e até mesmo passagens bíblicas como a do Antigo Testamento: "Haja luz" (Gênesis 1:3), a partir da qual toda a matéria foi criada. Hal ainda explica que

> *Se toda matéria subatômica do mundo está constantemente interagindo com esse campo de energia do estado fundamental ambiente, as ondas subatômicas do campo estão a todo momento gravando um registro da forma de tudo. Na qualidade daquele que precede e registra todos os comprimentos de onda e todas as frequências do campo de ponto zero, é uma espécie de sombra do Universo para todos os tempos, uma imagem especular e um registro de tudo que já existiu. De certo modo, o vácuo é o início e o fim de tudo no Universo.*

Se o Campo de Ponto Zero possui o registro de tudo que existiu e toda a comunicação se dá através de troca de energia, então, para acessar esse reservatório precisamos estar em sintonia com ele. É a nossa intenção associada a uma emoção que nos conecta ao campo. É assim que atraímos a doença e a saúde para a nossa vida. No caso das Constelações Familiares, quando o constelador abre o campo, isso significa conectar todo o sistema familiar ao contexto energético e vibracional que deu origem a toda a história que promoveu os emaranhamentos e, por meio da não localidade quântica, conectar a todos, revelando os processos de trocas energéticas que deram origem a tudo. O campo não mente, é imparcial, é apenas um banco de dados que traz a informação precisa do que aconteceu nos níveis mais profundos do sistema em questão. É comum, nas Constelações Familiares, descobrir que pessoas que a vida toda foram consideradas como algozes eram, na verdade, vítimas.

O campo atua como um armazenador impecável de frequências, de tudo que já foi pensado e sentido, de todas as vibrações que geraram informações, desde o início de tudo, do Big Bang até agora, neste exato momento que você está lendo este livro. A nossa formação cristã foi permeada por culpa e por medo de um Deus ora punitivo, ora recompensador. Hoje, eu fico pensando que a inteligência infinita que emerge por trás do espetáculo da criação não produziria uma obra em que Ele passasse o resto da vida a observar, vinte e quatro horas por dia, cada ser, para puni-lo ou recompensá-lo por algo que, muitas vezes, sequer possui a compreensão de ser certo ou errado, até porque esses conceitos mudam de pessoa para pessoa, de cultura para cultura, de religião para religião. O que me parece extraordinário é a estratégia da criação de colocar nas nossas mãos a responsabilidade de evoluir com base em nossas próprias experiências. Para isso, de maneira genial, nosso processo evolutivo foi codificado a partir dos nossos estados emocionais, mentais e espirituais em termos de frequência. Eu tenho sugerido às pessoas que carreguem um frequenciômetro imaginário, que equivale a um GPS capaz de rotear e medir as nossas frequências internas associadas ao nosso estado de ser e transmutá-las sempre que identificarmos que estamos sendo vítimas das nossas crenças limitantes e dos nossos sabotadores internos. Vou explicar um pouco mais sobre essas frequências internas para que você conheça melhor as suas características de modo que possa transmutá-las sempre que necessário.

O dr. David Hawkins é um médico psiquiatra cujo trabalho sobre a investigação da consciência e a construção da escala da consciência em termos de frequências associadas ao nosso estado de ser tem notável importância para a humanidade. Em reconhecimento pelas suas contribuições à humanidade foi condecorado, em 1995, cavaleiro da Ordem Soberana dos Hospitalários de São João de Jesuralém, fundada em 1077. Foi eleito, pela revista Watkins Magazine, como uma das cem personalidades mais influentes do mundo. Segundo ele, nas frequências mais baixas, convivemos com os nossos condicionamentos, nossas sombras e somos previsíveis, pois estamos no campo denso da matéria. Nas frequências mais altas, nos abrimos para novas possibilidades, somos menos previsíveis e norteados por princípios e valores elevados, somos mais onda, ou seja, possibilidade. Nas frequências abaixo de 200 Hz, estamos no domínio da força; tudo acontece com muito esforço, sem prazer e permeado por níveis de sofrimento equivalentes a uma zona de resistência. O território da vergonha é calibrado na escala do dr. David Hawkins em 20 Hz e é o nível mais baixo da escala. O território da culpa é calibrado em 30 Hz, e o da apatia em 50 Hz. O do sofrimento, associado à depressão, tristeza, impotência, desespero, perda, arrependimento, pesar, falta de coragem para continuar, é calibrado em 75 Hz. O do medo, essa energia que vê o perigo em todo lugar, essa energia reativa, evasiva, defensiva, preocupada com a segurança, possessiva em relação aos outros, ciumenta, inquieta, ansiosa e vigilante, como descreve David Hawkins em seu livro *Deixar ir: O caminho do desapego*,[4] é calibrado em 100 Hz. O do desejo, 125 Hz. Segundo Hawkins, o desejo condiciona sempre a busca pelo ganho, pela aquisição, pelo prazer e por obter algo fora de nós mesmos. É insaciável, nunca está satisfeito, anseia sempre por alguma coisa. O território da ira é calibrado em 150 Hz, e, segundo o autor, essa energia supera a fonte do medo por meio da força, das ameaças e do ataque. É irritável, explosiva, amarga, volátil e ressentida. Gosta de se vingar, como quando dizemos: "Você vai ver".

O território do orgulho é calibrado a 175 Hz. Hawkins descreve esse estado como sendo aquele em que dizemos: "A minha maneira é a melhor". O enfoque é a conquista, o desejo de reconhecimento, a vontade de ser especial e o perfeccionismo. É o sentimento de sentir-se melhor e superior aos outros. A qualidade da nossa vida e o próprio sentido de existir dão um verdadeiro salto quântico quando acessamos a frequência da coragem, que é calibrada em 200 Hz. Segundo Hawkins, essa é a energia do "eu posso". É determinada, vive a vida com entusiasmo, é produtiva, independente e capacita a si própria. Nesse estado, ação eficaz é possível.

O objetivo deste livro, inicialmente, é inspirar você a acessar a frequência da coragem e, em um segundo momento, acessar a frequência do amor (500 Hz); em seguida, a da alegria e do amor incondicional (540 Hz) e a da paz e compaixão (600 Hz). E, quem sabe, se você evoluir ainda mais, possa atingir a frequência da iluminação, que vai de 700 Hz a 1.000 Hz, é a frequência acessada por grandes mestres como Jesus, Buda e Krishna, e também está disponível no campo para você.

A ideia é que só você pode escolher se curar e que o programa, o software da sua autocura, está codificado em seu corpo, nos seus genes, e responde a determinadas frequências, em uma vibração e energia específicas, que carregam informações próprias. Por outro lado, o programa completo do que você precisa acessar está no campo, que, desde o início do Big Bang, faz download e arquiva tudo que já foi produzido, todos os estados possíveis de saúde e de doença, de guerra e de paz, de miséria, abundância e prosperidade.

O projeto da criação é perfeito. Em vez de um Deus que pune e recompensa, foi criado um banco de dados completo com todos os estados possíveis que podemos alcançar, e somos nós mesmos que escolhemos qual estado queremos que prevaleça na nossa vida. É o nosso estado de ser predominante que possibilita o acesso à área da biblioteca cósmica associada ao domínio da força, da resistência, do condicionamento, abaixo de 200 Hz; ou a parte da biblioteca associada ao domínio do poder, da leveza, das infinitas possibilidades, acima dos 200 Hz.

"Quando você entender que o Universo é seu amigo e que responde a todas as ordens do seu coração, você começará a criar a sua realidade consciente."

Só para você saber, acima da coragem, temos a frequência da neutralidade (250 Hz), da disponibilidade (310 Hz), da aceitação (350 Hz), da razão (400 Hz), do amor (500 Hz), da alegria (540 Hz), da paz (600 Hz) e da iluminação, que, como disse anteriormente, inicia em 700 Hz e atinge o seu ápice em 1.000 Hz com a iluminação total. O nível da coragem (200 Hz), segundo Hawkins, é o ponto criativo que assinala a passagem da energia negativa para a positiva. Eu vou me aprofundar na obra desse autor no capítulo 10. O trabalho dele é grandioso, e não é à toa que ele foi escolhido como uma das cem personalidades espirituais mais influentes do mundo pela *Watkins Mind Body Spirit Magazine*.

A ENERGIA COMO SÍNTESE DE TUDO

Ainda de acordo com Lynne, Hal Puthoff compreendeu que a descoberta que tinha feito influenciava a famosa equação $E=mc^2$ de Einstein. Essa equação sempre indicou que a energia (uma entidade física definida no Universo) se transforma em massa (outra entidade física definida). Hal percebeu, então, que a relação que existia entre massa e energia era mais uma declaração a respeito da energia dos quarks e elétrons, que são partículas do mundo subatômico que dão consistência à matéria. Isso tinha origem na interação com as flutuações do Campo de Ponto Zero.

O que eles efetivamente queriam dizer, na linguagem bem educada e neutra da física, era que a matéria não é uma propriedade fundamental da física. A equação de Einstein era simplesmente uma receita para a quantidade de energia necessária para criar a impressão de massa. Isso significa que não existem duas entidades físicas fundamentais – uma coisa material e outra coisa imaterial –, mas apenas uma: a energia. Hal escreveria, mais tarde, que a massa não equivale à energia: a massa é energia. Posteriormente, os pesquisadores da IBM Bernard Haisch, Alfonso Rueda e Daniel Cole publicariam, também, um trabalho mostrando que o Universo deve sua estrutura ao Campo de Ponto Zero.[5] Na opinião deles, o vácuo faz com que as partículas se aglutinem em uma energia concentrada que chamamos de matéria. De acordo com Hal, se fosse possível extrair energia do Campo de Ponto Zero partindo de onde estivéssemos no Universo, não precisaríamos carregar combustível conosco; poderíamos simplesmente içar as velas no espaço e recorrer ao Campo de Ponto Zero, uma espécie de vento universal, sempre que precisássemos.

"Ao compreender que tudo é energia e se dedicar a qualificar e elevar a vibração dos seus pensamentos e sentimentos, você estará se transformando e acessando a espiritualidade na prática."

REALMENTE SOMOS SERES DE LUZ

Um dos trabalhos mais fascinantes e esclarecedores sobre a nossa natureza luminosa é o do alemão Fritz-Albert Popp, biofísico da Universidade de Marburg, na Alemanha. Lynne também o entrevistou, e eu vou fazer aqui uma síntese do que ela apresenta em seu livro O campo,[6] já citado anteriormente.

Popp era fascinado pela luz e pelo efeito da radiação eletromagnética sobre os sistemas vivos. Ele descobriu que uma substância química chamada benzo(a)pireno possuía a estranha propriedade de absorver a luz e, em seguida, reemiti-la em uma frequência completamente distinta da original. Essa substância atuava como um misturador ou embaralhador de frequências. Com outras substâncias muitos semelhantes, isso não acontecia. Ele chegou a fazer testes com 37 substâncias, entre elas, algumas cancerígenas, e descobriu que estas, sempre que recebiam a radiação ultravioleta, absorviam essa radiação e mudavam a frequência dela, além disso, essas substâncias só reagiam à luz que tivesse uma frequência bem específica. Portanto, as células cancerígenas possuem um comportamento particular. Elas são capazes de embaralhar frequências e impedir um processo chamado de fotorreparação celular, que é um método de reparar células danificadas por meio de um bombardeio de luz ultravioleta intensa, iluminando-as com a mesma luz ultravioleta, só que com intensidade muito fraca. Popp observou que o maior nível de eficácia da fotorreparação acontece quando a luz tem a mesma frequência que leva as células cancerígenas a reagirem e a embaralharem essas frequências. Foi assim que ele encontrou uma relação entre o câncer e a fotorreparação.

Isso levou Popp a imaginar que houvesse alguma luz no nosso corpo responsável pela fotorreparação. Uma substância só causa câncer porque bloqueia permanentemente essa luz e a embaralha, de modo que a fotorreparação não consegue atuar. Posteriormente, ele conseguiu construir um equipamento, com a ajuda de seu aluno Bernhard Ruth, que comprovou que, de fato, o nosso corpo emite luz, que ele veio a chamar de biofótons. Em seguida, Ruth desenvolveu uma tecnologia semelhante à de um detector de raio X que permitia mensurar a quantidade de luz, contando fóton por fóton. Popp observou que, sempre que comemos um alimento vegetal estamos nos alimentando de luz, que é a fonte de energia vinda do sol utilizada pelas plantas para realizar a fotossíntese. Esses fótons ficam armazenados no corpo, e a energia deles se espalha e é, posteriormente, distribuída por todos os espectros de frequências eletromagnéticas, da mais baixa à mais alta. Essa energia é a força motriz de todas as moléculas do corpo. Já dá para imaginarmos que um alimento orgânico produzido com adubos naturais produzirá no nosso corpo um estado de coerência extremamente favorável à nossa saúde, e o nosso corpo receberá nutrição de altíssima qualidade em todos os espectros de frequência se fizermos usos de vegetais de várias cores.

Já os alimentos produzidos com agrotóxicos, muitos deles cancerígenos, vão bombardear o nosso corpo com o espectro das doenças, promovendo a desorganização molecular e levando para o interior das células informações que chegarão ao núcleo e ativarão os genes de inúmeras doenças, desativando os genes associados ao nosso estado de saúde e bem estar, à nossa capacidade inata de autocura. Ainda segundo Popp, ==os fótons ativam os processos do corpo como um maestro introduz cada instrumento individual na orquestra, executando funções distintas em frequências diferentes.== Ele descobriu que as moléculas respondem a certas frequências e que uma amplitude de vibrações dos fótons causa uma variedade de frequências em outras moléculas do corpo.

Essas ondas de luz é que possibilitam ao corpo realizar, instantaneamente, complicadas tarefas em diferentes órgãos ou fazer duas ou mais coisas ao mesmo tempo. A emissão dos biofótons era a chave para entender o perfeito sistema de comunicação que opera no nosso corpo e que transfere as informações para dentro das células.

O DNA COMO FONTE DE LUZ

Fritz-Albert Popp conseguiu mostrar que, ao se desenrolar, o DNA emite luz em uma vasta amplitude de frequências e que algumas delas parecem estar ligadas a determinadas funções do corpo. Ele comprovou também que o DNA é um dos maiores depósitos de luz e emissores de biofótons e que deveria funcionar como o principal diapasão do corpo. Ele aciona uma frequência particular, e outras moléculas seguem suas instruções. Popp acreditava que havia encontrado a chave para explicar como uma única célula se transforma em um ser humano. ==Cada célula realiza, em média, 100 mil a 6 milhões de reações químicas por segundo.== Usando novamente o exemplo da orquestra, ele dizia que o DNA, com a sua emissão de biofótons, era um maestro que regia o corpo, dando as orientações precisas para que cada célula soubesse qual é o seu papel e se transformasse em células especializadas que constroem nossos braços, nossas pernas e todos os tecidos e órgãos de maneira precisa, estruturando as nossas formas com perfeição e precisão.

"Aceite que toda cura provém da natureza e da inteligência inata do seu próprio corpo."

QUANTO MENOS FÓTONS EMITIMOS, MAIS SAUDÁVEIS SOMOS

Popp continuou suas experiências com a máquina de luz e conseguiu comprovar que o número de fótons emitidos se relaciona com a posição do organismo na escala evolucionária: quanto mais complexo o organismo, menos fótons são emitidos. De acordo com seus estudos, os animais e plantas rudimentares tendem a emitir cem fótons por centímetro quadrado por segundo dentro da amplitude da luz visível, enquanto os seres humanos emitem apenas dez fótons na mesma área e nas mesmas condições. Em um laboratório adequado, com pouca luz ambiente, ele iniciou suas pesquisas com seres humanos, inicialmente saudáveis.

Ele estudou um jovem saudável de 27 anos durante nove meses e observou que as emissões de luz seguiam padrões definidos, ritmos biológicos de sete, catorze, trinta e dois, oitenta e duzentos e setenta dias em que as emissões eram idênticas, mesmo após esse período. As emissões de fótons da mão esquerda e da mão direita também estavam relacionadas. Com relação à emissão de luz, cada mão sabia o que a outra estava fazendo. As emissões também seguiam outros ritmos biológicos naturais. Havia similaridades entre o dia e a noite, entre semanas, entre meses, como se o corpo seguisse, além dos seus próprios ritmos, os ritmos do mundo. No entanto, quando ele testou a máquina em pacientes com câncer, todos eles haviam perdido esses ritmos periódicos naturais, assim como a coerência entre eles. As linhas de comunicação interna estavam embaralhadas; haviam perdido a conexão com o mundo. Na verdade, a luz deles estava se extinguindo, relata Lynne.[7]

Ele identificou, ainda, um caso muito curioso em pacientes com esclerose múltipla. As pessoas com essa doença assimilavam luz em excesso, um estado de ordem abundante, porque ela inibia as células de realizarem suas atividades. O excesso de harmonia cooperativa impedia a flexibilidade e a individualidade, como um pelotão de soldados marchando em sincronia através de uma ponte, fazendo com que ela desmorone diante da ressonância harmônica provocada pelo fato de a frequência da marcha coincidir com a frequência natural da ponte. Nesse caso, a coerência perfeita da marcha levou ao caos. No caso do excesso de cooperação, é como se cada membro da orquestra não fosse mais capaz de improvisar.

De acordo com Popp, os pacientes com esclerose múltipla, que é uma doença autoimune ligada à deficiência de vitamina D3, estavam submergindo na luz. Ele também examinou o efeito do estresse. Em situações de estresse, a incidência de emissões de biofótons aumentava, funcionando como um mecanismo de defesa destinado a tentar devolver o equilíbrio ao corpo. Todos esses fenômenos levavam Popp a pensar nas emissões de biofótons como uma espécie de correção da parte de um sistema vivo de flutuações no Campo de Ponto Zero. Todo sistema gosta de ter um mínimo de energia, considerando que, quanto menos biofótons emitimos, mais saudáveis somos. Em um mundo perfeito, todas as ondas cancelariam umas às outras por meio da interferência destrutiva, que é quando a parte de maior amplitude de uma onda se choca com a parte de menor amplitude de outra e elas se anulam. No entanto, isso é impossível com o Campo de Ponto Zero, onde essas minúsculas flutuações de energia constantemente perturbam o sistema. A emissão de fótons é um gesto compensatório, destinado a interromper esse distúrbio e tentar alcançar uma espécie de equilíbrio energético.

De acordo com Popp, o Campo de Ponto Zero obriga o ser humano a ser uma vela. O corpo mais saudável teria a luz mais baixa e estaria mais próximo do estado zero, o estado mais desejável, o mais perto que as coisas vivas poderiam chegar do nada. Ele percebeu que o seu trabalho levaria a algo mais importante do que a cura do câncer. Ele estava diante de um modelo que explicava a maneira como os seres vivos evoluem no planeta, melhor que a Teoria Neodarwinista vigente. O fato de o DNA usar frequências de todo tipo como ferramenta de informação sugeria um sistema de feedback de perfeita comunicação por meio de ondas que codificam e transferem informações.

Esse modelo poderia explicar a capacidade de regeneração do corpo. Muitos animais são capazes de regenerar um membro perdido. Talvez também pudesse explicar o fenômeno do membro fantasma, associado à forte sensação física que pessoas que tiveram membros amputados sentem de que o membro ainda está presente. A sensação física estaria associada a uma sombra do membro gravada no Campo de Ponto Zero. Popp também se deu conta de que a emissão de luz pelo corpo pode conter o segredo da saúde e da doença. Ao comparar a luz emitida por ovos caipira com a emitida por ovos de galinha criada em cativeiro à base de ração, ele percebeu que os fótons gerados pelos ovos caipiras eram bem mais coerentes do que os dos ovos das galinhas criadas em cativeiro. O alimento mais saudável tinha intensidade de luz mais baixa e coerente. Qualquer distúrbio no sistema aumenta a produção de biofótons. Segundo esse estudo, a saúde é um estado de perfeita comunicação subatômica, e a doença é um estado em que a comunicação é interrompida. Estamos doentes quando as nossas ondas estão fora de sincronia.

Com o avanço das suas pesquisas, ele conseguiu comprovar que os seres vivos também trocam luz. Inicialmente, fez pesquisas com pulgas d'água e peixes pequenos e observou que eles absorviam as luzes que os outros emitiam. Observou que os girassóis funcionavam como aspiradores biológicos, avançando em direção aos fótons solares a fim de aspirá-los. Até mesmo as bactérias absorviam fótons do meio onde fossem colocadas. Há muito tempo que observo as flores e os galhos de determinadas plantas se movimentando em direção ao sol. De fato, essa comunicação existe e é muito clara no reino vegetal. Meus gatos também não perdem um dia sem tomar seu banho de sol. Enquanto isso, muitos seres humanos estão com medo do sol e, por isso, adoecem cada vez mais. Popp concluiu que a ressonância de onda não estava sendo usada apenas para a comunicação dentro do corpo, mas entre coisas vivas. Dois seres saudáveis estavam envolvidos na "absorção de fótons", permutando os mesmos. Ele imaginou que essa troca poderia explicar os movimentos sincrônicos de bandos de pássaros ou cardumes de peixes, bem como do instinto de retorno dos animais ao lugar onde nasceram. No caso de seres humanos, havia outra possibilidade.

Se podíamos assimilar os fótons de outros seres vivos, talvez pudéssemos também usar as informações contidas neles para corrigir a nossa própria luz se ela ficasse instável. Talvez você já tenha se sentido bem na presença de determinadas pessoas ou em um ambiente com indivíduos de alto astral. Eu estive duas vezes muito próximo do Dalai-lama: uma vez em São Paulo, em 2006, quando participei de uma série de palestras que ele ministrou, e o último encontro foi na Catedral da Sé, onde ele reuniu os líderes das principais religiões brasileiras e ministrou um culto ecumênico do qual todos participaram. Este último, foi um momento lindo de tolerância religiosa e respeito às diferenças. Ao fim, eu consegui me aproximar e ficar bem perto dele. Durante alguns dias após esse encontro, eu senti que havia alguma alteração no meu campo energético, para melhor. Outra vez em que me senti assim foi em 2010, em Dharamsala, na Índia, como já contei aqui. Foi também uma experiência incrível.

Popp começou a fazer experiências no sentido de corrigir a luz de pessoas doentes. Ele pensou que, se existiam substâncias cancerígenas capazes de alterar as emissões de biofótons, poderiam haver substâncias que pudessem corrigir essa comunicação. Depois de várias experiências com várias substâncias não tóxicas que supostamente não conseguiam tratar o câncer, encontrou uma capaz de reduzir o número de biofótons emitidos pelas células cancerígenas: o extrato vegetal do visco, um arbusto que apresenta, em sua composição, lectinas, que são aminoácidos capazes de estimular os linfócitos T, que são células jovens do nosso sistema imune. Assim, ele conseguiu induzir a atividade citotóxica dos macrófagos, que são outro tipo de célula do nosso sistema imune. Já há estudos científicos que mostram a eficácia do visco em pacientes com tumor.[8] Para mais informações, indico a leitura a matéria sobre plantas que ativam o sistema imune, disponibilizada no QR Code a seguir.

Para acessar o conteúdo é fácil! Basta apontar a câmera do seu celular para o QR Code ao lado ou digitar o link em seu navegador e aproveitar!

https://bit.ly/2RArbX3

Popp experimentou o visco em uma mulher com câncer na vagina e na mama e, com o consentimento do seu médico, a paciente foi tratada exclusivamente com extrato de visco. Um ano depois, todos os exames de laboratório constataram que ela estava curada. "Ela, que tinha um câncer em estágio terminal, teve a sua luz completamente restaurada devido a um simples extrato feito de uma erva", concluiu Popp. Ele também conseguiu explicar a eficácia da homeopatia com base na absorção de fótons ao identificar os medicamentos homeopáticos como "absorvedores de ressonância".[9]

A CURA ESTÁ NO CAMPO   83

A homeopatia se baseia em tratar o semelhante com o semelhante. Como exemplo, um legume que, no seu estado original, causa coriza ou lacrimejar, como a cebola, por exemplo, pode ser usado de maneira bastante diluída para curar certos tipos de resfriado cujos sintomas sejam coriza e lacrimejamento. Popp imaginou que, se uma frequência fora de sintonia no corpo é capaz de produzir certos sintomas, uma alta diluição de uma dada substância que produz esses mesmos sintomas deve conter essas frequências que estão fora de sintonia. Como um diapasão em ressonância vibrando na mesma frequência, a solução homeopática adequada pode atrair e depois absorver essas frequências desarmônicas, possibilitando ao corpo voltar ao seu estado normal.

A tese de Popp de que o DNA é a maior fonte de produção de biofótons e de que ele impulsiona todos os processos do corpo o levava a acreditar que a nossa biologia e sua complexa rede de comunicação são impulsionadas pelos processos quânticos que ele observara. Outros trabalhos científicos também demonstram como a nossa intenção, associada a uma emoção, afeta diretamente o comportamento do nosso DNA. Em seu livro *Quebrando o hábito de ser você mesmo*,[10] o dr. Joe Dispenza compartilha o trabalho do biólogo celular Glen Rein, Ph.D., que realizou um experimento com curadores que seguravam um tubo de ensaio contendo moléculas vivas de DNA e conseguiram afetar de maneira significativa essas moléculas fisicamente ao alinhar uma intenção a uma emoção elevada. Os estudos da neurociência e da psiconeuroimunologia também mostram como nossos pensamentos criam a matéria associada às nossas emoções, que inundam o nosso corpo com neurotransmissores e moléculas da emoção. A pesquisadora Candace Pert, considerada a mãe da psiconeuroimunologia e descobridora das moléculas da emoção, em seu livro *Conexão mente corpo espírito: Para o seu bem-estar*, afirma que

> As moléculas da emoção são as moléculas da consciência. As emoções alcançam o reino material e o reino imaterial; elas são a ponte que liga os dois. Ao mesmo tempo, são substâncias físicas que você pode ver e pesar em um gel no laboratório e são o tipo de onda condutora de informações entre pessoas. São tanto físicas como psicológicas, ligando o cérebro com o corpo em uma ampla rede de comunicação para coordenar o corpo-mente inteiro.[11]

Por outro lado, o nosso pensar e o nosso sentir imprimem a nossa assinatura eletromagnética, que nos conecta não localmente ao Campo Quântico, que nos disponibiliza o seu cardápio de possibilidades para que possamos manifestar o que acreditamos na nossa realidade e, assim, possamos aprimorar a nossa experiência a partir do autoconhecimento.

A máxima do sábio grego Sócrates "*conhece-te a ti mesmo*" permanece atual. Agora, imagine se esses conhecimentos fossem básicos na formação de médicos, pastores, políticos e educadores, bem como de crianças, jovens e da população em geral: o currículo dos cursos de medicina precisaria sofrer uma profunda revisão em que os tratamentos não invasivos seriam aliados às medicinas ancestrais que promovem a cura e a identificação das causas das doenças sem agressão ao corpo. Os pastores precisariam estar realmente alinhados com a mensagem de amor e fé deixada por Jesus e teriam como pregação fundamental que o Reino de Deus está dentro de nós e que a verdade que nos liberta é a que nos conecta ao nosso potencial inato de fazer milagres e se autocurar. A ideia de um Deus punitivo e que promove recompensas seria substituída pela autorresponsabilidade e pelo impulso de investir em autoconhecimento, conectar-se ao seu propósito de vida e às leis universais que regem e impulsionam a vida, como as Ordens do Amor de Bert Hellinger, o alemão pai das Constelações Familiares, que é totalmente alinhada com a mensagem de Jesus e de todos os mestres de todas as tradições espirituais do Oriente e do Ocidente. Enfim, nos vermos como parceiros evolutivos da criação, tendo a compreensão clara de que é obrigatória a colheita daquilo que plantamos, e ela só pode ser feita por nós mesmos.

A ideia oriental de karma deixa de ser apenas a ótica de acontecimentos negativos que trazem peso e sofrimento para nossa vida e passa a ser a resposta do Universo, do Campo Quântico, às nossas ações. Passamos a ter a autoconsciência de que podemos enganar o mundo inteiro e até a nós mesmos, mas jamais enganaremos ao campo. Ele é o fiel hospedeiro das nossas intenções mais genuínas, dos nossos anseios mais profundos, e aquilo que acreditamos modela o nosso sistema nervoso autônomo, responsável por educar as redes neurais, que traduzem as experiências emocionais, criando, assim, a nossa assinatura eletromagnética pessoal. Ela será a mensageira que intermedia com o campo para que possamos viver, na prática, a experiência que acreditamos.

Os políticos que acessarem esse conhecimento pensarão duas vezes antes de se corromper e defender interesses que não visam o bem comum. Um político com essa consciência estaria voltado para a preservação da natureza, das nossas florestas, do nosso bioma e das políticas educacionais de inclusão que promovessem uma perspectiva econômica sustentável e de comprometimento com o planeta e com as futuras gerações. A prática do bem comum e do altruísmo passariam a valer como uma cultura que alavanca a prosperidade, a saúde, a felicidade, o propósito de vida. As universidades adequariam seus currículos para ensinarem sobre a vida, sobre a felicidade, sobre o amor, sobre relacionamentos, sobre sexualidade saudável, sobre como ser um empreendedor de si mesmo antes de querer empreender qualquer negócio. A educação seria baseada em desenvolvimento de inteligência emocional, bem como de inteligência espiritual, não com ênfase em uma religião específica, mas nos valores humanos que inspiraram a vida de todos os grandes mestres e grandes cientistas voltados para o bem comum, para a evolução, para o cuidado, para a prosperidade, para a sustentabilidade.

COMPROMISSOS QUÂNTICOS PARA UM NOVO EU

1. Eu me comprometo a cuidar cada dia melhor de mim em todos os sentidos, investindo na qualidade do que eu como, do que eu penso, do que eu falo, do que eu ouço e do que eu sinto.
2. Eu me comprometo a investigar a minha história de vida, conhecendo a história de vida dos meus pais, e aceitá-los, sem querer que eles sejam o que não são.
3. Eu me comprometo a ser vigilante com meus sentimentos e pensamentos que roubam minha energia, me deixam triste, com raiva, comprometem minha autoestima e me fazem sofrer.
4. Eu me comprometo a me amar mais, me aceitar mais, a não procrastinar no que preciso fazer agora para ser uma pessoa mais feliz, saudável, abundante e próspera.
5. Eu me comprometo a rastrear todas as crenças limitantes que tenho em relação ao dinheiro e à prosperidade financeira e a curar esses padrões dentro de mim.

6. Eu me comprometo a superar qualquer sentimento de escassez e de pequenez que nublem a minha alma e me distanciem da minha grandeza interior.
7. Eu me comprometo a me aprimorar como ser humano e a mudar o roteiro da minha história no que for preciso para ser uma pessoa mais feliz, próspera e saudável.
8. Eu me comprometo com o bem comum e a ampliar a minha consciência de que meus pensamentos, sentimentos e ações reverberam no Universo inteiro e sempre voltam para mim e, por isso, buscarei aperfeiçoá-los até atingir o estado da arte.

MEDITAÇÃO QUÂNTICA DE CURA

Sente-se em silêncio em uma posição confortável e coloque as duas mãos no coração ou sobre as pernas. Inspire e expire pausadamente contando até cinco ou até o número que se sentir confortável. Faça isso 21 vezes. Sempre que sentimentos ou pensamentos chamarem sua atenção, volte o foco para a respiração e siga. Se quiser aumentar a sensação de relaxamento, deixe a sua expiração um pouco mais longa.

DICA QUÂNTICA

ORGANIZE A SUA LUZ INTERIOR, POIS ELA É O FAROL QUE TE FAZ UM SER ÚNICO CAPAZ DE ACESSAR TODA A INTELIGÊNCIA DA CRIAÇÃO E MANIFESTÁ-LA ATRAVÉS DE CADA CÉLULA INTELIGENTE QUE TEM A TECNOLOGIA CERTA PARA TE CURAR.

CAPÍTULO 4
SUAS CÉLULAS DIALOGAM COM O MUNDO

"Você não é uma parte desconectada do todo. Você é o todo que se fez parte para poder experienciar, se comunicar e evoluir diretamente com a própria criação."

O relacionamento entre seres humanos, possivelmente, é um dos aspectos mais grandiosos e desafiadores da existência. A descoberta do Campo de Ponto Zero e da emissão de luz pelos seres vivos mostra que vivemos vinte e quatro horas por dia em um processo de trocas energéticas com o Universo inteiro. Os biofótons emitidos pelo nosso DNA são ondas eletromagnéticas que orientam o intercâmbio de informações entre todas as moléculas do corpo. O coração, que é o amplificador dos nossos sentimentos e emoções, possui um campo magnético 5 mil vezes maior do que o do cérebro e um campo elétrico cem vezes maior do que do cérebro. Produzimos em torno de nós um campo eletromagnético mensurável que se expande a aproximadamente 3 m fora do campo.[1] Veja a matéria sobre o campo magnético do cérebro e do coração por meio do QR Code a seguir.

Para acessar o conteúdo é fácil! Basta apontar a câmera do seu celular para o QR Code ao lado ou digitar o link em seu navegador e aproveitar!

https://bit.ly/3469ukE

Considerando que esse campo está associado a nossos pensamentos, sentimentos e emoções, quando nos encontramos com alguém, fisicamente ou a distância, o que define a qualidade do encontro não é necessariamente o que falamos, mas a comunicação silenciosa advinda do que pensamos e sentimos. Como essa comunicação é não local, ou seja, acontece instantaneamente, independentemente da distância entre as pessoas, animais ou plantas, o nosso campo eletromagnético pessoal se expande pelo Universo inteiro compartilhando a informação de quem somos nós.

"O Universo nos convida a aprimorar o nosso diálogo interno para, assim, podermos colher os melhores frutos da nossa própria semeadura."

INTERFERÊNCIA CONSTRUTIVA E DESTRUTIVA

O conhecimento a seguir é fundamental para você entender como os processos de autocura acontecem. Leia com atenção, pois é um conhecimento precioso e esclarecedor sobre como a sua saúde e seus relacionamentos são impactados pela vibração do que pensa e sente. As ondas eletromagnéticas produzidas pelos nossos pensamentos e sentimentos possuem formato senoidal, o que corresponde a uma curva com picos e vales. A altura dos picos ou vales é o que chamamos de amplitude da onda, que equivale, por exemplo, à altura do som, quando nos referimos a uma onda sonora. Quando temos uma onda de alta frequência, os picos e vales são bem mais próximos uns dos outros, indicando que a informação está sendo propagada em uma velocidade maior do que quando os picos e vales estão mais distanciados uns dos outros. Dizemos que duas ondas estão em fase quando os vales e picos coincidem e promovem uma interferência construtiva.

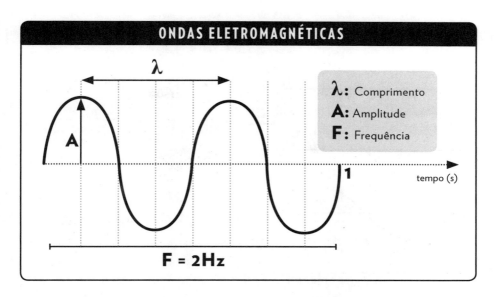

Nesse caso, a onda resultante terá uma amplitude que equivale à soma algébrica das amplitudes individuais. Se, ao se encontrarem, os vales e picos não coincidirem, dizemos que estão fora da fase; as suas amplitudes irão se subtrair. Caso possuam a mesma amplitude, os seus efeitos irão se anular, e o efeito ondulatório desaparecerá. Quando as ondas estão no mesmo meio, acontece o fenômeno da superposição com interferência construtiva ou destrutiva. Esse é um fato observável nas ondas do mar quando, no caso de uma interferência construtiva, o encontro de ondas pode resultar em uma onda de amplitude maior que as ondas individuais. No caso de uma interferência destrutiva, a amplitude da onda resultante será menor ou até mesmo nula. A figura abaixo ajudará a entender melhor esse processo para que você tenha clareza da importância do alinhamento entre o que pensa e o que sente e de como os sabotadores internos podem eliminar um pensamento positivo quando seu sentimento não estiver de acordo com o que pensa.

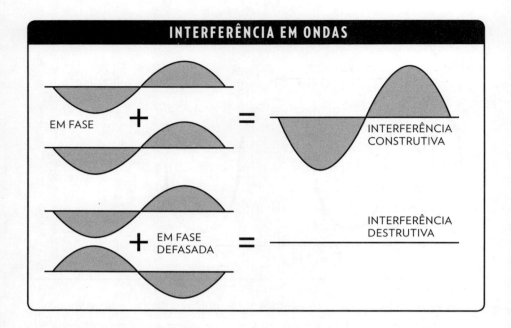

"Tudo o que pedirdes direta e indiretamente (...) de dentro do meu nome vós eis de ter. Vós até agora não o fizestes. Pedi sem nenhum motivo oculto e sede rodeados pela resposta. Sede envolvidos pelo que desejas, para que a vossa alegria seja completa."

João 16:23,24 (Versão Aramaica Original)

"Os caminhos do jardim infinito devem ser percorridos pelo corpo, pelo coração e pela mente, como se fosse uma coisa só."

O Evangelho Essênio da Paz

"Tudo o que disser a esse monte: tira-te e lança-te ao mar e isso sem hesitar no seu coração, mas tendo fé de que tudo o que sucederá, ele o verá cumprir assim."

Marcos 11:23

"Temos de nos abandonar mentalmente ao desejo realizado no nosso amor por esse estado, e assim fazendo, viver no novo estado e não mais no estado antigo."

Neville Goddard

As citações anteriores[2] revelam passagens bíblicas que falam de fé: "sede envolvidos pelo que deseja para que a alegria seja completa". Ser envolvido pelo que se deseja equivale ao alinhamento do corpo, coração e mente de que fala a citação do *Evangelho Essênio da Paz*. A reflexão que trago aqui é que a fé, que é a mensagem subjacente que permeia todas as citações, fala também da entrega a um novo estado futuro como se já tivesse acontecido. Quanticamente falando, a fé equivale a um estado de interferência construtiva em que o campo elétrico do pensamento, que é a linguagem da mente, está alinhado ao campo magnético do sentimento, que é a linguagem do corpo. A partir dos estudos do Instituto HeartMath, na Califórnia, sabe-se que o coração é a sede da intuição e que possui um minicérebro com 40 mil neurônios chamados de neurites sensoriais que trocam informações com nosso cérebro da cabeça, sendo que 90% da informação trocada é enviada pelo coração. Além disso, ele ativa mais de 1.200 reações químicas no interior das nossas células, e o seu poderoso campo magnético atua como um amplificador dos nossos sentimentos.[3, 4]

"Não existe nenhum problema em nenhuma situação que a fé não resolva."

Helen Schucman em ***Um curso em milagres***[5]

Um curso em milagres é considerado o segundo livro mais difícil de ser lido da humanidade. Ele foi escrito a partir de um processo de canalização e traz uma mensagem atualizada de Jesus Cristo. Tenho uma profunda conexão espiritual com esse livro e, só de pegá-lo para ler, tenho a impressão de que acesso um outro plano da consciência. Poucas vezes vi uma abordagem tão profunda sobre o ego, bem como sobre a cura, sobre os milagres, sobre o amor. Na perspectiva que ele traz, a fé é a ferramenta mais poderosa que de podemos dispor para resolver nossos problemas.

A mensagem de Jesus sempre foi clara no Novo Testamento, atribuindo aos milagres que realizava a fé que as pessoas tinham em se curar. Ele era o motivador do processo, no entanto, a responsabilidade pela cura era sempre do indivíduo que se curava. O dr. Herbert Benson, conceituado pesquisador de Harvard, estudioso do efeito placebo, que chama de bem-estar evocado, costuma dizer que a história da medicina convencional alopata se confunde com a história do efeito placebo.[6]

O placebo é um medicamento que não possui qualquer princípio ativo capaz de curar e, mesmo assim, cura. Benson chegou a pesquisar medicamentos que haviam sido retirados de circulação pela própria indústria farmacêutica e que chegaram a curar as pessoas que os utilizavam em cerca de 70% a 90% dos casos. Ao investigar esses pacientes, ele matou a charada. Eles possuíam um vínculo afetivo e de confiança com os médicos que os atendiam, portanto, só o fato de agendar uma consulta com eles já fortalecia o sistema imune do paciente, e o processo de cura se iniciava. Quando a consulta acontecia, a pessoa se sentia ainda mais confiante e, diante de um profissional que a tratava com atenção e respeito, o circuito da fé era ativado, e a pessoa, em um estado hipnótico proporcionado pela confiança e pelo cuidado, estava pronta para ativar seu sistema nervoso autônomo, responsável pelas principais funções do nosso corpo de maneira automática, independentemente da nossa vontade, como respiração, circulação sanguínea, controle da temperatura do corpo, digestão, regulação do estresse e muito mais. Ele também é capaz de simular no corpo, quimicamente, o processo de cura.

Isso me lembra de uma frase do filósofo francês Voltaire: "A arte da medicina consiste em distrair o paciente enquanto a natureza cuida da doença".[7] O livro *Um Curso em Milagres* (UCEM)[8] fala do Instante Santo como sendo o local em que o milagre habita. A ideia que o livro passa é a de que, nesse local, não há conflitos; é um estado mental em que reina a paz e, nele, podemos acessar a fonte inesgotável em que os milagres estão disponíveis a todos nós.

"O Instante Santo é o local onde o milagre habita. De lá, cada um nasce para esse mundo como testemunha de um estado mental que transcendeu o conflito e alcançou a paz".

UCEM

Um outro aspecto que o livro UCEM traz para que o milagre aconteça é que, no Instante Santo, sejamos tomados por um estado de amor sem ataque. No meu entendimento, é um estado de plenitude em que o amor reina absoluto. Quanticamente falando, seria um estado em que pensamento e sentimento estão alinhados, em fase. Não há espaço para os sabotadores atuarem, o ego está em silêncio, sem interferir; é um estado em que o poder pessoal não só está acessível, como parece ser a ordem natural das coisas. A impressão que tenho é a de que, nesse estado, nossa parte sábia nos diz: parece tão óbvio, porque não vivemos sempre assim? Tudo flui com leveza e o aparentemente impossível está ali, disponível, à nossa frente. É nesse lugar que as curas milagrosas, ou remissões espontâneas, acontecem em um piscar de olhos, de maneira surpreendente.

"Não há tristeza onde um milagre veio para curar. E nada além de um único instante do teu amor sem ataque é necessário para que tudo isso ocorra. Nesse instante, és curado, e nesse instante único, toda a cura é feita."

UCEM

Desde que iniciei meu trabalho com a física quântica e demais áreas da ciência, bem como intensifiquei minha busca espiritual estudando e praticando os princípios de várias tradições espirituais, consegui sistematizar conhecimentos teóricos e práticos nessa perspectiva de integrar ciência, espiritualidade e autocura. Desde então, tenho testemunhado inúmeros casos de remissão espontânea de diversas doenças nos meus cursos on-line e presenciais.

Na ocasião da primeira imersão que realizei do Coaching Quântico, em Curitiba, tivemos pessoas que passaram por profundas transformações, e algumas vivenciaram remissões espontâneas de doenças de maneira surpreendente, como foi o caso de Lúcia Emília Walger, que gravou um vídeo relatando o seu caso. Transcrevo, a seguir, o depoimento dela, mas você também pode ver o vídeo, que se encontra disponível no nosso canal do YouTube e pode ser acessado por meio do QR Code a seguir.[9] A ideia de disponibilizar esses depoimentos é sensibilizá-lo de que a autocura é possível para que você se motive a também alcançar esses resultados. Acompanhe com atenção o conteúdo deste livro, pois cada capítulo tem conteúdos e dicas importantes que o levarão a também chegar lá.

***

"Meu nome é Lúcia, vim participar do Coaching Quântico com um propósito. Vim para cá [...] atingir um objetivo, mas aconteceu uma

coisa muito interessante aqui, muito fantástica, mágica. Durante uma meditação, que era em relação ao foco, era o propósito da vinda pra cá, por alguns instantes, eu consegui me ver em um espaço vazio. Não sei quanto tempo durou, deve ter sido uma fração de instantes. Mas [...], ao ouvir a maravilha que é o nosso corpo, essa máquina maravilhosa, eu senti, eu tive um sentimento de respeito e amor profundo pelo meu corpo, por ser esse veículo de evolução. E, nesse momento, em que eu senti esse respeito tão profundo pelo meu corpo, eu pude sentir uma onda que me envolveu na região da minha cabeça, em que eu sinto [...] um mal estar muitas vezes. E eu tive certeza, naquele momento, de que alguma coisa estava acontecendo em meu corpo, alguma mudança a um nível profundo, a um nível de célula, de DNA. E aí, a gente foi embora, e no retorno, no dia seguinte, aconteceu uma coisa muito interessante também. Eu tenho uma tendinite crônica no meu braço esquerdo, que eu sinto muita dor. E o meu braço, ele não movimenta totalmente para trás. E hoje, quando acordei, eu pude movimentar o braço, ele atingiu um lugar em que não chegava. Então, queria compartilhar essa experiência para mostrar que existe muito mais do que aquilo que os nossos sentidos podem perceber, os nossos cinco sentidos. E que vale a pena fazer o Coaching Quântico por uma transformação mais profunda."

***

Para acessar o conteúdo é fácil! Basta apontar a câmera do seu celular para o QR Code ao lado ou digitar o link em seu navegador e aproveitar!

O depoimento de Lúcia Emília e de outras pessoas que participaram da primeira edição do Coaching Quântico foi um indicativo de que estávamos no caminho certo. Eu sistematizei uma metodologia inédita de coaching, integrando vários conhecimentos científicos e espirituais, conhecida como abordagem sistêmica das Constelações Familiares, associada a várias práticas de meditação quântica de cura, que são meditações guiadas com roteiros criados por mim com o objetivo de acessar áreas específicas do subconsciente de modo a favorecer que os participantes passem por mudanças na expressão dos seus genes. Essa prática equivale a um processo de reprogramação epigenética em que os genes associados a doenças específicas são desativados por meio de um processo químico chamado metilação, e os genes associados a estados de saúde, redução do estresse e bem-estar são ativados. Há comprovação científica de que essas mudanças podem ocorrer em questão de minutos. Com base no trabalho científico de Ernest Rossi apresentado em seu livro *The Psychobiology of Gene Expression* (A psicobiologia da expressão genética), dr. Joe Dispenza afirma, no seu livro *Você é o placebo* que:

> Os indivíduos podem alterar seus genes durante uma única geração, de acordo com pesquisas científicas recentes. Enquanto o processo da evolução genética pode levar milhares de anos, um gene pode, com êxito, alterar a forma como se expressa através de uma mudança de comportamento ou de uma nova experiência, em minutos e, assim, passar para as futuras gerações.[10]

Também há comprovação científica de que práticas como meditação, Tai chi chuan, yoga e Qi Gong, como relata a pesquisadora Ivana Buric, líder da pesquisa feita pelas universidades de Coventry, no Reino Unido, e Radboud, na Holanda. A pesquisa foi realizada em um período de onze anos e publicada no *Journal Frontiers in Immunology*. Ela afirma que:

> Essas atividades estão levando ao que chamamos de assinatura molecular nas nossas células, capaz de reverter os efeitos que o estresse ou a ansiedade possam ter no corpo através da mudança na forma como nossos genes se expressam. Simplesmente, essas práticas agem no cérebro e conduzem o nosso DNA ao longo de um caminho que turbina o nosso bem-estar.[11]

Confira as publicações científicas por meio dos QR Codes a seguir.

Para acessar o conteúdo é fácil! Basta apontar a câmera do seu celular para o QR Code ao lado ou digitar o link em seu navegador e aproveitar!

https://bit.ly/3yvLMMU

https://bit.ly/3f7qhKL

A CIÊNCIA COMO O NOVO MISTICISMO

Quando me atualizo com os novos conhecimentos científicos e mergulho na sabedoria ancestral dos grandes mestres espirituais, passo a entender cada vez melhor por que a ciência equivale a um novo caminho místico, quase como uma nova religião. A questão principal é ter o discernimento de perceber que há modelos científicos, como o defendido pela indústria farmacêutica, que não contemplam a complexidade humana e cujo foco nos sintomas, e não nas causas, tratando um mesmo sintoma do mesmo jeito para todo mundo, tem levado a um processo de adoecimento em massa. É comum ver na TV propagandas de antigripais ou medicamentos para dores de cabeça, entre outros, em horário nobre, o que leva a automedicação crescente. Não há nenhum processo educativo que oriente o conhecimento da causa das doenças e do que fazer para evitá-las. Isso tem levado a um condicionamento brutal das pessoas e a uma maior medicalização com base nos sintomas.

Há um novo paradigma científico, baseado na física quântica, neurociência, epigenética e outras áreas da ciência moderna, que já transcendeu essa visão limitada de tratar o ser humano como se fosse uma máquina e que procura vê-lo dentro de um contexto de interdependência, de autorresponsabilidade e de evolução constante. As doenças, em vez de serem um sintoma a ser combatido sempre com um medicamento inibidor, passam a ser uma possibilidade de olharmos para nós mesmos, percebermos o que precisamos melhorar no nosso estilo de vida e identificarmos a causa subjacente por trás dos sintomas. O novo paradigma, assim como as práticas espirituais genuínas, aponta para a busca pelo autoconhecimento, para a fundamentação da fé e para uma visão de mundo sustentável em que a prática do amor e a conexão com valores e princípios humanos elevados é o caminho para uma vida digna, próspera e abundante.

Um outro aspecto que já é alvo de pesquisas científicas é a relação entre felicidade, saúde, prosperidade e propósito. Eu costumo dizer que viver com propósito, com amor, voltado para o bem maior, norteado por uma ética cósmica de fazer o bem é o melhor antidepressivo e ansiolítico do mercado. É nessa perspectiva que o novo paradigma científico com foco na sustentabilidade, no propósito, no amor e no autoconhecimento está ocupando o espaço de um novo misticismo, muitas vezes, com muito mais credibilidade do que as práticas religiosas que se perderam na intolerância religiosa e moral e das quais, frequentemente, parece que a prioridade é o apedrejamento daqueles que mantêm relacionamentos que fogem da tradicional heterossexualidade.

A impressão que tenho é de que a moral se sobrepôs ao amor, o ódio e a visão estreita e excludente do mundo se sobrepuseram à espiritualidade vinda direto da fonte. Chega a parecer que passagens da Bíblia como aquela em que Jesus refuta o apedrejamento de uma mulher adúltera dizendo: "Aquele que dentre vós tiver sem pecado seja o primeiro que lhe atire uma pedra" (João 8:7) foram literalmente ignoradas, "jogadas no lixo" por muitas pessoas que se dizem cristãs.

A BOA E A MÁ CONSCIÊNCIA

Bert Hellinger, o pai das Constelações Sistêmicas ou Familiares, em suas peregrinações pela África na ocasião em que fazia trabalhos como missionário cristão, se deparou, em uma palestra de um pastor anglicano, com a pergunta sobre o que é mais importante: as pessoas ou os valores. De pronto, ele respondeu para si mesmo que são as pessoas, mas, como alemão, lembrou que, na Alemanha Nazista, os alemães que se identificaram com os valores nazistas denunciaram muitos judeus que depois foram torturados e incinerados nos campos de concentração.

Os valores do Nazismo se sobrepunham, sem culpa e sem pudor, a qualquer tipo de sentimento de compaixão ou de amor, que são os ideais cristãos mais genuínos e que norteiam qualquer caminho espiritual. As pessoas são inspiradas, nas suas ações, pela consciência do grupo, cuja referência principal é a própria família ou outras categorias específicas. O que norteia suas ações grupais é o que Hellinger chama de Boa Consciência. A palavra "boa", aqui, tem outro sentido. Quando tomamos uma decisão favorável seguindo orientações do nosso grupo, estamos querendo ser aceitos, acolhidos; somos impulsionados pelo senso de pertencimento, que é uma das Ordens do Amor, uma das três que orientam o belo trabalho sistêmico desenvolvido por Bert Hellinger.

A Boa Consciência não impulsiona sempre as boas escolhas, pelo contrário, muitas vezes, é impulsionada pelo amor cego, pelo ódio, pela sede de vingança, por preconceitos étnicos, religiosos, políticos, sexuais etc. A Boa Consciência, aqui, torna a decisão da pessoa mais leve, pois, assim, ela será mais facilmente aceita pelo grupo. A Boa Consciência pode reforçar crenças de escassez, crenças limitantes em relação ao dinheiro, ao feminino, ao masculino, ao público LGBTQIA+. É assim que podemos ter ações que, na sua essência, são negativas, mas fazemos isso com leveza, com a sensação de inocência, de paz, pois estamos agindo de acordo com o senso comum do grupo que nos acolhe. Agir contra os interesses do grupo traz uma sensação de culpa, de peso, a sensação de estarmos fazendo algo errado. Esse é o estado que Bert Hellinger chamou de Má Consciência, pois, de certa forma, nos sentimos mal, mesmo fazendo a coisa certa.

Nessa perspectiva, evoluímos quando acolhemos esse estado de Má Consciência, que nos ajudará a superar comportamentos grupais condicionados que não fazem mais sentido para nós. Superar o estado de culpa proporcionado pela Má Consciência é o caminho para criar um novo campo de possibilidades e influenciar outras pessoas a naturalmente fazerem o mesmo. É importante que essa transição seja feita sem julgar quem permanece repetindo os padrões e continua a viver dentro de padrões condicionados de comportamento que, muitas vezes, equivalem a aprisionamentos emocionais, a um estilo de vida que promove doenças, infelicidade e escassez.

A abordagem de Hellinger sobre Boa e Má Consciência é esclarecedora e nos convida ao autoconhecimento, a conhecer a nossa história familiar, nossas influências religiosas, políticas e culturais e buscar construir uma nova personalidade com base em valores e princípios universais que estejam alinhados com o nosso propósito. A Má Consciência equivale à dor da transformação, à transição de um estado de inocência, de submissão ao ego, em que somos coniventes com uma vida que não faz mais sentido, para um estado em que assumimos a autorresponsabilidade pela nossa vida. Ao lado da dor da transformação, está o imenso prazer de ser livre, de fazer a diferença no mundo com autenticidade, construindo conscientemente um novo roteiro para a nossa trajetória.

"O amor cria um campo de proteção e de poder no qual somos capazes de fazer o que é considerado impossível. Nesse estado, acessamos nossos superpoderes humanos."

Eu fico imaginando que os aspectos condicionados da Boa Consciência se devem também ao condicionamento celular e à memória coletiva dos grupos e até da humanidade como um todo, como bem nos trouxe C.G. Jung com o seu conceito de inconsciente coletivo. Essas memórias, armazenadas no Campo de Ponto Zero, facilitam o processo de navegação vibracional por meio delas, e o acesso é facilitado pela consciência de grupo. Quanto mais a pessoa convive no mesmo ambiente familiar ou tem as mesmas amizades, e desde a infância frequenta sempre a mesma religião, só se permite relacionar dentro da sua cultura e se fecha para contemplar outras perspectivas da realidade, ela fica refém de um padrão, que, muitas vezes, é doentio, limitante, preconceituoso e, com frequência, revela o medo de também olhar para as próprias sombras e as da sua linhagem familiar, religiosa e cultural. Pensar dentro da caixa, como dizem os neurocientistas, é mais cômodo, é mais aceitável e, por isso, mais leve, mesmo que costume conduzir a uma vida medíocre e miserável.

MEMÓRIA DA ÁGUA – COMO A HOMEOPATIA FUNCIONA[12]

Eu estou muito feliz por poder fundamentar a homeopatia cientificamente neste livro para que, de uma vez por todas, o leitor leigo, bem como os profissionais de saúde que o lerem, possam usar a homeopatia com segurança e superar todos os preconceitos que existem ainda hoje por puro desconhecimento. Minha gratidão à Lynne McTaggart, que tive a oportunidade de conhecer pessoalmente, pelo seu trabalho investigativo, que me possibilitou compartilhar o importante trabalho do médico e brilhante pesquisador francês Jacques Benveniste, que, devido a um tropeço de uma assistente de laboratório, pôde comprovar cientificamente a homeopatia.

O tropeço quântico de Benveniste aconteceu quando, certo dia, Elisabeth Davenas, uma das suas melhores técnicas de laboratório, relatou a ele que vira e registrara uma reação nos glóbulos brancos de uma solução em que havia uma quantidade pequena demais de moléculas de alergênico. Os alergênicos são conhecidos como antígenos, substâncias não reconhecidas pelo corpo humano, que fazem com que nosso organismo acione o seu exército de defesa, os glóbulos brancos, células do nosso sistema imunológico, para se proteger. Só que o resultado que ela apresentara era considerado impossível. Tudo aconteceu porque ela cometeu um erro ao acreditar que a solução inicial tinha uma concentração mais alta do que realmente tinha. Esse erro fez com que ela, ao diluir a solução de baixa concentração, chegasse a uma solução final que era praticamente água pura, o que não justificava o aparecimento dos glóbulos brancos. Ao examinar os dados, Benveniste ficou revoltado a ponto de praticamente expulsá-la da sala dele, como cita Lynne no livro *O campo*: "Os resultados que você afirma ter observado são impossíveis, pois não existem moléculas aqui. Você esteve fazendo experiências com a água. Volte e repita o trabalho, disse Benveniste chateado". Acontece que, ao repetir a experiência com a mesma diluição, ela encontrou os mesmos resultados. Foi quando Benveniste teve o insight de perceber que era possível que ela tivesse descoberto algo que merecia ser investigado. Era algo aparentemente inexplicável, pois a solução estava tão enfraquecida que a quantidade de antígenos existente não justificava os poderosos efeitos biológicos promovidos pelos glóbulos brancos do sistema imune.

Benveniste fez de tudo para encaixar os resultados em alguma teoria biológica conhecida e chegou até a imaginar a existência de um segundo anticorpo que estivesse reagindo em um outro momento posterior ou a presença de um segundo antígeno desconhecido. O enigma começou a ser desvendado quando um médico homeopata, que era um dos instrutores do laboratório, observou que os resultados obtidos eram muito similares aos que acontecem com os medicamentos homeopáticos.

Na homeopatia, a substância ativa original responsável pelo medicamento é diluída sucessivamente até chegar a um ponto em que não é possível encontrar nenhuma molécula da substância original, apenas a sua memória eletromagnética registrada na água usada na diluição. Naquela ocasião, Benveniste não fazia ideia do que era a homeopatia por trabalhar apenas com a visão clássica da medicina. Foi quando resolveu pedir à sua assistente para diluir ainda mais as soluções, de modo que não existisse nelas uma única molécula do antígeno. De maneira surpreendente, Elisabeth continuava a obter resultados, como se a substância ativa ainda estivesse presente. Ele, então, resolveu criar uma experiência que poderia comprovar se havia fundamento para a existência dessa memória na substância diluída de maneira que não houvesse sequer uma única molécula restante da substância ativa original.

Acredita-se que, após doze diluições centesimais, simbolizadas por CH nos medicamentos homeopáticos, não exista mais uma única molécula da substância original. Na primeira diluição centesimal, você tem uma parte da substância original e 99 partes de água. Na segunda diluição centesimal, ou 2CH, você tem uma parte da primeira diluição e 99 partes de água. A cada diluição, o medicamento homeopático é sacudido ritmicamente em um processo chamado de sucussão, que é essencial para essa transferência da informação eletromagnética da substância ativa para a água.

Benveniste conseguiu comprovar, por meio de um rigoroso estudo científico, algo que intriga os céticos e cientistas materialistas, que é o fato de que, nas altas diluições, quando não é possível mais encontrar uma única molécula da substância original, o potencial de cura aumenta, e os efeitos são mais intensos. Ele usou um conhecido anticorpo, chamado imunoglobulina E (IgE) e, por meio de uma tecnologia reconhecida pela comunidade científica e desenvolvida por ele mesmo, colocou esse anticorpo na água, fez sucessivas diluições até não existir mais nenhuma molécula do anticorpo em contato com o líquido e comprovou que, mesmo depois de tudo isso, a água se comportava como se os anticorpos estivessem presentes nela. Benveniste comprovou que a potência do IgE começou a crescer a partir da nona diluição, ficando cada vez mais potente à medida que a diluição aumentava. Para surpresa da equipe, os efeitos eram notórios mesmo com soluções diluídas em uma parte em 10^{60}. Depois, eles atingiram diluições ainda mais altas, de uma parte em 10^{120}, em que não havia possibilidade alguma de existir uma única molécula do anti-IgE, e, mesmo assim, a solução se comportava como se eles estivessem presentes.

Isso fez eu me lembrar de quando, há mais de trinta anos, a dra. Maria Antonieta, minha médica homeopata na ocasião, após várias consultas investigativas em busca do meu remédio único, conhecido na medicina homeopática como constitucional, me disse que o havia encontrado. Lembro que a diluição do medicamento era 250 CH, e foi uma dose única. Ao tomar o medicamento, a sensação foi de que eu estava passando por um processo interno de ajuste de frequências. Com o conhecimento que tenho hoje, é como se aquele medicamento, altamente diluído, que não tinha mais nenhuma informação da substância original, estivesse impactando o meu corpo e lembrando a cada célula, a cada órgão e tecido como cantar a sua música primordial. A homeopatia, quanticamente falando, atua como um diapasão, afinador das frequências originais do nosso corpo.

É assim que também acontece nos rituais xamânicos, nos rituais indígenas de cura, nos cantos e nas músicas: os tambores funcionam como afinadores dos órgãos e tecidos doentes. Eles fazem o corpo se lembrar da sua melodia original, o ensinam a tocar a sua música na afinação certa. Na perspectiva da saúde quântica, o meu sonho é ver os currículos das universidades de saúde, bem como as clínicas e hospitais, serem voltados, de fato, para a promoção da saúde e prevenção das doenças. Só assim teríamos os médicos e profissionais de saúde mais saudáveis e mais felizes e sendo verdadeiros referenciais de saúde, e não de doenças, como infelizmente acontece hoje na maioria dos casos.

Um médico quântico é, essencialmente, um afinador de frequências dissonantes. Ele passa a ser um instrutor que ajuda a identificar a causa dos sintomas e recomenda o estilo de vida adequado para a prevenção da doença e a promoção da saúde, assim como também pode indicar alguma terapia ou medicina não invasiva para acelerar o ajuste das frequências dissonantes.

"Pegue no seu pé até que retorne ao seu caminho evolutivo natural. Como ser humano, o seu propósito é superar-se!"

MAIS UM CASO DE REMISSÃO ESPONTÂNEA

Em julho de 2017, eu fui assistir ao show do cantor mineiro Toninho Horta, que muito admiro, e terminei conhecendo um jovem músico pernambucano, Cesar Michiles. Seu pai é um conceituado compositor de frevo e Cesar seguiu os passos do pai e abraçou a música, tornando-se um grande flautista contemporâneo reconhecido internacionalmente. Antes de começar o show, ele veio falar comigo e me revelou que acompanhava o meu trabalho e que, motivado por isso, vinha fazendo umas pesquisas sobre os sons que curam. Ficamos de conversar depois, e tive a oportunidade de vê-lo tocando com Toninho Horta e constatar que era mesmo um grande virtuose da flauta.

Em fevereiro de 2020, realizei a última Imersão Coaching Quântico, em Recife, e resolvi convidá-lo para participar. Como tinha visitas em casa e era o aniversário da filha dele, ele só pôde participar na sexta-feira à noite, que é quando eu começo a imersão, já com um conteúdo bastante impactante, e, no fim, fechamos com uma prática de meditação.

Eu costumo falar do papel das células-tronco nos processos de cura e mostrar alguns depoimentos de pessoas que passaram por esse processo durante o fim de semana de imersão. Enquanto eu dava o curso, percebi que ele saiu da sala mais de uma vez e só no outro dia é que entendi o porquê em função do áudio que ele me enviou, relatando um processo de cura que havia vivenciado durante a minha exposição. Vou transcrever aqui o depoimento dele para que sirva de inspiração a você que está em busca de autocura.

***

"Olha só, primeiro eu quero agradecer pela noite de ontem. Pra mim, foi muito especial. Aconteceu uma coisa incrível. Eu tenho constipação há uns três ou quatro anos. Eu tenho esse problema de constipação muito sério. Às vezes, eu passo cinco ou seis dias sem ir ao banheiro. E ontem, foi impressionante. É o seguinte, quando você começou a falar das células-tronco, que eu não tinha noção do que era. Ah, sim, tinha noção, mas não sabia a fundo como funcionava. Mas, antes mesmo da meditação, eu comecei a visualizar. Quando você começou a falar como funcionava e, no fim, ia fazer a meditação, eu já comecei a trabalhar naquele momento. E senti que a minha barriga já estava dando um embrulho. Tanto que eu saí umas duas ou três vezes da reunião para ir lá fora e voltava. Mas, quando acabou a meditação e eu fui para casa, quando cheguei em casa, a primeira coisa que eu fiz foi ir ao banheiro. E, desde então, eu já fui umas três ou quatro vezes no banheiro. Parecendo tudo normal. Parecendo não, está tudo normal. Então, eu quero agradecer muito, muito, muito. [...] também aproveitei um momento que eu estava aqui e fiz um áudio de dezoito minutos com flautas, com sino tibetano, com os sons dos golfinhos. E estou preparando aqui para enviar para você utilizar. Você pode colocar a sua voz por cima, na meditação. O que você precisar fazer, tá bom? Eu sou muito grato! Muito obrigado. Amanhã, realmente, eu não sei se vou poder ir, porque é amanhã

o aniversário da minha filha, tá bom, Wallace? Mas eu quero, mais uma vez, deixar aqui esse depoimento e agradecer bastante! Um grande abraço, muito obrigado!"

***

Como ele diz, ele me presenteou com uma bela música e, ao pedir a autorização dele para usar o depoimento no livro, ele ficou de me enviar mais uma música para servir de trilha sonora nas meditações quânticas de cura que uso no Coaching Quântico e em *lives* que faço nas mídias sociais e que as pessoas adoram. O exemplo de Cesar é mais um de que, no ambiente adequado, com a motivação adequada e com a orientação adequada, podemos ativar a inteligência inata do nosso corpo e promover a remissão espontânea de inúmeras doenças. A proposta deste livro é que, a cada capítulo, você vá se nutrindo com os conhecimentos e vá modelando também, dentro de você, a possibilidade de ativar o médico quântico que habita em você e se autocurar.

VAMOS AGORA PRATICAR UM POUCO DE MEDITAÇÃO PARA ATIVAR O NOSSO MÉDICO QUÂNTICO INTERIOR

Sente-se em uma posição confortável e respire lenta e profundamente pelo nariz, inspirando e expirando pelo baixo ventre. Se quiser relaxar mais rapidamente, deixe que sua expiração seja um pouco mais demorada. Repita a respiração pausadamente e, ao se sentir mais relaxado, imagine uma luz branca perolada entrando pelo centro da sua testa, na região conhecida como terceiro olho. Essa luz carrega uma importante informação na frequência exata da sua música interior. À medida que você respira, ela vai se espalhando e penetrando em cada uma das suas células, em cada um dos seus órgãos, tecidos, músculos, ossos e lembrando a cada um a sua música original.

Essa luz possui um afinador de frequências com um sensor que detecta a frequência original e a ativa, fazendo a correção das frequências dissonantes, e, por onde ela passa, o corpo vai restaurando a sua energia original, a sua força, o seu poder e se conectando à sua inteligência inata de se autocurar. Quando sentir que o corpo foi inteiramente tomado por essa luz, entre em profundo estado de gratidão pela vida, por esse momento, por todas as coisas. Fique nesse estado pelo tempo que se sentir bem e depois abra os olhos e relaxe.

Mantendo-se nesse estado de relaxamento, repita as afirmações abaixo:

1. Eu me conecto agora ao Campo de Ponto Zero e escolho, na biblioteca cósmica, a vibração certa para me tornar uma pessoa feliz e saudável.
2. Eu sou 100% responsável pelas minhas escolhas e darei sempre o melhor de mim para tomar decisões com base no amor e na justiça.
3. Eu estou consciente de que as minhas células estão aptas a cantar as mais lindas melodias e, por isso, as nutro com amor, gratidão e autoconsciência, e elas me devolvem com saúde, energia e alegria.

COMANDO QUÂNTICO

EU ENVIO MENSAGENS DIÁRIAS ÀS MINHAS CÉLULAS SÓ COM PALAVRAS MARAVILHOSAS E ELAS ME AGRADECEM PRODUZINDO AS MELHORES PROTEÍNAS QUE ME FAZEM CADA DIA MAIS SAUDÁVEL.

CAPÍTULO 5
A AUTOCURA COM AS MOLÉCULAS DA EMOÇÃO

"Entenda que o seu corpo funciona como uma sinfonia e que o seu papel é criar as condições certas para que você cante e toque a música da sua alma."

Outra importante contribuição de Jacques Benveniste, em parceria com o talentoso engenheiro Didier Guillonnet, foi a criação da biologia digital após um árduo trabalho de pesquisa que durou oito anos. As pesquisas sobre a memória da água inspiraram Benveniste a investigar a forma como as moléculas se comunicam no interior de uma célula viva. A descoberta dos neurotransmissores liberados pelos neurônios, bem como das moléculas da emoção produzidas na amígdala cerebelar e no hipotálamo e dos hormônios produzidos em várias glândulas espalhadas pelo corpo, como tireoide, hipófise, pineal e suprarrenais, mostra a capacidade do nosso corpo de se comunicar quimicamente no nível molecular, respondendo às nossas experiências e produzindo memórias emocionais. O trabalho de Candace Pert revelou a existência dos receptores celulares em todas as células do corpo, que funcionam como fechaduras que só podem ser abertas por chaves específicas, que são ás moléculas da emoção (neuropeptídeos), os neurotransmissores e os hormônios. Acontece que essas chaves, também conhecidas como *ligands*, além de possuir uma constituição química, molecular, também possuem um conteúdo vibracional e são responsáveis pela memória celular que afeta diretamente a nossa atividade cerebral. As descobertas científicas apontam que nossas lembranças são armazenadas no nosso corpo inteiro, e não apenas no hipocampo, uma área do cérebro, como se pensava. Candace Pert revela no seu livro *Conexão mente corpo espírito* que o dr. Eric R. Kandel, neurobiólogo da Faculdade de Médicos e Cirurgiões da Universidade Columbia, recebeu o prêmio Nobel de Medicina em 2000 por mostrar que a memória reside a nível do receptor, comprovando a existência da memória celular. Segundo ela,

> *A atividade de ligações celulares pelo corpo pode afetar o circuito neuronal influenciando a memória e o pensar. Quando um peptídeo ou outro* ligand *inunda um receptor, modifica a membrana da célula de tal forma que afeta a probabilidade de um impulso elétrico viajar através dela. Lembre-se, sempre que há um receptor, há também um eletrodo ou diodo vibrando, onde circuitos podem mudar. Isto, por sua vez, afeta a escolha do circuito neuronal a ser usado, afetando a atividade cerebral.*[1]

Ou seja, as nossas emoções criam as chaves bioquímicas que ativam os receptores que influenciam a nossa memória e a forma como pensamos. Como os receptores são distribuídos pelo corpo inteiro, isso significa que, de fato, temos uma memória corporal, além de uma memória cerebral, que afeta diretamente as nossas escolhas e quem nós somos. Todas as nossas lembranças são mediadas pelas moléculas da emoção, que desencadeiam nossas memórias subconscientes, que podem até se tornar conscientes por meio da nossa intenção de fazê-lo.

AS EMOÇÕES SÃO COMO DROGAS — NOSSA FARMÁCIA INTERIOR[2]

As pesquisas de Candace Pert, desde que descobriu os receptores opioides, entre os anos 1970 e 1980, mostram que as emoções funcionam como drogas, como álcool, tabaco, Valium, Prozac, cocaína, heroína, morfina, maconha, entre outras. Isso acontece porque as emoções usam exatamente os mesmos receptores das drogas lícitas e ilícitas do mercado. A morfina e todas as drogas derivadas do ópio, como a heroína, usam os mesmos receptores da endorfina, conhecida como o hormônio do prazer. O LSD usa os mesmos receptores da dopamina, hormônio também associado ao prazer e à sensação de recompensa. O canabinoide químico da maconha se encaixa na mesma categoria dos receptores dos endocanabinoides, fabricados pelo próprio corpo. Segundo Pert,

> *Drogas internas e sucos internos – ambos zunem neste gigantesco campo vibracional acoplando-se nos receptores e fazendo as coisas acontecerem. As emoções seguem pelas mesmas vias que os peptídeos e receptores correspondentes, bem como as drogas que lhe receitaram ou que você toma ilegalmente. Os três – drogas, ligands naturais, como os peptídeos, e as emoções – funcionam pelo mesmo mecanismo, que é a conexão no local do receptor.*

O que o trabalho de Candace Pert aponta, e que é a ideia central de sua teoria, é que há uma base física, material, para nossos sentimentos e emoções, da mesma forma que há para a ação das drogas e seus respectivos efeitos no organismo, e que nós já possuímos receptores para as drogas externas ao nosso corpo, sejam sintéticas ou naturais, o que indica que também as produzimos. No entanto, não existem drogas correspondentes a todos os grupos de receptores que possuímos em nosso corpo, o que mostra que a nossa farmácia interior é muito maior do que todas as drogas que já foram produzidas até hoje.

Imagine como seria uma nova medicina cujo objetivo central das suas pesquisas fosse identificar todos os componentes da nossa farmácia interior, como foi feito com o genoma humano e com a microbiota humana, e treinar o nosso corpo-mente para desencadear as emoções certas capazes de ativar essa farmácia de Deus. Outra linha de pesquisa seria identificar e sistematizar as substâncias e todas as técnicas e medicinas naturais que também desencadeiam essa farmácia divina em nós, como os óleos essenciais e tudo que consiste no que chamamos de Medicina da Floresta, que será abordado no capítulo 7. A principal diferença entre as drogas naturais e as químicas, sejam elas lícitas ou ilícitas, é que as químicas, por serem predominantemente sintéticas, possuem toxinas que sobrecarregam e estragam os receptores celulares. É por isso que é comum pessoas morrerem de overdose. Quanto mais usam as drogas, maiores precisam ser as doses para fazer o mesmo efeito das primeiras vezes que foram usadas, e, com isso, terminam por sobrecarregar o coração, levando o usuário à morte.

COMO ENSINAR O CORPO A SENTIR MENOS DOR OU ELIMINAR A DOR[3]

Minha mãe tinha enxaqueca crônica e, de vez em quando, tinha crises que a levavam a ficar alguns dias de cama, com náusea e atormentada pelas dores. Eu só entendi o sofrimento da minha mãe quando, por volta dos 13 anos, soube das suas dificuldades de relacionamento com meu pai, algo que acontecia desde que se casaram e que ela guardava a sete chaves. Isso me levou a associar a dor de cabeça dela com preocupações, problemas mal resolvidos, desencadeadores de emoções aflitivas. Pois bem, desde a minha adolescência desenvolvi uma metodologia própria, intuitiva, em que, ao menor sinal de dor de cabeça, eu rastreio o problema e procuro encontrar uma solução para ele, seja exterior ou interior, e, com isso, desarmo o gatilho da dor. Desde então, não sei o que é dor de cabeça e muito menos enxaqueca, que nunca tive.

O trabalho de Candace Pert também esclarece isso e mostra como podemos treinar o nosso corpo para sentir menos dor ou superá-la, como eu fiz com relação à dor de cabeça. Como vimos, as moléculas da emoção influenciam nossa memória, capacidade de aprender e nossa personalidade. O limiar da dor é estabelecido no cérebro por uma estrutura chamada de matéria cinzenta periaquedutal (MCPA). Ela é repleta de endorfinas, receptores opioides e muitas outras substâncias informativas que são diretamente influenciadas pela emoção. Ou seja, a sensação de dor depende diretamente do gerenciamento das nossas emoções. Um dado muito interessante apresentado pela Candace é que o MCPA está muito próximo do córtex frontal, que é o responsável pela forma como planejamos nosso futuro e pela capacidade de decidirmos para onde queremos direcionar nossa atenção. O fato é que existem neurônios no córtex frontal que se projetam para dentro do MCPA, tornando possível o controle consciente do grau de dor e da forma como experimentamos a dor. Para os neurocientistas, o córtex frontal funciona como o diretor executivo da nossa consciência. Isso significa que temos como escolher a melhor maneira de interpretar os estímulos que causam a dor. Candace Pert afirma que "...podemos nos treinar a interpretar os estímulos conscientemente, no limiar da nossa escolha. Uma maneira de fazer isso é repetir afirmações que ajudem a reenquadrar no corpo certas sensações e assim promover a cura". É por saber disso que uso frequentemente as afirmações no meu trabalho e venho usando nos meus livros como uma forma de contribuir com esse treinamento emocional do corpo e levá-lo a produzir as moléculas da emoção que contribuem com a autocura. Por isso, recomendo que procure sempre reagir positivamente diante de uma dor, imaginando que é um sinal do corpo orientando-o a se cuidar. Lembre-se de que qualquer dor no corpo é mediada pelas moléculas da emoção, que irão influenciar as moléculas do seu cérebro e a forma como você pensa. Dependendo de como reage à dor, você poderá desencadear uma cascata de pensamentos negativos e ativação compulsiva de processos de autossabotagem ou poderá sentir gratidão, agradecendo pela oportunidade que o corpo está lhe oferecendo diante do desafio e, assim, influenciar o córtex frontal a trazer um novo significado para a dor, reduzindo-a e até fazendo com que desapareça por completo. Só o fato de você direcionar sua atenção completamente para outra coisa fará com que sua dor alivie.

Eu tive uma experiência muito interessante com a minha neta Elis, quando ela tinha 5 anos, nesse sentido. Conversávamos à mesa enquanto tomávamos café quando ela resolveu pegar no colo o meu gatinho Alegria que, na ocasião, era pequenino e muito arredio. Terminou que ele a arranhou na perna e culminou no café também cair nas pernas dela. O café não estava fervendo, mas estava quente o suficiente para gerar um desconforto, além do arranhão de Alegria, que deixou marcas na perna dela. Ela chorava copiosamente chamando pela minha filha Ana Marta, que não estava conosco, quando eu tive a ideia da mudança de foco para desviar a atenção dela da dor. Resolvi contar uma história bem engraçada que aconteceu quando minhas filhas eram pequenas. Não deu outra, ela ficou muito interessada, deu umas boas risadas e esqueceu completamente o arranhão. Inclusive, quando a deixei na casa da minha filha, ela sequer falou à mãe do acidente, e parecia que nada havia acontecido. Cheguei até a gravar uma *live* relatando essa experiência com ela.

Que fique claro que seus pensamentos e sentimentos influenciam diretamente a sua fisiologia em relação à dor. Na verdade, qualquer dor é sentida, de fato, no cérebro. É o significado que você dá e a forma como reage a ela que irá determinar se você sentirá mais ou menos dor. Mulheres bem treinadas emocionalmente para terem parto natural poderão sentir prazer, orgulho e realização durante o parto. Já aquelas que foram amedrontadas e desempoderadas durante a gravidez, às vezes até por médicos que desestimulam o parto natural, tendem a transformá-lo em uma situação traumática na qual, além de sentirem muitas dores e medo, sentem-se frustradas e desconectadas da maternidade, sendo, muitas vezes, até vítimas de violência obstétrica, o que torna a experiência ainda mais perturbadora.

Segundo Candace Pert,

> *As maneiras que você pode mudar seu limiar de dor se parecem com as variações da memória ou do aprendizado, em que o seu estado mental pode afetar sua experiência de realidade. Seu estado de cura e bem-estar (isto é, vida livre de dor), bem como a habilidade de estar adormecido ou alerta, muda conforme seu estado emocional.* **Mude sua mente e mude sua dor**, *seria um aforismo mais útil do que* **sem sacrifício não há recompensa**.

Com isso, fica clara a importância do gerenciamento das emoções, não apenas para termos uma vida saudável, mas para nos tornarmos seres humanos mais conscientes, mais autorresponsáveis e capazes de transformar as nossas experiências de dor e de ressignificar o que sentimos, o que pensamos e até o que somos.

E se você gostaria de ter um sistema imunológico forte, saiba que as pesquisas de Candace Pert com o seu marido dr. Michael Ruff sugerem que o estado emocional da pessoa é o principal agente que determina a capacidade da pessoa de combater as infecções.

O DIÁLOGO QUÂNTICO DAS MOLÉCULAS

Na segunda ocasião em que estive na Índia, em 2012, quando fiz o curso de Medicina Ayurvédica com o dr. Partap Chauhan, tive a oportunidade de conversar com ele em seu escritório junto com a minha sobrinha Tamara Lopes. Falei do meu trabalho com a física quântica, as medicinas naturais com foco na autocura e a superação das doenças crônicas evitando o uso de medicamentos sintéticos. Tive o prazer de ouvir dele que os médicos ayurvédicos curavam todas as doenças com o uso de fitoterápicos, massagens, meditação e mudança de estilo de vida. No entanto, ele relatou que acredita que, no futuro, não haverá mais a necessidade das pílulas fitoterápicas e que esses medicamentos naturais serão transformados na vibração quântica específica relacionada a cada medicamento. É no que eu acredito também. Inclusive, na ocasião, tive uma experiência incrível como terapeuta com o equipamento de biofeedback chamado Scientific Consciousness Interface Operations (SCIO), que faz diagnósticos precisos sem a necessidade de fazer qualquer pergunta aos clientes e trata as enfermidades apenas usando a frequência dos medicamentos de todas as correntes médicas, inclusive da alopatia. Atendi muitas pessoas, e os diagnósticos e resultados obtidos foram mesmo surpreendentes.

O trabalho de Candace Pert[4] mostra que existe, no nosso corpo, o que ela chama de uma rede psicossomática cuja comunicação se dá por meio das moléculas da emoção e outros *ligands*, como neurotransmissores e hormônios. Já que cada uma das moléculas desses *ligands* possui uma frequência no nível quântico, será que teríamos como identificar e medir essas frequências e usá-las como medicamentos vibracionais?

A ideia de Jacques Benveniste com a criação da biologia digital em parceria com Didier Guillonnet era mostrar que, se cada molécula ressoa com sua frequência característica, ela possui receptores para essas frequências, o que possibilita a troca de informações com moléculas similares, como se cada molécula tivesse a sua própria estação de rádio com uma frequência específica. Esse processo facilita a comunicação eficaz a distância por meio do princípio da ressonância, em que a vibração de um corpo em uma dada frequência ativa um outro corpo, fazendo com que este vibre na mesma frequência que o primeiro, como um diapasão.

Partindo disso, Benveniste imaginou que, se duas moléculas ressoassem na mesma frequência, com o mesmo comprimento de onda, elas desencadeariam um efeito cascata nas moléculas seguintes, transferindo a informação na velocidade da luz. Esse modelo é coerente com a resposta instantânea que sentimos ao vivenciar uma experiência com a emoção correspondente e também com o trabalho de Fritz-Albert Popp, que afirmou, segundo o livro O campo, que "se os fótons no corpo estimulam moléculas ao longo de todo o espectro de frequências eletromagnéticas, é lógico que eles tenham sua própria frequência característica".[5] De fato, por meio de experiências, Benveniste e sua equipe comprovaram que as células se comunicam por intermédio de sinais eletromagnéticos de baixa frequência, abaixo de 20 KHz. As frequências que ele examinou equivalem às amplitudes das frequências de rádio, embora não emitam ruídos que possamos detectar. Todos os sons emitidos no nosso planeta que são audíveis ao ouvido humano estão situados entre 20 Hz e 20 KHz.

De acordo com essa teoria, duas moléculas, mesmo a uma grande distância, podem entrar em sintonia e ressoar na mesma frequência. Assim, essas duas moléculas criariam uma nova frequência, que entraria em ressonância com outra molécula ou grupos de moléculas no estágio seguinte da reação biológica. Do ponto de vista de Benveniste, "isso explicaria o motivo pelo qual minúsculas mudanças que uma molécula passa, como a substituição de um peptídeo, exerceria um efeito radical no que a molécula efetivamente faz".

A comunidade científica já aceitava o fato de que tanto as moléculas do nosso corpo quanto as ligações intermoleculares emitem frequências próprias, que podem ser detectadas pelos telescópios modernos há bilhões de anos-luz de distância. A contribuição de Benveniste foi demonstrar que as moléculas e os átomos têm frequências exclusivas usando tecnologia de ponta para registrar essa frequência e para usar o registro em si para comprovar a comunicação celular.

O PAPO DAS MOLÉCULAS POR MEIO DE FREQUÊNCIAS OSCILANTES

"O seu corpo é o seu principal parceiro na jornada pela vida. Trate-o com cuidado, amor e carinho para que suas células emitam a mensagem precisa para todo o Universo escutar."

Jacques Benveniste usou inicialmente apenas um amplificador e bobinas eletromagnéticas para transferir sinais moleculares específicos. Quatro anos depois, em 1995, ele conseguiu registrar e reproduzir esses sinais em um computador multimídia. Junto com Guillonnet, ele realizou milhares de experiências capazes de registrar a atividade da molécula em um computador e conseguiu reproduzi-las em um sistema biológico sensível a qualquer substância que esteja sendo usada para fazer as experiências. Em todos os casos, o sistema biológico assimilou a mensagem do computador como se estivesse interagindo com a própria substância e deu início à reação em cadeia biológica. Em parceria com o Centre National de La Recherche Scientifique, na França, Benveniste e sua equipe conseguiram demonstrar que é possível apagar os sinais enviados para as células e interromper as atividades delas usando um campo magnético alternado. A conclusão a que ele chegou é coerente com o que Fritz-Albert Popp já havia previsto: "As moléculas conversam umas com as outras em frequências oscilantes. Tudo indica que as moléculas falam umas com as outras de uma forma não local, de um modo quase que instantâneo".

A equipe da DigiBio testou a biologia digital em pelo menos cinco experiências distintas. A mais recente diz respeito à coagulação do plasma sanguíneo, e, nela, foi usada a heparina, uma droga anticoagulante clássica. Os resultados obtidos com a heparina digitalizada foram os mesmos obtidos com a droga clássica[6]. Benveniste também demonstrou que os sinais digitalizados poderiam ser transmitidos para o outro lado do mundo por e-mail ou em um disquete enviado pelo correio. Seus colegas da Universidade Northwestern, em Chicago, registraram sinais de ovalbumina (a proteína da clara do ovo), acetilcolina (neurotransmissor que regula memória, aprendizado e sono), dextrina (agente espessante derivado do amido) e água. Os sinais dessas moléculas foram digitalizados e registrados em um transportador e em um computador equipado com placa de som. Os sinais foram gravados em um disquete, que foi enviado pelo correio para a DigiBio, em Clamart. Em outros experimentos posteriores os sinais foram enviados por e-mail como documento anexo.

A equipe da DigiBio expôs água comum aos sinais digitalizados enviados de Chicago, injetaram essa água exposta em cobaias e, posteriormente, injetaram apenas água comum, sem ter sido exposta aos sinais. Os efeitos da água digitalizada foram idênticos aos efeitos produzidos pelas substâncias propriamente ditas.

Essas informações mostram que, se houvesse interesse e investimento maciço em pesquisas nessa área, já poderíamos estar utilizando em larga escala a biologia digital para tratar eletromagneticamente o corpo com as frequências dos medicamentos. Isso seria uma verdadeira revolução na ciência médica, e creio que ainda não aconteceu porque afeta diretamente os interesses da indústria farmacêutica. Se isso se concretizasse, em vez de tomar medicamentos sintéticos e até mesmo naturais, poderíamos usar apenas a frequência desses medicamentos e poupar o corpo dos inúmeros efeitos colaterais que desencadeiam novas doenças e perpetuam o adoecimento crônico.

Para minha surpresa, ao pesquisar sobre a DigiBio no Google, encontrei um anúncio de 2019, da Universidade de Indiana, nos Estados Unidos, do Indiana Clinical and Translational Sciences Institute (CTSI) lançando uma linha de financiamento para usar uma nova ferramenta de pesquisa do Indiana Biosciences Research Institute (IBRI) em parceria com a MavenSphere Inc. chamada DigiBio. O CTSI reconheceu que a tecnologia DigiBio pode ajudar os pesquisadores a capturar dados de participantes que antes eram muito difíceis, demorados e caros de registrar. Centenas de participantes da Universidade de Indiana concluíram os estudos usando o aplicativo da DigiBio. O texto fala que a DigiBio também está trabalhando com pesquisadores da Califórnia e de Connecticut. Possivelmente, os americanos, com o seu pragmatismo, senso de oportunidade e capacidade de investimento, visualizaram o potencial dessa tecnologia e isso abre espaço para expansão das pesquisas e investimentos a nível mundial.[7] A matéria completa da Universidade de Indiana pode ser acessada pelo QR Code a seguir.

Para acessar o conteúdo é fácil! Basta apontar a câmera do seu celular para o QR Code ao lado ou digitar o link em seu navegador e aproveitar!

https://www.digibiomarkers.com/news/7

Observe que a homeopatia, as terapias florais, a acupuntura, os óleos essenciais e as terapias energéticas, como o reiki, entre outras alternativas de tratamento natural, já fazem uso desses recursos vibracionais e atuam como corretores de frequência, sequestradores de frequências dissonantes e desobstruidores de caminhos energéticos. Eu fico imaginando que, no mundo digital que nós vivemos hoje, considerando que os sinais digitalizados podem ser enviados para o outro lado do mundo por e-mail ou até pelo correio, em um pendrive, cada pessoa poderia ter em casa a sua farmácia digital com medicamentos vibracionais para primeiros socorros, entre outros, de acordo com a necessidade de cada pessoa.

UMA EXPERIÊNCIA RADICAL DE AUTOCURA

Deixei de tomar medicamentos alopáticos há mais de trinta anos como estratégia de cura por ter clareza de que nunca havia me curado de nada e de que, pelo contrário, havia adquirido novas doenças ao longo dos, aproximadamente, vinte anos em que só me tratei com alopatia. Durante esse período em que deixei de ingerir os alopáticos, fiz uso desses medicamentos poucas vezes, em situações nas quais reconheço a sua importância e nas quais eles podem, inclusive, salvar vidas, que é o caso de emergências, quando não há outros recursos, bem como em cirurgias.

Uma dessas ocasiões foi quando tive um sério comprometimento na cervical, após um jogo de futebol, em meados de 2008. Senti dores terríveis, fui atendido duas vezes na emergência e cheguei a tomar morfina. Ao fazer o exame, foi detectado o comprometimento de duas vértebras da cervical. Um amigo meu, médico acupunturista, me falou que o meu caso era cirúrgico e recomendou que procurasse um especialista. Nesse momento, tomei a decisão de me curar sem tomar medicamentos químicos e aproveitar para exercitar a minha capacidade de autocura, aquilo que em que eu acreditava. Não fui a nenhum médico especialista e optei pelas práticas naturais, como meditação, EFT, acupuntura, quiropraxia, argila misturada com cebola roxa ou gengibre, toque quântico, ritos tibetanos e até apipuntura que é a acupuntura feita com picadas de abelhas. A picada da abelha libera um corticoide natural que gera um alívio quase imediato das dores. Eu tomei uma picada a cada dois dias até atingir seis picadas, que mantive até não sentir mais dor. Também trabalhei meu equilíbrio emocional com florais e homeopatia, pois, nessa ocasião, estava deixando para trás tudo que havia vivido na presidência de uma empresa com 37 sócios e me lançando totalmente na minha jornada quântica de evolução e autocura. Eu vi aquele acidente como uma bela oportunidade.

Aos poucos, a dor foi passando, fui recuperando o movimento do meu braço esquerdo que já não conseguia levantar, até chegar ao ponto em que não sentia mais dor nenhuma. Lembro que, em agosto de 2008 eu já havia voltado a dirigir, mas ainda usava um colar de proteção no pescoço e direcionei meu foco para me harmonizar emocionalmente. No fim do ano, eu me sentia completamente recuperado e resolvi passar o Ano Novo em contato com a natureza, na Chapada Diamantina, na Bahia. Ao chegar à rodoviária de Salvador, tive a ideia de realizar o sonho de fazer a trilha do Vale do Pati, considerada o melhor trekking do Brasil e o segundo melhor do mundo, perdendo apenas para a trilha de Machu Picchu. Liguei para Carlos Chapada, um guia que mora em Caruaru e com quem eu já havia feito trilhas menores na Chapada, e ele topou. A trilha do Vale do Pati tem 64 km de extensão, fica em uma região de proteção ambiental, e você precisa se hospedar em casas de nativos, pois não é permitido ter pousadas por lá. Uma aventura digna para testar se estava mesmo curado da coluna. A primeira parte da trilha é uma caminhada de aproximadamente 5 km subindo uma serra até atingir o topo, e, daí, a caminhada fica mais amena. Fiz toda a trilha com uma mochila nas costas em que levava roupas e mantimentos e cheguei ao fim sem sentir nenhuma dor. De fato, eu havia me curado e, até hoje, treze anos depois, não fui a nenhum médico de coluna nem voltei a fazer qualquer exame. Foram várias experiências de autocura que tive desde que optei por não mais tomar medicamentos alopáticos.

Hoje, tenho uma farmácia viva de óleos essenciais em casa, bem como alguns suplementos que considero fundamentais, além de consumir, diariamente, meio litro de suco vivo, feito com verduras e frutas orgânicas e água de coco orgânico, e café quântico, que é uma receita minha em que uso o café orgânico com uma série de superalimentos que mantém a minha imunidade nas alturas o ano inteiro. Graças a tudo isso, hoje, eu raramente adoeço.

"O Universo está nos dando sinais claros de que não há distância, não há tempo e de que a presença física não é mais importante do que a qualidade da sua energia, da sua vibração. Onde quer que você esteja, o que importa mesmo é a qualidade da sua música interior, que te conecta a tudo e a todos."

OS MISTÉRIOS DA ÁGUA

Certamente, a água está entre as substâncias vitais mais impressionantes e mais misteriosas do nosso planeta. Apesar de ser uma substância líquida, curiosamente, é formada por dois gases: o oxigênio e o hidrogênio. Segundo o livro *O campo*, dois físicos do Instituto Nacional de Física Nuclear da Itália, Emilio Del Giudice e Giuliano Preparata, estudavam a água como parte de um ambicioso projeto que tinha como objetivo explicar o motivo pelo qual certas substâncias se mantêm coesas.[8]

Eles conseguiram comprovar que, quando estão muito aglomerados, átomos e moléculas manifestam um comportamento coletivo, formando o que chamam de domínios coerentes, que é um fenômeno que ocorre na água. Lynne revela que, em um artigo publicado na *Physical Review Letters*,[9] Preparata e Del Giudice demonstraram que as moléculas da água criam domínios coerentes, mais ou menos como faz o laser.

A luz branca é composta por fótons de diversas frequências e comprimentos de onda, que compõem as cores do arco-íris que vemos em dias de chuva devido ao fenômeno da refração luminosa. No caso do laser, os fótons possuem um alto nível de coerência em que não há dispersão, o que faz com que as partículas de luz fiquem concentradas e sejam emitidas em forma de um feixe contínuo semelhante a uma única onda coerente com uma cor intensa. As experiências dos dois físicos levaram a uma conclusão muito interessante: eles constataram que os comprimentos de onda individuais de moléculas de água se tornam "informados" na presença de outras moléculas, como se fossem imantados, e tendem a se polarizar ao redor de qualquer molécula carregada, armazenando e transportando sua frequência para que possa ser lida a distância. Isso quer dizer que a água funciona como um gravador, armazenando e conduzindo informações, quer a molécula original ainda esteja presente ou não, o que explica o funcionamento dos medicamentos homeopáticos, que, com alta diluição, praticamente não têm sequer uma molécula da substância que deu origem ao medicamento.

A sucussão, o agitamento dos recipientes em alta velocidade, como é feito na homeopatia, funciona como um método para acelerar o processo. De acordo com Benveniste, a água é tão vital para a transmissão de energia e informações que os sinais moleculares só podem ser transmitidos pelo corpo se isso for feito em meio aquoso. Inclusive, no momento em que estava escrevendo esta parte do livro, fiz uma pausa e aproveitei para tomar o resto da minha garrafa de água, que deixo sempre à minha frente quando estou escrevendo, e recomendo a você que também faça uma pausa e tome um generoso copo de água. Você ainda pode segurar o copo e falar as palavras "amor" e "gratidão", ou apenas entrar em ressonância com a frequência desses sentimentos e emaná-los para a água, como ensinou Masaru Emoto, que vim a conhecer pessoalmente em 2013, após ele ter se tornado uma celebridade mundial com o filme *Quem somos nós?*, no qual mostrou como as palavras afetam a estrutura da água.

Em 2013, eu organizei o III Simpósio Internacional de Saúde Quântica e Qualidade de Vida, no Palácio das Convenções do Anhembi, em São Paulo, com grandes pesquisadores, médicos e cientistas do Brasil e do mundo. Entre eles, estava Masaru Emoto, que eu havia visto pela primeira vez em 2005, no filme que mencionei. Ele desenvolveu um método em que, após a água ser submetida à vibração de alguma palavra ou ao som de uma sinfonia, de uma oração ou à voz de Hitler, ele a congelava a temperaturas muito baixas e ia aumentando lentamente a temperatura. Aos poucos, o gelo ia descongelando. Ele acompanhava todo o processo, que era feito muito lentamente, e, com uma máquina fotográfica muito sensível, ia registrando a transição do estado sólido para o estado líquido. Foi assim que ele detectou o desenvolvimento de cristais de água, que formavam mandalas belíssimas e que foram fotografadas no seu esplendor quando o líquido congelado era associado a palavras ou músicas eruditas de alta vibração ou imagens horrorosas quando a água era submetida à voz de Hitler.

Os experimentos de Masaru Emoto demonstraram que a água é suscetível à vibração das palavras, dos sentimentos, da música, enfim, tudo que emana vibrações, incluindo as cores e os aromas. Como nosso corpo é formado por aproximadamente 70% de água, que é responsável pela transmissão dos sinais entre as moléculas, vamos entender a importância da hidratação, ou seja, de tomar água regularmente.

Você pode saber mais sobre a Mensagem da Água de Masaru Emoto acessando o QR Code a seguir.

Para acessar o conteúdo é fácil! Basta apontar a câmera do seu celular para o QR Code ao lado ou digitar o link em seu navegador e aproveitar!

Para cada quilograma, deve-se tomar 35 ml de água em um dia. Por exemplo, uma pessoa de 45 kg deve tomar, diariamente, 1,5 l de água. Já uma pessoa de 80 kg deve tomar 2,8 l de água por dia. É importante lembrar que a água não deve ser substituída por sucos, chás e muito menos por refrigerantes ou sucos de caixa, que, aliás, eu sugiro que afaste da sua vida se pretende ser saudável e tratar o seu corpo dignamente para ter sempre saúde, energia e bem estar.

Segundo a nutricionista Adriana Ávila,

> *no caso dos idosos, esse valor varia de 20 a 30 ml por kg de peso, de acordo com o grau de funcionamento dos rins. Essa quantidade poderá ser ampliada se a pessoa transpirar bastante ou tiver episódios de diarreia e/ou vômito, o que aumenta a perda de líquidos. [...] A desidratação causa a sensação de fraqueza, cansaço, fadiga, queda da pressão arterial, aumento de sede, elevação da frequência cardíaca, queda do desempenho, sensação de pernas pesadas, falta de fôlego, dores musculares e/ou falta de coordenação motora, podendo provocar entorses.*[10]

Todas essas informações nos levam a cuidar da qualidade e da quantidade da água no nosso corpo, tendo ciência de que ela funciona como um poderoso transmissor de informação entre as moléculas e também se comporta como um ímã, captador das frequências do ambiente. Por isso, trate de cuidar da qualidade do que fala, do que pensa, do que sente, do que ouve, do que bebe, do que come, do que cheira, pois tudo vai impactar na qualidade da água do seu corpo.

Voltando aos experimentos de Emoto, ele fez rituais de cura nas águas de lugares contaminados, como no caso da Usina Nuclear de Fukushima, em Chernobyl, cujo acidente impactou o mundo. Ele relata, na matéria publicada no site Good News Planet, disponível no QR Code a seguir, como conseguiu reverter os danos dos cristais de água estragados usando a vibração do amor e da gratidão. Sabendo disso, eu resolvi convidá-lo para uma cerimônia simbólica de cura das águas do rio Tietê na ocasião do evento em São Paulo, considerado um dos rios mais poluídos do mundo naquele momento. De pronto, ele topou. Organizamos um belo evento com grande cobertura da imprensa e pude presenciar de perto todo o ritual junto com Masaru Emoto, acompanhá-lo e perceber todo o seu envolvimento e cuidado com a natureza. Depois do ritual, fomos a um espaço fechado, onde nós dois proferimos palestras para um público atento e curioso com o trabalho inovador que Emoto vinha desenvolvendo sobre a memória da água e abrimos com chave de ouro as atividades do III Simpósio Internacional de Saúde Quântica e Qualidade de Vida. O evento foi um sucesso e teve a presença de outras celebridades, como Amit Goswami, Gabriel Cousens, dr. Lair Ribeiro, Julian Barnard, dr. Adalberto Barreto e tantos outros.[11]

Para acessar o conteúdo é fácil! Basta apontar a câmera do seu celular para o QR Code ao lado ou digitar o link em seu navegador e aproveitar!

https://bit.ly/3f7YN7x

"Cuide bem da água do seu corpo, ela é o veículo que carrega as preciosas informações que fazem de você a máquina mais incrível e perfeita do Universo."

A ÁGUA ORGANIZA A SINFONIA DO SEU CORPO[12]

As pesquisas científicas de Jacques Benveniste e de outros cientistas nos conduzem a acreditar que a água tem um papel fundamental em toda a transmissão de informação no mundo quântico das células e moléculas, no qual toda informação se dá por meio da música emitida por cada molécula. Isso nos convida a olhar para a saúde pela perspectiva de buscar a afinação certa para que o corpo possa tocar a sua sinfonia com perfeição, bem como buscar os métodos naturais que atuem como um diapasão, e, assim, sempre que o corpo denunciar algum desequilíbrio por meio de um sintoma, possamos restaurar o equilíbrio natural, identificando a causa do sintoma, o que leva o corpo a desafinar e adoecer, de modo que possamos estimulá-lo a cantar a sua música original.

Como estudioso e apaixonado pelo conhecimento que inspira o autoconhecimento e por conviver com muitas pessoas que acompanham o meu trabalho e vivem sob o flagelo das doenças crônicas e autoimunes, dependentes de medicamentos químicos que, a cada dia, comprometem a qualidade da água do corpo e toda a comunicação saudável entre as moléculas, eu fico imaginando quando será o ponto de virada da humanidade, aquele que nos levará a um processo evolutivo que não repita nenhum processo predatório e agressivo, que não seja contra a natureza como um todo, que não seja contra nós, seres humanos.

O meu sonho é que possamos disseminar uma cultura baseada em valores e princípios humanos, como o amor, o respeito, a comunhão, a cooperação entre os povos. Sei que isso pode parecer utópico para você que está lendo este livro, no entanto, no momento que se deixar guiar por esses princípios, você estará mudando o mundo, estará influenciando pessoas e estará, sobretudo, qualificando a relação que tem consigo, com o seu corpo-mente, e cuidando dos oceanos e mares que habitam dentro de você e que são responsáveis por transmitir todas as informações vitais que fazem de você um ser humano.

Não tenha medo de pensar fora da caixa, não tenha medo da culpa subjacente que estará presente quando se movimentar nesse sentido, transitando da Boa para a Má Consciência. Lembre-se de que cientistas geniais como Fritz-Albert Popp e Jacques Benveniste sofreram o escárnio de parte da comunidade científica e, mesmo assim, jamais abriram mão das suas ideias e de deixar um legado extraordinário para a humanidade. Lembre-se de indivíduos iluminados como Jesus, cuja base da pregação era o amor e a fé, que foi crucificado e passou pelo escárnio público dos próprios compatriotas. Na passagem bíblica "e conhecereis a verdade, e a verdade vos libertará" (João 8: 32), Jesus deixa claro que, no momento em que formos tocados pela verdade, a libertação acontecerá, e não fará mais sentido voltar atrás, nos comportarmos como mendigos espirituais, desconectados da fonte criadora que, amorosamente e, às vezes, abruptamente, nos convoca a evoluir, a sair do domínio da pequenez, da autoagressão ao nosso corpo-mente e a nos conectar à nossa grandeza, à nossa capacidade inata de fazer milagres, de se autocurar e se conectar à glória de viver de maneira saudável e abundante.

"Não é um sacrifício Despertar para a glória, mas é um sacrifício aceitar qualquer coisa menor que a glória [...] Não conheces o que o amor significa, porque buscaste adquiri-lo com pequenas dádivas, assim, valorizando-o muito pouco para compreenderes a sua magnitude."

UCEM[13]

No campo da ciência, a legitimidade das novas ideias se dá a partir do momento em que novos cientistas se dispõem a testar e as empresas se dispõem a investir em novas tecnologias que ratificam as novas ideias na prática. No caso de Benveniste, pesquisas bem conceituadas começaram a despontar em instituições respeitadas. Segundo Lynne, em 1992, a Federation of American Societies for Experimental Biology (FASEB) realizou um simpósio organizado pela International Society for Bioelectricity que examinou as interações dos campos eletromagnéticos com os sistemas biológicos. Muitos cientistas reproduziram os testes de alta diluição, e vários outros endossaram e repetiram com êxito as experiências, utilizando informações digitalizadas para a comunicação molecular. As pesquisas mais recentes de Benveniste foram reproduzidas com êxito dezoito vezes em um laboratório independente em Lyon, na França, e em três outros centros independentes.

A VERDADE VEM POR CAMINHOS TORTOS[14]

A revista *Nature*, conhecida por seu conservadorismo e aversão à homeopatia, tentara fraudar as experiências de Benveniste para desacreditá-lo perante a comunidade científica, e, vários anos após essa tentativa, outros cientistas avessos à proposição sobre a memória da água ainda tentavam comprovar que ele estava errado. A professora Madeleine Ennis, da Queen's University de Belfast, foi uma dessas cientistas céticas que se determinou a comprovar que a homeopatia e a memória da água eram conceitos absurdos e que precisavam ser desmascarados de uma vez por todas. Ela não podia imaginar que o seu descrédito e a sua obstinada persistência iriam dar uma importante contribuição para comprovar exatamente o contrário.

Segundo Lynne, ela associou-se a uma grande equipe de pesquisa pan-europeia na esperança de comprovar as suas ideias contra a homeopatia e a memória da água. A experiência original de Benveniste foi conduzida por um consórcio de quatro laboratórios independentes na Itália, na França, na Bélgica e na Holanda e dirigida pelo professor M. Roberfroid, da Universidade Católica da Lovaina, em Bruxelas. A experiência foi rigorosamente científica e considerada impecável. No fim de tudo, três ou quatro laboratórios da professora Ennis obtiveram resultados estatisticamente significativos com os preparados homeopáticos. Mas, ainda assim, a professora não deu o braço a torcer e manteve a determinação de demonstrar que a homeopatia não podia ser comprovada cientificamente. Ela atribuiu os resultados favoráveis a erros humanos. E, com o intuito de eliminar esses possíveis erros, ela aplicou um protocolo de contagem automatizada nos números que tinha e acreditava que, com isso, iria demonstrar de uma vez por todas que a homeopatia não fazia sentido.

No entanto, para a sua decepção, até mesmo os resultados rigorosamente automatizados, sem qualquer intervenção humana, chegaram à mesma conclusão. De acordo com Lynne, as elevadas diluições do ingrediente ativo funcionaram, quer o ingrediente estivesse presente em número considerado, quer estivesse altamente diluído a ponto de não restar nada, nem mesmo uma molécula da substância original. Para uma cientista cética e presa a uma abordagem materialista da ciência, ela havia esgotado todas as possibilidades de comprovar que a homeopatia não funcionava e, por mais rigorosas que fossem as experiências, eliminando qualquer possibilidade de erro humano, ela foi forçada a descer do seu pedestal e dignamente reconhecer o seguinte: "Os resultados obrigam-me a suspender a minha incredulidade e começar a procurar explicações racionais para as nossas constatações".

A partir de então, o trabalho dela passaria a ter uma relevância tão grande quanto o de Benveniste no tocante à comprovação científica da homeopatia e da memória da água, principalmente por ter vindo de uma pessoa cujo objetivo maior era derrotar qualquer evidência de que esses conceitos tinham forte base científica. Na prática, aconteceu exatamente o contrário do que a professora Ennis previra, e o seu trabalho funcionou com uma gota d'água para comprovar a tese de Benveniste e todas as pesquisas científicas que buscavam evidenciar a eficácia da homeopatia. Se a nossa comunidade científica fosse de fato científica, estaria incessantemente em busca da verdade, mesmo que, para isso, precisasse abandonar as velhas concepções, muitas vezes ultrapassadas e que levam a uma prática médica limitada e presa a conceitos materialistas e mecanicistas que foram estruturados a partir dos séculos XVI e XVII com as descobertas da física clássica, tomando como base cientistas como Galileu Galilei, Isaac Newton e René Descartes, entre tantos outros que contribuíram para o desenvolvimento de inúmeras tecnologias que culminaram com a Revolução Industrial no século XVII.

A importância da física clássica é indiscutível, no entanto, com a descoberta da física quântica e relativística a partir do início do século XX, ficou claro que as leis da mecânica clássica não conseguem explicar os fenômenos no mundo subatômico, bem como os que acontecem em estruturas gigantes e complexas como as estrelas, os buracos negros, os pulsares, os quasares e demais eventos que envolvem velocidades maiores que 10% da velocidade da luz. Para o micromundo dos átomos, a física quântica e a mecânica quântica trazem as respostas que fogem ao escopo da mecânica clássica, já para as grandes estruturas e altas velocidades, precisaremos fazer uso da Teoria da Relatividade Especial e Geral de Einstein.

Essa resistência em aceitar um novo paradigma me faz lembrar de Max Planck, que disse: "Uma nova verdade científica não triunfa com a convicção dos seus opositores ou através do esforço de fazê-los ver a luz; triunfa, geralmente, porque esses opositores finalmente morrem e cresce uma nova geração mais familiarizada com ela."[15]

"O verdadeiro cientista se alegra em ver a sua tese aprimorada ou até mesmo superada. Ele não está em busca de simplesmente negar o que se opõe ao que acredita, pois seu compromisso maior é com a verdade e não com o seu ponto de vista. Seja um cientista de si mesmo."

Como era de se esperar, as grandes revistas de viés conservador, como a *Nature*, que já havia feito uma caça às bruxas com relação ao trabalho de Benveniste, sequer deram um destaque ao trabalho científico rigoroso de Madeleine Ennis, que dava provas cabais da eficácia da homeopatia. Foi só alguns anos depois que a sua descoberta foi divulgada em uma publicação relativamente desconhecida, para garantir que ninguém prestaria atenção à notícia. Fatos como esses nos convidam a investir cada dia mais em autoconhecimento e a ficar muito atentos ao que está sendo publicado de maneira massiva pelas mídias. É muito comum a defesa de interesses escusos de grupos econômicos desconectados de uma nova ordem humanitária baseada na sustentabilidade, na cooperação, no fortalecimento da cidadania e dos princípios básicos da democracia solidária dentro de uma compreensão em que vivenciamos relações de interdependência. Enquanto tivermos descaso com a natureza, sofreremos cada vez mais os revezes do desequilíbrio que estamos proporcionando e seremos afetados diretamente na nossa saúde e qualidade de vida.

O ELETROMAGNETISMO HUMANO[16]

Além dos resultados conclusivos de Madeleine Ennis, inúmeras pesquisas científicas comprovaram o que Benveniste havia constatado em experiências rigorosas, duplamente cegas, controladas com placebo, que demonstraram que a homeopatia funciona em muitos distúrbios e doenças, entre eles a asma, a diarreia, as infecções respiratórias superiores nas crianças e até mesmo nas doenças do coração. Dentre pelo menos 105 experiências homeopáticas, 81 apresentaram resultados positivos. No entanto, havia algo que intrigava Jacques Benveniste, que era o fato de alguns laboratórios falharem ao realizar experimentos. Ele imaginou que isso poderia acontecer devido a falhas humanas. E, para tirar a prova, pediu ao seu parceiro Guillonnet para construir um robô para eliminar a interferência humana. O robô construído podia lidar com tudo, exceto com as medições iniciais. Era só entregar para ele os ingredientes brutos e alguns tubos plásticos e acionar o botão que ele desempenhava todas as funções necessárias para a realização da experiência e, no fim, lia os resultados e os entregava a quem quer que estivesse realizando a investigação. A ideia de Benveniste com o robô era entregar um lote desses dispositivos para outros laboratórios para garantir que as experiências seguissem um padrão universal e que um protocolo idêntico fosse corretamente cumprido.

O trabalho com o novo equipamento levou Benveniste a descobrir indícios de que os seres vivos emitem ondas eletromagnéticas que exercem efeito sobre o meio ambiente, da mesma forma que também concluiu Fritz-Albert Popp com as suas pesquisas. Em seu livro, Lynne revela que uma situação particular levou a outra incrível constatação do efeito do campo eletromagnético dos seres humanos sobre os medicamentos homeopáticos. Após algum tempo trabalhando com o robô, Benveniste descobriu que a máquina funcionava bem, exceto em certas ocasiões, que sempre coincidiam com a presença de uma determinada mulher no laboratório. Uma situação semelhante também estava ocorrendo no laboratório de Lyon, só que, nesse caso, a interferência nos resultados se dava na presença de um homem. Benveniste realizou diversas experiências no seu laboratório, tanto manualmente quanto executadas pelo robô, com o intuito de isolar o que a mulher estava fazendo e que impedia que a experiência funcionasse.

A mulher em questão era médica e bióloga e uma excelente profissional que seguia à risca o método científico e o protocolo. No entanto, na sua presença, durante seis meses, nenhuma experiência funcionou. Ficava cada vez mais claro para Benveniste que ela provocava algum tipo de interferência no experimento que era capaz de anular os efeitos já comprovados em experiências anteriores sobre a memória da água em altas diluições. Isso poderia fazer com que, ao enviar o robô para outros centros de pesquisa, os resultados também sofressem a interferência de uma pessoa e os pesquisadores concluíssem que o experimento não funcionava.

Uma variável delicada e misteriosa se apresentava, e era vital que ele desvendasse quanto antes o cerne do problema. Alguma coisa na mulher interferia na comunicação entre as células. Qualquer modificação, por pequena que seja, na estrutura ou forma de uma molécula impede por completo que ela se encaixe nas células receptoras. E isso interfere diretamente no sucesso de um medicamento. Benveniste desconfiava que a mulher estivesse bloqueando os sinais ao emitir alguma forma de onda. Foi quando resolveu desenvolver um método para investigar se, de fato, isso estava ocorrendo e comprovou que a mulher emitia campos eletromagnéticos que estavam interferindo na sinalização da comunicação da experiência.

A mulher provocava uma interferência que, da mesma forma que as substâncias carcinogênicas de Popp, funcionava com uma embaralhadora de frequências. Para Benveniste, isso parecia incrível demais para ser verdade, dava a impressão de pertencer mais à esfera da magia do que à da ciência, revela Lynne. Einstein também demonstrou espanto com a teoria da não localidade quântica e chegou a afirmar, certa vez, que, se a não localidade quântica fosse comprovada, a física quântica se pareceria mais com a paranormalidade. Ele chegou a chamar a não localidade quântica de ação fantasmagórica a distância. Isso mostra que mesmo grandes gênios da ciência também se chocam com as novas ideias. O mais importante é a busca legítima por encontrar a resposta que explique corretamente os problemas.

Benveniste teve, então, a ideia de pedir para a pesquisadora segurar um tubo com glóbulos homeopáticos na mão durante cinco minutos e, em seguida, testou o tubo com o seu equipamento. Por incrível que pareça, toda a atividade, toda a sinalização molecular, havia sido apagada. A descoberta de Benveniste de que seres humanos podem funcionar como embaralhadores de frequência leva a um novo campo de pesquisa que diz que a nossa presença física, em função da qualidade da frequência das ondas eletromagnéticas que emitimos, pode estar, quanticamente, influenciando o ambiente em torno de nós. Isso me lembra do fato de, quando criança, um primo da minha avó materna, que morava na roça, tinha o estigma de ter mau olhado.

As flores ou plantas costumavam murchar quando ele as admirava. Lembro que minha avó cultivava muitas plantas e flores e costumava brincar quando ele a visitava, dizendo: "Pelo amor de Deus, não admire as minhas flores". Eu, pessoalmente, já testemunhei a morte de plantas em meu apartamento após receber pessoas que não tinham uma boa vibração. A arruda, particularmente, é uma planta muito sensível a esses campos eletromagnéticos dissonantes e, por isso, costumo sempre ter um pé de arruda em casa. A impressão que tenho é a de que as plantas filtram essas frequências dissonantes e morrem como uma estratégia de proteção do ambiente. A arruda é uma das plantas mais usadas pelas benzedeiras, e acredita-se que, quando suas folhas murcham e morrem, é por combater as vibrações negativas do ambiente.[17] Recomendo que você também tenha sempre arruda em casa, pois ela atua como esse filtro de proteção energética.

Creio que toda essa informação, qualificada com experimentos científicos rigorosos, o ajudará a compreender, de uma vez por todas, como a homeopatia funciona, bem como o fato de que podem ter pessoas que, devido ao seu campo eletromagnético, estejam impedindo o medicamento homeopático de funcionar. Quem sabe já existam pesquisas nesse campo, sobre blindar os medicamentos eletromagneticamente. Também por isso, não é recomendável colocar os remédios em cima da geladeira ou em contato com celulares, computadores, TV, rádio e qualquer equipamento que emita ondas eletromagnéticas, pois eles podem atuar como embaralhadores de frequência e anular os efeitos do medicamento homeopático. Recomenda-se também evitar proximidade com ambientes úmidos ou com luz solar direta, bem como odores, perfumes, sabonetes, temperos e qualquer substância que contenha cânfora e menta.

CURA DE DOR CRÔNICA DE DEZ ANOS

Vou deixar aqui mais um depoimento de uma pessoa que participou da Imersão Coaching Quântico e passou por um processo de cura incrível. O casal Milton César e Eliane Massi já acompanhava meu trabalho pela internet há alguns anos e os meus vídeos tinham contribuído para tirar uma pessoa da família deles de uma depressão profunda. Ao fim do primeiro dia do Coaching Quântico, na sexta-feira do dia 10 de agosto de 2018, eles me procuraram para expressar gratidão pelo meu trabalho. Milton é empresário e, devido a outros compromissos, só pôde participar do primeiro dia. Eliane fez a imersão completa e, no dia seguinte, no sábado de manhã, enquanto eu ministrava o curso, percebi que ela estava com os olhos cheios de lágrimas.

No intervalo, eu a procurei para saber se estava bem, e ela me confessou que estava emocionada com o que havia acontecido com o marido na noite anterior. Após dez anos de dores crônicas, ao sair da palestra, ele conseguiu superar a dor e, no dia seguinte, continuava sem senti-la. No domingo à noite, eles me deram carona e me contaram em detalhes o ocorrido. No fim da imersão, Eliane gravou o depoimento que transcrevo a seguir. Você também pode ver o vídeo em meu canal do YouTube, basta acessá-lo por meio do QR Code a seguir.[18]

***

Olá, sou Eliane, sou coordenadora pedagógica e psicóloga. Vim aqui para São Paulo para realizar presencialmente o curso Coaching Quântico com o professor Wallace Lima. E, no dia da palestra de abertura, na sexta-feira, meu marido veio participar da palestra de abertura do curso. E, no momento da palestra, quando o professor Wallace estava falando sobre as células-tronco, ele começou a internalizar aquilo dentro dele. Ele chegou aqui com muitas dores. Ele tem um problema de dor, há dez anos ele sofre com isso. E, assim, já ficou de cama, tomou morfina, remédios anti-inflamatórios. E ele chegou aqui (eu moro há 450 km, em São José do Rio Preto), com muitas dores e com a perna formigando. E ele veio assistir à palestra de abertura. No momento em que o professor Wallace começou a falar das células-tronco, aconteceu uma coisa incrível. Depois que nós saímos daqui, ele disse pra mim que estava sem dor. Eu falei: "Como assim?". Ele falou: "Eu estou sem dor. Quando o professor Wallace começou a falar das células-tronco, eu comecei a conversar com as minhas células-tronco". E aí, assim, eu fiquei espantada com o relato dele. E no outro dia, pra vir pra cá, eu perguntei: "Tudo bem?". Ele falou: "Tudo bem. Que estranho [...] ficar sem dor!". Porque ele já está tão acostumado a sentir dor, uma dor muito forte na coluna, que irradia na perna. E, assim, foi incrível isso. Pra ele e pra mim, que continuei na imersão do curso. Ele veio só pra palestra de abertura; ele não pôde, nesse momento, fazer o curso. Mas foi muito significativo isso que aconteceu. Parece mágica, mas não é. Ele acessou um campo dentro dele, graças ao professor Wallace, a esse curso, a esse trabalho que ele realiza há alguns anos. E foi incrível essa transformação dele, da dor, na hora da palestra. Muito obrigada, professor Wallace, por tudo!

***

Para acessar o conteúdo é fácil! Basta apontar a câmera do seu celular para o QR Code ao lado ou digitar o link em seu navegador e aproveitar!

Hoje, mais de dois anos depois, Eliane segue acompanhando o meu trabalho de perto junto com Milton, que permanece livre das dores que o atormentaram por dez anos. A cada processo de autocura que acompanho dos meus alunos e seguidores, fica claro que a cura acontece quando eles fazem "download" da programação, que é quando confiam plenamente e se entregam. É a fé da qual Jesus falou. O sistema nervoso autônomo acolhe a informação, e o córtex frontal se encarrega de organizar as redes neurais, responsáveis por arquivar essa programação que promoverá as mudanças epigenéticas de autocura no corpo.

A AUTOCURA COM AS MOLÉCULAS DA EMOÇÃO   **133**

O livro *Um curso em milagres*[19] fala do Instante Santo como sendo o momento em que o milagre acontece e que nada além de um único instante do seu amor sem ataque é necessário para que a cura aconteça. Tenho buscado trabalhar o roteiro do Coaching Quântico sempre elucidando a base científica que ancora a razão, que, na escala de Hawkins, está calibrada em 400 Hz, construindo uma ponte para o amor (500 Hz), a alegria (540 Hz), a compaixão e a paz (600 Hz). Com isso, abrimos as portas da intuição e da espiritualidade que nos dá acesso ao vácuo quântico, no qual as possibilidades de cura estão disponíveis, só esperando que vibremos na frequência certa para que a programação seja liberada e instalada. O fato de as células-tronco serem mediadoras nos processos de cura do nosso corpo e ao mesmo tempo não serem eficazes quando estamos com raiva, medo, culpa ou qualquer emoção aflitiva, equivale ao "instante de amor sem ataque", o que equivale a dizer sim, sem medo, com fé, com plena entrega a essa nova possibilidade, que nos ensina *Um curso em milagres* e que é coerente com o comportamento das células-tronco.

MEDITANDO COM AS CÉLULAS-TRONCO

Sente-se de maneira confortável e apenas respire lenta, pausada e tranquilamente pelo baixo ventre. Coloque as mãos no coração e, enquanto imagina estar respirando por meio do coração, experimente sentir gratidão por tudo que existe, por todas as pessoas que já fizeram parte da sua vida, pelas que não estão mais neste plano, pelos animais, pelas plantas, pelas flores, pelo canto dos pássaros, pelo mar, pelos rios, pelas florestas, pela Lua, pelo Sol... Quando sentir o seu corpo-mente tranquilo e presente, experimente enviar uma mensagem de WhatsApp para suas células-tronco e peça a elas que vasculhem o seu corpo e curem o que precisar ser curado. Mantenha-se em estado de gratidão pelo tempo que se sentir confortável e simplesmente deixe ir, se entregue a essa possibilidade.

AFIRMAÇÕES QUÂNTICAS DE CURA

1. Eu me entrego no amor e confio que, em um único instante da minha entrega, sem ataque, a minha vida pode ser curada.

2. A minha fé move montanhas, lagos e mares, e estou convencido de que o Universo é meu amigo e responde sempre afirmativamente às ordens do meu coração.
3. Eu acordo todos os dias expressando a minha gratidão pela vida e envio uma mensagem de WhatsApp de amor incondicional às minhas células, que me ajudam a cantar a música da minha alma.

REFLEXÃO QUÂNTICA

VOCÊ NÃO TEM CONTROLE NENHUM SOBRE O MUNDO EXTERIOR OU AS PESSOAS, MAS VOCÊ PODE TER CONTROLE SOBRE AS SUAS EMOÇÕES, SEU MUNDO INTERIOR E A FORMA COMO VÊ O MUNDO E AS PESSOAS.

CAPÍTULO 6
A CURA POR MEIO DOS MICRÓBIOS

> "Procure saber se está cuidando bem dos micróbios do seu corpo. A sua saúde, o seu humor, o seu comportamento e a sua energia dependem diretamente de como você os trata."

Você sabia que tem apenas 10% de células humanas e que os outros 90% das suas células são de micróbios e, principalmente, de bactérias? Você sabia que possuímos, aproximadamente, 23.600 genes humanos e cerca de 8 milhões de genes de micróbios? Ou seja, geneticamente, somos, aproximadamente, 1% humanos e 99% microbianos.[1] Você sabia que cervejas, vinhos, queijos, iogurtes, chocolates, pães, vinagres e todos os tipos de alimentos fermentados dependem de micróbios, como fungos e bactérias, para serem produzidos? Você sabia que muitos antibióticos, como a penicilina e a estreptomicina, entre outros, foram fabricados, inicialmente, a partir de micróbios? Você sabia que bactérias são usadas para produzir o Botox; vitaminas como K, B12, B1 e B2; hormônios de crescimento; insulina e determinadas enzimas? Você sabia que, na agricultura, os herbicidas já podem ser substituídos por micróbios como o *Bacillus thuringiensis* para o controle de larvas, lagartas, brocas, moscas, mosquitos e cascudos?[2] Você sabia que um microbioma saudável é sinônimo de um sistema imunológico forte, capaz de defender você de bactérias e vírus maléficos, como o da covid-19? Isso é só uma amostra da importância dos micróbios na nossa vida. Os micróbios envolvem vírus, bactérias, algas, fungos e protozoários.

Estudos científicos mostram que a microbiota intestinal desregulada, a disbiose intestinal, está associada diretamente com inúmeras doenças, como ansiedade, diabetes, doenças cardiovasculares, obesidade, entre tantas outras. Além disso, estudos recentes mostram uma relação direta entre os sintomas de covid-19 e a microbiota intestinal dos infectados. A qualidade das bactérias que habitam o intestino das pessoas está associada à gravidade dos sintomas da covid-19, de acordo com a microbiologista e pesquisadora Ana Maldonado-Contreras, da Faculdade de Medicina da Universidade de Massachusetts.[3] Ela afirma que uma boa alimentação voltada a nutrir bem as bactérias do nosso intestino irá não só prevenir que as pessoas contraiam a covid-19 e outras inúmeras doenças, como irá influenciar as condições que levam os sintomas a serem mais ou menos severos.

Se você quiser acessar o seu imenso potencial de autocura, é super recomendável tratar com muito carinho e amor os trilhões de bactérias que habitam o seu intestino e compõem a sua microbiota intestinal. Com isso, você terá uma melhor digestão e absorção dos nutrientes, o fortalecimento do seu sistema imune e a melhora de outras importantes funções vitais desenvolvidas pelas bactérias do seu intestino. Os alimentos preferidos das bactérias são os prebióticos e os probióticos. Os prebióticos contêm fibras solúveis e insolúveis, que são o principal combustível usado pelas bactérias. Você os encontrará em alimentos como frutas vermelhas, mamão, pera, maçã, kiwi, banana, brócolis, couve, couve-flor, chicória, feijão, cebola, alho, biomassa de banana verde, ovo, castanhas, *chlorella*, grão-de-bico, *spirulina*, cacau, chocolate com 70% de cacau ou mais, aveia, linhaça, aspargo, semente de abóbora etc. Os probióticos envolvem os iogurtes, coalhada, missô, *kombucha*, *kefir*, vinagre de maçã e fermentados em geral. Hoje, você também pode encontrá-los em cápsulas. Para o bom funcionamento do seu intestino, além do consumo de todos esses alimentos, também é necessário ingerir muita água (35 ml por quilograma). Não sei se você sabe que o aminoácido triptofano, precursor dos hormônios serotonina e melatonina, que regulam a qualidade do nosso sono, humor, digestão e bem-estar em geral, também é produzido pela nossa microbiota intestinal, e, hoje, sabe-se que 95% da serotonina é produzida nos intestinos. Ou seja, cuide bem dos seus micróbios e seja uma pessoa mais saudável, mais disposta e mais feliz.

"Hoje, você já pode tratar seu corpo com o carinho e o cuidado com os quais ele merece ser presenteado, com longevidade saudável, com energia e bom humor, para levar adiante o seu propósito de vida. Invista em você!"

Nós crescemos ouvindo nossos pais, médicos, a imprensa e a sociedade em geral falando mal dos micróbios. Acontece que as pesquisas científicas mais recentes, incluindo o mapeamento do microbioma humano realizado entre 2007 e 2012 na sua primeira etapa, mudaram radicalmente a visão da ciência sobre o papel dos micróbios em todas as áreas da vida humana, incluindo a natureza.

A história que a maioria das pessoas sabe sobre os micróbios, e faz com que os vejam sempre como algo maléfico, tem como base a Teoria do Germe, do célebre médico Louis Pasteur, conhecido como o pai dos micróbios, que, no século XIX, defendeu que a origem das doenças eram micróbios como bactérias, vírus e bacilos. No entanto, pouca gente parece saber que, em seu leito de morte, Pasteur negou a sua famosa teoria e aceitou a teoria do seu maior opositor, o médico Claude Bernard, que defendia a Teoria do Terreno Biológico, que afirma que os micróbios podem nos atacar ou não, dependendo da nossa imunidade. É o terreno biológico que o micróbio encontra no nosso corpo que fará com que ele prospere ou seja destruído. Pasteur reconheceu o seu equívoco ao afirmar: "Bernard tinha razão, o micróbio não é nada, o terreno é tudo".[4] Hoje, sabe-se que aproximadamente uma centena de micróbios podem nos fazer mal, enquanto existem milhares deles que são nossos parceiros, indispensáveis para vivermos com dignidade e saúde. Uma coisa muito importante é que um micróbio que pode fazer mal a uma pessoa pode não fazer mal nenhum a outra, pois não é o micróbio que determina se vamos adoecer, mas nosso terreno biológico, o nosso ambiente interno.

UM NOVO OLHAR SOBRE OS MICRÓBIOS

Quando li o livro *Microcosmos: Quatro bilhões de anos de evolução microbiana*, dos biólogos Lynn Margulis e Dorion Sagan,[5] um novo universo se abriu a minha frente, e esse capítulo que escrevo agora deve-se aos estudos subsequentes que continuei fazendo e que foram se tornando mais claros com a conclusão do Projeto do Microbioma Humano e as sucessivas pesquisas nessa área, que praticamente convidam a comunidade científica a reescrever a história da medicina e rever os principais conceitos no que diz respeito à saúde e à doença pela perspectiva do que já sabemos hoje sobre o papel dos micróbios na nossa vida. A Nova Medicina Germânica, por exemplo, criada pelo dr. Ryke Geerd Hamer, tem como base cinco leis biológicas que explicam as causas, o desenvolvimento e a cura natural das enfermidades segundo princípios biológicos universais. A quarta lei biológica, a lei do sistema ontogenético dos microorganismos, mostra que os micróbios não atuam de maneira independente, mas simbiótica e sensatamente controlada pelo cérebro, com função específica e precisa em relação aos tecidos. Na Nova Medicina Germânica, a ontogênese (o desenvolvimento) dos micróbios apresenta-se de maneira bem diferente daquela trazida por Louis Pasteur na identificação e associação dos micróbios com infectividade, contaminação e causalidade de doenças. De acordo com o médico dr. Maurílio Brandão, a Nova Medicina Germânica é uma ciência que permite tornar habitual a realidade percebida em sua complexidade que proporciona autoconhecimento e evolução. A impressão que tenho é a de que os currículos dos cursos de Medicina precisarão ser radicalmente modificados se a medicina quiser acompanhar os avanços no que diz respeito às novas descobertas da ciência sobre o papel dos micróbios na nossa vida.[6] Para entender um pouco sobre a origem natural das doenças pela ótica da Nova Medicina Germânica, veja o artigo do dr. Maurílio Brandão no QR Code a seguir.

Para acessar o conteúdo é fácil! Basta apontar a câmera do seu celular para o QR Code ao lado ou digitar o link em seu navegador e aproveitar!

https://bit.ly/3vfie4c

Tudo indica que a complexa engenharia que organiza a vida do reino animal tem a ver com processos cooperativos inteligentes entre os micróbios. No livro *Microcosmos*, os autores revelam que as mitocôndrias e cloroplastos, que são as usinas energéticas das células animal e vegetal, são produtos de simbioses entre bactérias e outros microorganismos que possibilitam a utilização do oxigênio, vital para os seres vivos. Sabe-se, hoje, que convivemos com um quatrilhão de bactérias no corpo humano, o que equivale a uma quantidade dez vezes maior que o número aproximado de células humanas, mostrando que, de fato, o nosso corpo é o registro de uma parceria espetacular entre os micróbios e as pequeninas células, com suas habilidades extraordinárias de promover a vida. Dez por cento do nosso peso corporal seco deve-se às bactérias.

É chegada a hora de, em vez de apenas temer e querer destruir os micróbios, buscar entender o seu papel evolutivo, até chegar ao ponto de compreendermos que, mesmo quando adoecemos por uma infecção bacteriana ou devido a uma virose, protozoários ou fungos, eles estão nos transmitindo um recado de que precisamos nos cuidar melhor, de que o nosso estilo de vida deve estar criando um ambiente desequilibrado que facilita com que nos ataquem, nos fazendo adoecer. Um aspecto importante trazido no livro *Microcosmos* é que a vida na Terra surgiu há 3,5 bilhões de anos e que, nos 2 bilhões de anos iniciais, os micróbios reinaram absolutos. Como os seres humanos chegaram por último, nós trazemos os registros da história evolutiva da Terra, e o que parece mais é que os micróbios fizeram do nosso corpo a morada deles e se comprometem a nos proporcionar saúde e longevidade, basta apenas que cuidemos bem deles.

"O corpo humano contém a autêntica história da vida na Terra. As suas células mantêm um equilíbrio com alto teor de carbono e hidrogênio, como o da Terra nos primórdios da vida. Elas vivem em um meio de água e sais, como a composição dos oceanos primitivos. Nós nos tornamos o que somos hoje por meio da união de bactérias em um meio aquoso."

Lynn Margulis e Dorion Sagan no livro *Microcosmos*

Margulis e Sagan defendem que as bactérias são as microunidades auto-organizativas responsáveis pela vida na Terra, que culminou com a chegada da raça humana ao fim. Segundo eles, "a menor unidade de vida, uma única célula bacteriana, é um monumento sem par de modelo e processo no Universo, da forma como o conhecemos". A ideia que eles defendem é a de que todos os organismos vivos evoluíram por meio de simbioses, revelando um profundo processo de interdependência entre o nosso corpo e os micróbios, principalmente as bactérias. Descobertas arqueológicas datadas de 2017, e publicadas na revista *Nature*, mostram que a origem do Homo Sapiens deve ter sido há 300 mil anos.[7] Para ler o artigo completo, basta acessar o QR Code abaixo.

Para acessar o conteúdo é fácil! Basta apontar a câmera do seu celular para o QR Code ao lado ou digitar o link em seu navegador e aproveitar!

"Decida mergulhar fundo dentro de você e fazer as pazes com suas células e suas bactérias. São esses pequeninos seres que formam a incrível comunidade inteligente que traz sentido à sua vida. Carregue-os no seu coração, cuide bem deles e sinta sua vibração se elevar."

A VERDADE SOBRE OS MICRÓBIOS[8]

No livro *A vida secreta dos micróbios*, os autores Rob Knight, cofundador do Projeto do Microbioma da Terra e do American Gut, e Brendan Buhler, premiado escritor na área da ciência, deixam claro que não somos meros infelizes hospedeiros de micróbios maléficos que, eventualmente, nos trazem infecções. Na verdade, vivemos o tempo todo em equilíbrio com uma vasta comunidade de microorganismos.

Segundo eles, a nossa comunidade interna de microorganismos está mais para um conjunto de diferentes comunidades. Espécies distintas habitam partes distintas do corpo, nas quais desempenham papéis especializados. Os microorganismos que moram em nossa boca são diferentes dos que residem em nossa pele ou nos intestinos. Não somos indivíduos, somos ecossistemas. Nossa diversidade de microorganismos pode até explicar peculiaridades, como o fato de pernilongos atacarem mais umas pessoas do que outras, o que depende diretamente do tipo de comunidade que habita a nossa pele e também reverbera nos nossos hábitos alimentares.

Um outro aspecto para o qual eles chamam atenção é a variedade de micróbios que habitam em cada um de nós. Hoje, comprova-se que, em termos genéticos, tomando como referência o DNA humano, uma pessoa é 99,99% idêntica a outra pessoa qualquer. Já com relação aos microorganismos do intestino a coisa é muito diferente. Nesse caso, talvez uma pessoa compartilhe apenas 10% de semelhança com a outra. Possivelmente, essas diferenças se expliquem pelo estilo de vida, hábitos alimentares, cultura, religião e tudo que venha nos influenciar de alguma maneira. As pessoas, mesmo gêmeos univitelinos, costumam ter hábitos e estilos de vida diferentes, e, na família como um todo, vamos identificar hábitos e padrões comportamentais que modelam, muitas vezes, personalidades muito distintas.

Eu costumo dizer que o famoso ditado popular "Diga-me com quem andas e te direi quem és", deve ser adaptado para essa nova realidade: "Diga-me os micróbios com quem andas que te direi quem és". De fato, hoje, sabe-se da relação de inúmeras doenças com certos tipos de micróbios, e quem sabe, no futuro, um médico que se aprofunde nessa temática possa, ao atender um paciente, identificar os sintomas, associá-los com certos tipos de micróbios e sugerir mudanças de hábitos alimentares e estilo de vida, bem como auxiliar o paciente na identificação e superação de padrões mentais e emocionais que possam estar associados à predominância de determinado tipo de micróbio no corpo da pessoa, evitando o abuso de antibióticos.

Segundo Knight e Buhler, essa diversidade pode ser responsável pelas enormes diferenças entre nós, do peso às alergias, da tendência a ficar doente ao nível de ansiedade. Estamos apenas começando a mapear e a compreender esse imenso mundo microscópico, mas as implicações dessas descobertas já são assombrosas. É bom lembrar que, há apenas quarenta anos, pouco se sabia sobre essa realidade. O reconhecimento desse universo microbiano está apenas começando e promete mudanças profundas, à saúde e a nós mesmos.

MICRÓBIOS VAGINAIS DEFINEM NOSSO DESTINO[9]

Ao contrário da genitália masculina, que é bem menos estudada cientificamente, já existem muitos trabalhos científicos esclarecedores sobre a genitália feminina. Por exemplo, sabe-se que, na vagina de mulheres adultas europeias saudáveis, predominam as bactérias da espécie *Lactobacillus*, que são parecidas com as que são encontradas nos leites fermentados, mas são diferentes e produzem ácido cáprico, que mantém a vagina ácida.

Em seu livro, Rob Knight e Brendan Buhler citam o trabalho do microbiologista Jacques Ravel, da Universidade de Maryland, que demonstrou que as espécies predominantes na comunidade vaginal específica de uma mulher podem variar com o tempo, inclusive durante o ciclo menstrual, que tem a presença das bactérias denominadas *Deferribacteres*, que se alimentam de sangue.

As bactérias vaginais femininas podem mudar até com a mudança do parceiro sexual. Um outro aspecto importante, segundo os autores, é que nem todos os microbiomas vaginais saudáveis se parecem. As novas pesquisas sugerem que populações diferentes, hispânicas, afro-americanas, caucasianas, asiáticas, entre outras, apresentam comunidades microbianas vaginais saudáveis muito distintas. Isso se deve, sobretudo, ao estilo de vida e aos hábitos alimentares, que costumam ter peculiaridades para cada região. Como no parto vaginal o intestino do bebê é povoado pela primeira vez pelas bactérias vaginais da mãe, a qualidade dessas bactérias irá influenciar diretamente a nossa vida futura, o nosso destino.

Hoje, sabe-se que a população de micróbios no intestino da gestante se altera de modo a ter micróbios mais eficientes em extrair a energia do que ela come. À medida que se aproxima o dia do parto, a população das bactérias vaginais vai se alterando e, durante toda a gravidez, tipos específicos de *Lactobacillus* passam a predominar. As pesquisas levam a crer que esses micróbios se desenvolvem na vagina para cobrir o bebê com uma camada protetora para o mundo. É por isso que o parto natural é tão importante.

> Apesar disso, o número de cesarianas realizadas no Brasil é absurdo e chega a atingir 80% dos partos na rede privada, levando o país a um triste primeiro lugar no mundo, aumentando os riscos para a mãe e evitando que o bebê nasça com essa camada protetora e comece a povoar o seu intestino com os seres que irão influenciar diretamente a sua saúde no futuro. Segundo a Organização Mundial da Saúde (OMS), o número ideal de partos cesariana deveria ser entre 10% e 15%, realizados apenas nas situações em que a vida do bebê ou da mãe estiver em risco.[10] Esse é um número recomendado desde 1985.

Se tivéssemos uma cultura de saúde, o Ministério da Saúde, bem como todas as Secretarias de Saúde municipais e estaduais, deveria ter verbas de marketing para estimular as mães a terem partos naturais. Por outro lado, seria necessária uma outra campanha, voltada para a reeducação e preparação dos profissionais de saúde para o parto natural, visto que, no Brasil, 25% das mulheres passam por violência obstétrica durante o parto e, quando se trata de aborto, espontâneo ou intencional, esse índice sobe para 50%. O que é mais chocante é que, na maioria dos casos, essa violência é praticada por mulheres.[11] Ao organizar o Congresso Internacional On-line de Sexualidade e Relacionamento, em maio de 2020, fiquei sabendo sobre a violência obstétrica. Um dos aspectos mais chocantes dessa violência é a episiotomia, o corte feito abaixo da vagina durante o parto, muitas vezes, sem autorização da mulher e que a leva a ter uma recuperação dolorosa. Algumas mulheres chegam a levar mais de trinta pontos, e ainda há a famigerada cultura do "ponto do marido", que é dado com o intuito de a vagina da mulher ficar mais apertada do que o normal para proporcionar mais prazer ao marido, segundo relatou Ademara Barros, jornalista e influenciadora digital que fez um importante e esclarecedor documentário sobre a violência obstétrica, e que entrevistei no congresso. Tudo isso fruto de uma cultura em que o machismo predomina e, inclusive, se infiltra entre as próprias mulheres.

Gestores públicos comprometidos com o cuidado integral do ser humano podem contribuir com campanhas educativas, orientando as mulheres, estimulando-as a terem parto natural, e os profissionais que trabalham com o parto, para que possam humanizá-lo e contribuir para que a mãe e o bebê tenham uma transição saudável para o mundo. Na dúvida, eu recomendo às mulheres que forem passar por um parto que exijam a presença de um acompanhante na sala de parto, o que é permitido por lei, e, se possível, alguém da área de saúde para se prevenir de possíveis abusos. A episiotomia atinge o índice absurdo de 53,5% dos partos normais, sendo que, em quase 100% deles, é desnecessário.[12] A parteira mexicana Naoli Vinaver, uma autoridade mundial em partos naturais, que também entrevistei durante o congresso, me falou que já havia realizado mais de 1.600 partos naturais e só teve necessidade de episiotomia três vezes. Segundo a OMS, no máximo 10% das mulheres tem necessidade da episiotomia.

"Quando se trata de vidas humanas, o que você estiver proporcionando de benefício para alguém, estará proporcionando ainda mais a você mesmo. O Universo costuma devolver em dobro o que você doa, seja o bem ou seja o mal."

O PARTO NATURAL É UMA DÁDIVA[13]

Uma experiência interessante aconteceu com Rob Knight, coautor do livro *A vida secreta dos micróbios*. A sua filha nasceu com três semanas de antecedência, o trabalho de parto durou mais de vinte e quatro horas, e os médicos constataram que era uma gravidez de risco e que o bebê estava em sofrimento fetal. Ele consultou uma doula, que confirmou o diagnóstico: a necessidade de se fazer uma cesariana para evitar riscos para a mãe e para o bebê. Devido à consciência que ele tinha da importância dos micróbios para a sua filha, encontrou uma solução inédita e original para povoar a pequena Amanda com os micróbios que habitavam a vagina da mãe. O que ele fez foi usar cotonetes esterilizados para coletar as amostras da vagina e transferir para várias partes do corpo da recém-nascida, como pele, orelhas, boca e todos os lugares a que os micróbios teriam chegado naturalmente se ela tivesse passado pelo canal de parto.

Rob trabalhou com a dra. Maria Gloria Dominguez-Bello, pesquisadora do Langone Medical Center, da Universidade de Nova York, que estuda o microbioma humano. Eles constataram que o microbioma dos recém-nascidos parece ser mais ou menos o mesmo. Se a criança nasce pela vagina, seus micróbios se parecem com os das comunidades vaginais da mãe; se nasce de cesariana, seus micróbios se parecem com os encontrados na pele de adultos, uma comunidade completamente diferente. Tudo indica que os nascimentos por cesárea estejam associados a taxas mais altas de um amplo leque de doenças relacionadas com o microbioma e/ou o sistema imunológico, como asma, alergias alimentares, eczema atópico (um tipo de reação na pele) e talvez obesidade, explica Rob, revelando que, no entanto, ainda há conflitos em alguns estudos.

Porém, não é necessário entrar em pânico caso tenha nascido de cesárea ou tido filhos assim. Eu recomendo que busque formas naturais de fortalecer o seu sistema imune, mantendo altos níveis de vitamina D3 e cuidando da nutrição dos intestinos por meio de uma alimentação orgânica e rica em fibras e de evitar os alimentos inflamatórios, como glúten e laticínios, além de fazer uso de probióticos de qualidade e de aumentar o consumo de alimentos de verdade, reduzindo a ingestão de produtos industrializados. Aliado a isso, é importante fazer atividades físicas e práticas de meditação, yoga, Tai chi chuan ou Qi Gong, entre outras práticas naturais de saúde que contribuirão diretamente para um repovoamento saudável dos intestinos e do corpo inteiro.

Rob também deixa clara a influência negativa dos antibióticos no microbioma das crianças. Logo após a aplicação do antibiótico, a comunidade de micróbios da criança chega a parecer de uma pessoa diferente e até de uma espécie diferente. Por isso, recomendo que não busque um pediatra que seja apenas alopata, pois correrá um sério risco de supermedicação com antibióticos, comprometendo a saúde do seu filho. Eu sou um exemplo de quem tomou muitos antibióticos e até corticoides para problemas de garganta e alergias durante a vida.

A alimentação também faz enorme diferença. O aleitamento materno expõe a criança a micróbios especiais encontrados no leite, o que aumenta o número de micróbios benéficos. As crianças que apresentam diversidade de comunidades microbianas quando pequenas são as que foram expostas a um leque maior de influências, como irmãos, bichos de estimação ou a vida em fazendas ou perto delas e, por isso, tendem a apresentar taxas menores de problemas no sistema imunológico do que as crianças que crescem nas cidades, alertam os autores.

No livro *Let Them Eat Dirt: Saving Your Child from an Oversanitized World* (Deixe-os comer besteira: salvando o seu filho de um mundo supersanitizado, em tradução livre), os autores B. Brett Finlay e Marie-Claire Arrieta alertam sobre o que chamam de "a vingança dos micróbios".

> *A prevalência das doenças infecciosas declinou nitidamente com a emergência dos antibióticos, vacinas e técnicas de esterilização. Entretanto, há uma explosão e prevalência das doenças crônicas não infecciosas nos países desenvolvidos e outras desordens. Isso inclui a diabetes, alergias, asma, doenças inflamatórias do intestino, doenças autoimunes, certos tipos de câncer e obesidade. A incidência de certas desordens está dobrando a cada dez anos e elas estão aparecendo cada vez mais cedo, frequentemente já na infância.*[14]

Fica claro que temos um modelo antiquado e obsoleto de lidar com as doenças, pois, da mesma forma que promove a redução de algumas delas, também promove o crescimento alarmante de outras tantas, estimulando um ciclo de adoecimento sem fim. Os diagnósticos de doenças autoimunes triplicaram nos últimos cinquenta anos nos EUA e, hoje, doenças como autismo, diabetes, esclerose múltipla, entre tantas outras, estão tomando dimensões epidêmicas e algumas até pandêmicas. Isso sem falar da obesidade, que já é considerada uma doença crônica e tem uma clara relação com as doses de antibióticos, apesar de baixas, que passaram a ser ministradas ao gado, porcos e frangos para aumentar o peso dos animais.[15]

OBESIDADE, ANTIBIÓTICOS E MICROBIOTA

Segundo Alanna Collen em seu livro *10% humano: Como os micro-organismos são a chave para a saúde do corpo e da mente*,[16] tudo começou quando, no fim da década de 1940, cientistas americanos descobriram, por acidente, que ministrar antibióticos a frangos aumentava o seu crescimento em até 50%. Naquele momento pós-guerra, com muitas dificuldades, essa descoberta ajudaria a alimentar a crescente população americana que se queixava do alto custo de vida e veio a calhar para os fazendeiros, que descobriram que bois, porcos, carneiros e perus apresentavam a mesma reação a pequenas doses diárias desses medicamentos, ou seja, um enorme aumento de peso.

Como vem acontecendo na história da humanidade, os seres humanos de vez em quando resolvem brincar de Deus, interferindo na natureza das coisas com o intuito de obter ganhos imediatos, e se esquecem de que as modificações que fazem no solo e na água e os melhoramentos genéticos feitos nos vegetais, como o trigo, soja e milho, irão se refletir futuramente na saúde da humanidade como um todo. Essa falta de visão de sustentabilidade, de não lembrar que as futuras gerações habitarão o mesmo planeta, levou o trigo a um aumento de 400% no seu teor de glúten, tornando-o um alimento altamente inflamatório e associado aos índices crescentes de obesidade.

Possivelmente há uma relação direta entre o crescimento das doenças autoimunes, bem como da obesidade, e essa medida tomada desde o fim da década de 1940. Entretanto, apesar de ser uma pessoa bem informada, eu só vim a saber disso recentemente, ao ler o livro de Alanna Collen. As estimativas são de que 70% desses medicamentos sejam usados em animais de fazenda nos EUA, alerta Alanna. Desde então, a chamada dose subterapêutica de antibióticos tem sido uma parte essencial da agropecuária. Como a maioria da nossa população é carnívora e se alimenta, principalmente, de carne de boi, de frango e de porco, há indícios muito claros de que o uso em massa dessa dose subterapêutica esteja diretamente ligado aos índices crescentes de obesidade. Como costumamos adotar os maus hábitos alimentares dos americanos e o estilo de vida de descaso com a natureza, infestamos as nossas plantações com agrotóxicos e somos, hoje, os campeões disparados no consumo mundial dessas substâncias. De acordo com levantamento feito pela Unearthed, organização jornalística independente financiada pelo Greenpeace, em parceria com a ONG suíça Public Eye, o Brasil é o principal mercado dos agrotóxicos altamente perigosos à saúde humana, junto com a Índia e os países pobres, sendo que 49% deles já foram banidos na maioria dos países e circulam livremente por aqui, onde o consumo continua crescendo.[17]

No Brasil, um terço das crianças está acima do peso, de acordo com o documentário *Muito além do peso*, da cineasta Estela Renner, que denuncia a epidemia de obesidade infantil no país. O documentário completo está disponível no YouTube, basta acessar o QR Code a seguir.[18]

Para acessar o conteúdo é fácil! Basta apontar a câmera do seu celular para o QR Code ao lado ou digitar o link em seu navegador e aproveitar!

https://youtu.be/8UGe5GiHCT4

Segundo a OMS, em 2025, 2,3 bilhões de pessoas terão excesso de peso e 700 milhões terão obesidade mórbida, a forma mais séria da doença.[19] Uma pesquisa do Ministério da Saúde divulgada em 2019 atesta que a obesidade aumentou de 11,8% para 19,8% entre 2006 e 2018, tendo um crescimento de 67,8% nos últimos treze anos, e que 55,7% da população brasileira encontra-se com excesso de peso, tendo um aumento de 30,8% no mesmo período. Um grito de alerta para as mulheres com idade entre 18 e 24 anos é que estas tiveram um aumento de 40% com relação ao sobrepeso, enquanto os homens na mesma faixa de idade tiveram um aumento de 21,7% nessa taxa.[20] Confesso que fiquei intrigado com esses números. A pesquisa também mostra que o excesso de peso é observado, sobretudo, entre pessoas de 55 a 64 anos e com baixa escolaridade. Outro dado significativo é que a obesidade aumentou 84,2% entre pessoas de 25 a 34 anos e 81,1% entre pessoas de 35 a 44 anos. São dados preocupantes, sem sombra de dúvida, e apontam para futuras gerações ainda mais doentes que a atual.

Reduzir o consumo de carnes, de um modo geral, bem como de alimentos processados e industrializados é uma medida que contribui para a diminuição desses números. Além disso, sempre que possível, prefira um frango ou ovo caipira e carnes de animais criados soltos, sem alimentação transgênica e sem antibióticos. Esse é um mercado que cresce no mundo inteiro. A mesma coisa para os peixes e camarões criados em viveiro, que devem ser evitados. Assim como os frangos, eles são alimentados com ração composta por 98% de alimentos processados e transgênicos. Na Califórnia, EUA, os frutos do mar precisam trazer a informação sobre a procedência na embalagem, se são selvagens ou criados em fazendas. Além disso, cada seção do supermercado, por lei, deve ter um aviso dizendo quais doenças podem ser provocadas por alimentos transgênicos, como câncer, por exemplo. Não é por acaso que a Europa proibiu, desde 2006, o uso dessas doses de antibióticos para importação do frango brasileiro. Segundo matéria da *Folha de S.Paulo*, os europeus exigem o fim do uso contínuo dos antibióticos na produção de carnes porque essas substâncias podem criar bactérias mais resistentes, as chamadas superbactérias, que comprometem ainda mais a saúde das pessoas.[21]

Em seu livro,[22] Alanna compartilha a ideia do professor de Química Biológica do Imperial College, de Londres, Jeremy Nicholson, que, em 2005, defendeu que os antibióticos estavam por trás da epidemia de obesidade. Experimentos anteriores do pesquisador Fredrik Bäckhed mostraram que a microbiota desempenha um papel importante na absorção e no armazenamento de energia provinda dos alimentos, o que abriu a mente dos cientistas para a possibilidade de que o aumento de peso pudesse ser controlado por micróbios. Experimentos feitos com ratos demonstraram que o aumento de peso e a obesidade entre eles estavam associados ao tipo de micróbios que carregavam no intestino. O que Jeremy defendia era que a alteração da flora intestinal provocada pelos antibióticos estaria diretamente ligada à obesidade humana. Ele observou que a introdução desses medicamentos para uso público ocorreu em 1944, apenas poucos anos antes de ter início o aumento nos índices de obesidade. Os indícios são muito claros.

A questão que Nicholson trazia era bem objetiva: se os antibióticos podem deixar os animais mais gordos, quem come regularmente carne de boi, frango, porco, carneiros e perus que não sejam de produções orgânicas tem uma grande chance de também ter sobrepeso. Quando comparamos o nosso sistema digestivo com o dos porcos, não há muita diferença; tantos os humanos como os porcos seguem uma dieta onívora, possuem um estômago simples e um grande intestino, cheio de micróbios que se utilizam das sobras do próprio processo digestivo no intestino delgado. Os antibióticos chegam a aumentar o peso dos leitões em 10% ao dia, o que leva os fazendeiros a abatê-los com dois ou três dias de antecedência, tendo um grande ganho financeiro com isso. Se os antibióticos promovem esse aumento radical no peso dos animais, é possivelmente uma das principais causas da obesidade humana. Você tinha conhecimento sobre isso? Você tem sobrepeso ou tem alguém na família ou entre os amigos que seja obeso? Observe se essas pessoas possuem uma dieta predominante carnívora e não orgânica e compartilhe com eles essa informação.

Alanna revela que o maior desejo de muitas pessoas que lutam contra o excesso de peso é emagrecer, mas dificilmente conseguem, por mais que tentem. Esse desejo é tão poderoso que, em um estudo, pacientes obesos mórbidos que perderam muito peso declararam que preferiam perder uma perna ou ficar cegos a retornar à obesidade. Todos os 47 pacientes disseram que preferiam ser magros a serem obesos multimilionários. A pesquisa mostra a angústia dessas pessoas pela dificuldade em emagrecer. Porque será que é tão fácil ganhar peso e tão difícil emagrecer? As estimativas mais otimistas indicam que apenas 20% das pessoas com excesso de peso conseguem perdê-lo e mantê-lo por mais de um ano a certa altura da vida. Outro dado é que, para se conservarem magras, as pessoas passaram a ingerir uma quantidade muito menor de calorias do que seria o normal em uma dieta típica de manutenção de peso para sua altura.

Segundo o dr. Henrique Eloy, médico especialista em endoscopia digestiva e gastroenterologia, a obesidade é considerada a doença que mais cresce em todo o mundo e a responsável pela pior crise global de saúde pública de toda a história. Desde o consenso do Instituto Nacional de Saúde dos Estados Unidos, em 1991, a cirurgia bariátrica, feita para redução do estômago, foi considerada o único tratamento efetivo que pode resolver a obesidade mórbida ou grave de maneira duradoura. Segundo a Sociedade Brasileira de Cirurgia Bariátrica e Metabólica, o Brasil passou de 16 mil cirurgias em 2003 para 100 mil em 2017, e estimava-se que 5 milhões de brasileiros precisavam dessa cirurgia em 2018, levando o país ao segundo lugar nesse tipo de cirurgias no mundo, atrás apenas dos EUA.[23] De tanto imitar os maus hábitos alimentares dos americanos, estamos disputando com eles os primeiros lugares do mundo em algumas das doenças mais destrutivas da humanidade: depressão, ansiedade, obesidade, além de um desonroso primeiro lugar no consumo de agrotóxicos no mundo.

Ainda segundo o livro *10% humanos*, pesquisadores como o professor Nikhil Dhurandhar acreditam que não se trata de uma simples questão de desequilíbrio entre calorias ingeridas e calorias gastas, mas de uma doença complexa com muitas causas possíveis: os antibióticos aplicados nos animais bem como a incrível quantidade de agrotóxicos usados na agricultura, aparecem como fatores determinantes, pois a ação deles é matar tanto as bactérias más como as boas. As pessoas que comem regularmente carnes não orgânicas, alimentos processados como as farinhas brancas e consomem verduras e frutas não orgânicos estão dentro do grupo com altos riscos de obesidade devido à ingestão diária de antibióticos. Isso sem falar dos transgênicos. O médico cardiologista William Davis afirma em seu livro best-seller *Barriga de trigo*[24] que há uma relação direta entre obesidade, sobrepeso e o consumo de trigo geneticamente modificado. Segundo ele, a epidemia de obesidade e sobrepeso que acomete a sociedade atual é culpa do trigo geneticamente modificado: "O cereal mais popular do mundo é também o produto alimentício mais destrutivo. O trigo moderno nada tem a ver com o trigo verdadeiro". Segundo Alanna, o mero fato de 65% da população de certos países desenvolvidos apresentar sobrepeso ou obesidade seria suficiente para nos apresentar uma visão desconcertante do comportamento humano.

Será que somos mesmo tão desmotivados assim a ponto de existirem mais membros de nossa espécie com excesso de peso do que magros? Ou será que as razões para nosso excesso de peso são mais profundas do que havíamos pensado? A comprovação de uma epidemia de obesidade induzida ou facilitada por antibióticos, responsáveis pela alteração direta da microbiota intestinal, não apenas absorveria parcela significativa da humanidade que vive com sobrepeso e obesidade, como deixaria clara a possibilidade de mudar essa situação sem precisar recorrer a tantas dietas aparentemente inúteis e a medicamentos alopáticos que contribuirão para desencadear novas doenças.

OS ANTIBIÓTICOS E AS SUPERBACTÉRIAS

"A vida está nos convidando a um olhar cuidadoso sobre nós mesmos e sobre o planeta. A humanidade está perdendo uma luta insana contra os micróbios enquanto bilhões de pessoas sofrem as consequências. Está na hora de decifrar, em detalhes, a linguagem da natureza para identificar o melhor caminho a seguir sem que o remédio seja uma arma mais letal do que a doença que pretende curar."

O abuso no uso dos antibióticos não acontece apenas na engorda dos rebanhos, mas no uso frequente, e muitas vezes desnecessário, pelos seres humanos, em função da formação limitada pela qual os médicos passam e que leva à disseminação de uma cultura errada do uso de antibióticos. Para você ter uma ideia, algumas famílias chegam a cobrar do médico a prescrição desses medicamentos, mesmo quando não são necessários. Em seu livro,[25] Alanna Collen alerta que é difícil encontrar uma criança com 2 anos que ainda não tenha tomado um antibiótico. Cerca de um terço das crianças recebe antibióticos aos 6 meses, e esse número aumenta para quase metade com 1 ano e para 75% com 2 anos. Aos 18 anos, as pessoas nos países desenvolvidos já terão feito de dez a vinte tratamentos com antibióticos, em média. Cerca de um terço de todos os remédio prescritos por médicos são ingeridos por crianças.

Nos Estados Unidos, para cada mil crianças, 900 já se trataram com antibióticos. No caso da Espanha, a situação é ainda mais grave: a cada mil crianças, 600 receberam prescrições desses medicamentos. De acordo com estudo da revista da Sociedade de Doenças Infecciosas Pediátricas do Reino Unido, aproximadamente um terço dos antibióticos são receitados para as crianças sem necessidade. O abuso no uso dessas substâncias desde a infância leva ao desenvolvimento das superbactérias. De acordo com a OMS, estamos prestes a entrar em uma era pós-antibiótica, em que parte dos micróbios serão resistentes a qualquer antibiótico. A organização ainda afirma que, se nada mudar, em 2050, as superbactérias serão as principais responsáveis pelas mortes. Além disso, os antibióticos podem levar às doenças autoimunes e, quando usados antes dos 6 meses de vida, podem desencadear alergias no futuro, tornar a malária mais intensa e contribuir para o aparecimento de diabetes tipo 1. Se considerarmos que, em 2000, o consumo de antibióticos nos cinco continentes era de 21,1 bilhões de doses diárias e que, em 2015, esse número aumentou para 34,8 bilhões de doses diárias, um salto de 29%, essa realidade dificilmente mudará, o que significa que teremos as pessoas cada vez mais doentes, infelizmente. O Brasil consome 22 doses diárias, o que o leva à 17ª colocação no ranking da OMS, que considera 65 países.[26]

Eu lembro que, em 2019, mediante alguns tratamentos dentários de canal, a minha dentista tentou ministrar, algumas vezes, o uso de antibióticos, e eu, prontamente, me recusei a tomar. De fato, não era necessário, pois me recuperei naturalmente. Eu imagino o estrago que isso faria na minha microbiota intestinal. Durante os meus primeiros vinte anos, fiz uso de vários antibióticos, desde criança até descobrir a homeopatia. O meu trabalho, hoje, é inspirar você a ficar livre dos antibióticos, como eu fiquei, e só usá-los em última instância, mediante a orientação de um médico que seja capaz de esgotar todas as possibilidades naturais de se curar, sem precisar agredir o seu corpo aniquilando milhões de bactérias boas que sempre morrem quando usamos antibióticos.

Segundo Alanna, o Centro de Controle e Prevenção de Doenças dos Estados Unidos estima que metade dos antibióticos prescritos no país são desnecessários ou inapropriados. Muitas prescrições são feitas para quem tem um resfriado ou gripe, desesperado por cura, e concedidas por médicos exaustos demais para lhe negar algo que possa acalmá-lo. É bom lembrar que gripes e resfriados são causados por vírus, e não bactérias, que os vírus são imunes a antibióticos. Na grande maioria dos casos, esses resfriados desaparecem sozinhos. E tudo isso poderia ser evitado se o médico estivesse preparado para orientar o paciente com uma dieta à base de alimentos que fortaleçam o sistema imune, bem como prescrever suplementos que desempenham extraordinariamente esse papel, como a vitamina D3 e a vitamina C, por exemplo, que deveriam ser tomadas preventivamente.

O problema principal do antibiótico é que a maioria deles é de amplo espectro, ou seja, mata uma grande variedade de espécies. Hoje em dia quase não se faz mais cultura para identificar o tipo de bactéria causadora dos sintomas. Alanna denuncia, em seu livro, que mesmo os antibióticos de espectro reduzido não destroem apenas a cepa bacteriana causadora da doença, quaisquer outras bactérias pertencentes à mesma família sofrerão o mesmo destino. As consequências desse bactericídio em massa são bem mais profundas do que qualquer um previu, inclusive sir. Alexander Fleming, o descobridor do primeiro antibiótico, a penicilina. Ele mesmo afirmou repetidas vezes que usar uma dose pequena demais por um curto período de tempo ou sem um bom motivo poderia provocar a resistência aos antibióticos.

Fleming estava certo, o uso indiscriminado dos antibióticos faz com que as bactérias rapidamente adquiram resistência e está levando ao desenvolvimento das superbactérias, que equivalem a uma espécie de vingança dos micróbios. Na década de 1950, a bactéria *Staphylococcus aureus* se tornou resistente à penicilina. Nos dias de hoje, a superbactéria *Clostridium difficile* vem fazendo grandes estragos em países desenvolvidos como os Estados Unidos e a Inglaterra.[27] Nos EUA, onde estima-se que 300 mil pessoas sejam infectadas anualmente por essa superbactéria, acredita-se que, entre essas, 30 mil sejam levadas à morte. Alanna revela que, na Inglaterra, ela se tornou um grave problema em 1999, quando matou quinhentas pessoas; em 2007, o número de mortes causadas pela superbactéria no país foi de 4 mil pacientes. Devido ao abuso do uso de antibióticos, em um dado momento, a bactéria simplesmente fica imune a todos os antibióticos já fabricados no mundo e se torna uma superbactéria. Nesses casos, quanto mais antibióticos a pessoa toma, pior ela fica. A superbactéria provoca uma terrível diarreia, fedorenta e aquosa, e a pessoa chega a ir ao banheiro trinta vezes ao dia, levando à desidratação, terríveis cólicas abdominais e perda de peso.

Desde 1990, essa espécie desenvolveu uma cepa nova e perigosa, que se torna cada vez mais comum nos hospitais. Em uma matéria de 2017 intitulada "Superbactérias avançam no Brasil e levam autoridades de saúde a correr contra o tempo", a BBC News Brasil revela que as bactérias que não respondem mais a antibióticos vêm aumentando a taxas alarmantes e já são responsáveis por ao menos 23 mil mortes anuais no nosso país, de acordo com os especialistas.[28]

AS BACTÉRIAS APRESENTAM A SOLUÇÃO

Um estudo holandês publicado na revista científica *The New England Journal of Medicine* mostrou a extrema eficácia do transplante de fezes, capaz de eliminar a *Clostridium difficile* em vinte e quatro horas, coisa que nenhum antibiótico é capaz de fazer.[29] O procedimento consiste em colher as fezes de uma pessoa saudável, diluir 50g dela e fazer o transplante por endoscopia ou colonoscopia. Nos EUA, já estão sendo usadas cápsulas. A ideia é genial e traz a possibilidade real de a medicina se reconciliar com os micróbios e de a ciência sair do pedestal materialista que insiste na lógica da aniquilação do sintoma, provocando inúmeros efeitos colaterais e estimulando esse exército de superbactérias que causa estragos crescentes com alto número de mortes e torna os hospitais um ambiente altamente perigoso para a contaminação.

Eu já passei por essa triste experiência, pois perdi minha irmã mais velha em 2004 devido a uma infecção hospitalar. Ela se submeteu a uma cirurgia simples de retirada de uma pedra na vesícula e contraiu uma infecção bacteriana que os médicos não conseguiram debelar com os antibióticos e acabou levando-a a falecer. A descoberta do transplante de fezes, que já é realizado no Brasil no Hospital Albert Einstein, em São Paulo, é uma dádiva. Eu até sugiro que o nome seja "transplante de bactérias" em homenagem a nossa origem microbiana e pelo fato de que o que faz a diferença nesse transplante são as bactérias saudáveis contidas nas fezes, que rapidamente repovoam o intestino, demarcam o território e expulsam a *Clostridium difficile* de maneira natural.

Esse transplante me faz lembrar da homeopatia, em que o semelhante cura o semelhante. Que essa descoberta possa inspirar o nascimento de uma nova medicina. É certo que a indústria farmacêutica dificilmente será uma aliada de uma descoberta desse porte. A ideia é que esse conhecimento prolifere, gerando iniciativas de gestores públicos e de empresas conscientes que contribuam para expandir esse movimento emergente em grandes centros de pesquisas médicas, como nos EUA e na Europa. O meu desejo é que você tome consciência de tudo que foi apresentado neste capítulo, reduzindo o consumo de carne animal, principalmente a não orgânica, e aumentando, na sua dieta, a presença do que vem direto da terra. Comer alimentos de verdade, diminuir o consumo de produtos industrializados e aumentar a ingestão de alimentos vivos, como frutas, verduras e germinados, são ações importantes para fazer a festa das bactérias no seu intestino, que devolverão a você mais energia, mais saúde, bom humor e vitalidade.

"Você tem à sua frente possibilidades incríveis de ressignificar a sua vida e de cuidar bem de você em todos os sentidos. Mas só você pode tomar essa decisão. Decida ter uma vida longa e saudável."

DICAS QUÂNTICAS PARA VIVER MELHOR

Eu vou compartilhar aqui a minha receita de café quântico saudável e algumas recomendações que aumentarão a sua imunidade e nutrirão o seu exército de bactérias.

1. Logo ao acordar, tome um copo de água em jejum para hidratar o seu corpo.
2. Em seguida, tome de 300 ml a 500 ml de suco vivo, feito com hortaliças, verduras e frutas, de preferência orgânicas. Eu tomo 500 ml há muitos anos.
3. Dicas para a receita de suco vivo: a água virá das próprias frutas e da água de coco (se o coco for verde, pode acrescentar a carne dele também). Frutas e legumes que substituem a água: limão, laranja, abacaxi, caju, manga, pepino, maçã, pera, beterraba, cenoura etc. Sugestões de folhas para o suco: alface americana, crespa ou roxa, couve, folhas de couve-flor, folhas de cenoura ou beterraba (só encontro nas feiras orgânicas), espinafre, hortelã da folha miúda, agrião, mastruz, ora-pro--nóbis, acelga. Você pode usar ainda complementos de vitaminas e fibras que auxiliam na sua saúde, como sementes germinadas de feijão, linhaça, chia, alfafa, girassol ou lentilha. Tem quatro frutas que uso sempre: limão, maçã, pera e abacaxi, as demais que uso são as da época. Costumo usar pelo menos dois tipos de semente germinada e o máximo de variedade de folhas. Sempre uso também cenoura, beterraba e pepino. São muitas variações possíveis, e você pode ir experimentando e se familiarizando. Essa é uma das minhas estratégias para me manter saudável e longe dos medicamentos.

4. **Receita do café quântico**

   Primeira parte (ovo): você vai precisar de gengibre, cúrcuma, alho, cebola roxa, coentro ou salsa, cebolinha, folha da cebola roxa (encontrada nas feiras orgânicas), tomate e alho-poró. Descasque o alho primeiro e o coloque no fogo por último. Pique tudo e leve ao fogo com óleo de coco extravirgem (evitar óleo de soja, girassol, milho ou canola). Quando estiver bem dourado, acrescente dois ovos caipira, sal do Himalaia, flor de sal ou sal marinho. Temperos e especiarias que você pode acrescentar no ovo: cravo em pó, manjerona, manjericão, ervas finas, orégano, pimenta do reino, cominho.

   Segunda parte (café): prepare uma caneca de café orgânico e acrescente uma colher de sopa de óleo de coco extravirgem, uma colher de café de canela em pó, uma colher de café de cacau 100%, uma colher de café de farinha de biomassa de banana verde, uma colher de café de manteiga de cacau e duas a quatro sementes de cardamomo.

   Comer com batata doce, inhame, banana da terra ou cuscuz orgânico. Segundo a minha sobrinha Tamara Lopes, professora de ayurveda, nossa receita de café quântico está equilibrada nos três doshas da medicina ayurvédica. Tamara foi quem deu o último toque acrescentando o cardamomo, que é uma especiaria muito usada na Índia.

Pronto, agora revelei uma parte dos meus cuidados diários. Estudei minuciosamente cada componente do café quântico e posso garantir que seus componentes equivalem a uma poderosa farmácia, que faz jus ao que o pai da medicina, Hipócrates, recomendou: "Faça do seu alimento o seu remédio e do seu remédio o seu alimento". Recomendo que coloque o café quântico na sua rotina para se prevenir de inúmeras doenças e deixar suas células e bactérias felizes para você ter vida longa e saudável.

AFIRMAÇÕES PARA CUIDAR BEM DE SI

1. Eu me reconheço como um ecossistema habitado por milhões de seres. Eu decido cuidar bem deles com amor e carinho e receber, em troca, a energia que preciso para expandir o meu propósito de vida com alegria e gratidão.

2. Eu assumo o compromisso de tratar o meu corpo como o meu templo sagrado. Eu estou consciente de que vivo em uma relação de cooperação e simbiose com milhões de seres que me habitam e agora sei o melhor caminho para impulsionar a minha vida cuidando melhor de mim.
3. Eu reconheço o papel dos micróbios na minha vida e na história de toda a vida do planeta. Eu reconheço o papel da doença na minha jornada evolutiva e tomo a decisão de não mais agredir o meu corpo com o que não faz parte da natureza, a não ser em situações emergenciais.
4. Eu reconheço a inteligência inata que habita o meu corpo e me conecto a ela para me autocurar.

DICA QUÂNTICA

OUÇA A VOZ DOS MICRÓBIOS QUE HABITAM O SEU CORPO E CONVOQUE-OS PARA UMA REUNIÃO COM SUAS CÉLULAS, ESTIPULANDO UM ACORDO DE MÚTUA COOPERAÇÃO. DESSA FORMA, PODERÁ VIVER NUM ESTADO DE SAÚDE CRÔNICA.

CAPÍTULO 7
A MEDICINA DA FLORESTA

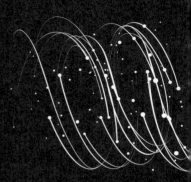

"Eu cuido do meu quintal maravilhosamente bem e, por isso, sempre atraio lindas borboletas e beija-flores para o meu jardim."

Uma das coisas pelas quais tenho imensa gratidão na minha vida é ter nascido em uma pequena cidade do sertão de Pernambuco e, desde cedo, ter tido muito contato com a natureza. Andar de pés descalços, tomar banho de chuva, de rio, de riacho ou açude, comer fruta fresca no pé, e ter contato com muitos animais domésticos em casa e na fazenda são coisas que faziam parte da minha rotina. Tive a sorte de o meu pai ter uma fazenda a 42 km da minha cidade, Serra Talhada, onde ele costumava ir duas vezes por semana. Nas férias, eu sempre passava alguns dias na fazenda e usufruía desse contato direto com os animais. Andava a cavalo ou jumento e acordava de madrugada para tomar leite fresco no curral, tirado diretamente da vaca. Comia coalhada com muita frequência e comia as comidas de verdade vindas diretamente da roça. Na época de plantio de milho e feijão, eu curtia muito participar, bem como da época da colheita. Também gostava muito de colher algodão. A minha avó materna também tinha uma fazenda com muitas espécies frutíferas, e eu adorava colher frutas no pé e me deliciar com aquela experiência.

Lembro que adorava também colher batata doce e gostava de comê-la crua ali na roça mesmo. No quintal da minha casa, minha mãe também cultivava algumas frutas e ervas medicinais para fazer deliciosos chás caseiros. Lembro que adorava o chá da erva cidreira, que continuo adorando, também conhecida como melissa, cujo óleo essencial é um dos mais caros e valiosos do mercado. Minha mãe tinha um lindo pé de erva cidreira no quintal, e eu adorava ficar cheirando as folhas. Na época, não fazia a menor ideia de como essas experiências seriam fundamentais para me tornar a pessoa que sou hoje, e a minha intensa conexão com a natureza e busca pelas medicinas naturais possuem uma forte inspiração no que vivi na minha infância até os 14 anos, quando vim morar em Recife e senti o impacto do que é viver na cidade grande, distante da natureza.

Ao me tornar adulto, vivendo no ambiente estressante da cidade grande, aos poucos fui me movimentando no sentido de me reaproximar da natureza. Um fim de semana em uma praia já me restaurava a energia e a vitalidade. Foi quando tive uma experiência maravilhosa ao decidir comprar uma barraca de camping e acampar em várias praias do Nordeste. Passei a colocar na agenda das minhas férias o contato com a natureza. Conheci várias praias do Nordeste brasileiro e também de outras regiões. Visitei várias vezes a Chapada Diamantina, na Bahia, e foi em uma delas que fiz a caminhada de 64 km no Vale do Pati, uma das lindas experiências que tive do que hoje é conhecido, cientificamente, como Banho de Floresta, uma cultura que foi desenvolvida no Japão, cujo nome original é *shinrin-yoku*, em japonês, ou *forest bathing*, em inglês.

Segundo o dr. Qing Li, imunologista e maior autoridade do mundo em Medicina da Floresta, em seu livro *Into The Forest: How Trees Can Help You Find Health and Happiness* (Dentro da floresta: como as árvores podem ajudá-lo a encontrar a saúde e a felicidade, em tradução livre),[1] o termo Banho de Floresta foi inventado em 1982 por Tomohide Akiyama, diretor geral da Agência de Agricultura, Silvicultura e Pesca do Japão, que afirmou, na época, que as pessoas em seu país estavam necessitando da cura por meio da natureza. Essa ideia fazia parte de uma campanha para proteger as florestas. A estratégia era encorajar as pessoas a visitar a floresta para cuidar da sua saúde, e os resultados que obteriam provavelmente as levariam a querer proteger a floresta e cuidar bem dela ao reconhecer a sua importância para a saúde da população.

Na época, era uma ideia intuitiva, pois ainda não havia comprovações científicas, que hoje já temos, do potencial da floresta de curar inúmeras doenças. Foi em 1982 que o dr. Qing Li também começou as suas pesquisas, que levaram à evidência científica desse potencial incrível de cura da natureza. Certamente os japoneses foram influenciados por uma cultura ancestral de preservação das florestas que faz do Japão, hoje, um exemplo para o mundo, pois 75% do seu território é constituído de florestas e, mesmo tendo uma alta densidade populacional, eles colocam a preservação ambiental como uma prioridade para manter a população saudável.

A HERANÇA AMBIENTALISTA DOS SAMURAIS

Durante o período Edo, considerado a idade dourada da cultura japonesa, que durou 265 anos, de 1603 a 1868, e foi um período de paz e de grande prosperidade, os samurais, governantes japoneses da época, protegeram as árvores que cresciam no Vale Kiso. Nesse período, as árvores só podiam ser cortadas para construir casas e templos, relata o dr. Qing Li em seu livro *Into The Forest*. A lei "uma cabeça para uma árvore" queria dizer que, se uma pessoa cortasse uma árvore indevidamente, ela teria sua cabeça cortada também. Uma lei um tanto quanto radical, mas que parece ter repercutido até os dias de hoje, haja vista esse trabalho pioneiro do Banho de Floresta que levou ao desenvolvimento da Medicina da Floresta, cujas pesquisas se espalham pelo mundo inteiro e podem não só contribuir com o senso de preservação das florestas, mas também com o aumento das células de defesa do nosso sistema imune, que ajudam a melhorar o humor, aumentar os níveis de energia e disposição, ter mais clareza mental e foco, prevenir e combater inúmeras doenças crônicas, como diabetes, depressão, hipertensão, câncer, síndrome de burnout, entre outras, além de reduzir o cortisol, que é o hormônio do estresse.[2]

"A natureza nos convida a conviver com a diversidade e a abundância e a encontrar todas as respostas de que precisamos dentro da própria natureza e de nós mesmos."

COMO SE CURAR COM O BANHO DE FLORESTA[3]

Todas as pessoas que já tiveram um contato mais próximo com a natureza, já sentiram a experiência de bem-estar e de liberação do estresse sabem que, quanto mais tempo, maiores são os efeitos, seja em praias, cachoeiras e florestas ou até mesmo em parques dentro das cidades, nos quais podemos ouvir o canto dos pássaros, sentir o aroma das flores e desfrutar da generosa sombra de uma árvore. No entanto, nos dias de hoje, para que as experiências ganhem força, elas precisam passar pela validação da ciência. O ano de 1990 foi particularmente inspirador para que o dr. Qing Li direcionasse a sua energia para a fundamentação científica do Banho de Floresta. Ele participou de um grupo de pesquisa preliminar na ilha de Yakushima, no sudeste do Japão, onde ficam algumas das florestas mais intocadas do país, com milhares de espécies de plantas, cachoeiras e fontes termais e um dos climas mais úmidos do mundo. Costuma-se dizer que lá chove trinta dias por mês.

As florestas da ilha têm uma beleza considerada sobrenatural, em que você sente como se estivesse no início dos tempos, conta o dr. Qing Li. E foi nesse ambiente extraordinário que ele se convenceu de que o Banho de Floresta é absolutamente essencial para a saúde humana. Ele revela que aquela fascinante e inspiradora visita à ilha de Yakushima teve um importante impacto em toda a sua vida e em seus futuros estudos. Foi uma pesquisa preliminar que mostrou como caminhar na floresta melhora o humor e aumenta a energia, e trouxe uma pista clara de que, de fato, a floresta tem um impacto positivo direto na saúde e no bem-estar das pessoas.

E foi só em 2004 que a investigação científica que relacionava a floresta com a saúde humana começou a ficar mais séria. Junto com várias agências governamentais e organizações acadêmicas do Japão, e ainda inspirado pelas experiências de Yakushima, o dr. Qing Li fundou o grupo de estudo de Terapia da Floresta com o objetivo claro de descobrir o que há nas árvores que nos faz sentir melhor. Foi quando, em 2005, ele foi para a cidade de Iiyama, em uma região montanhosa que possui uma das florestas mais lindas e intactas do Japão, e levou com ele doze homens de negócios saudáveis de meia-idade para passar três dias realizando um experimento científico e avaliar os efeitos do Banho de Floresta.

As condições extraordinárias do local foram ideais para as primeiras constatações científicas que ele precisava. O dr. Qing Li pôde comprovar cientificamente, pela primeira vez, que o Banho de Floresta contribui diretamente para os seguintes resultados:

1. Fortalecer o sistema imune.
2. Aumentar a energia.

3. Reduzir a ansiedade, a depressão e a raiva.
4. Reduzir o estresse e provocar um estado de relaxamento.

Ele fez um estudo particular sobre o impacto do hormônio do estresse, cortisol, que é responsável pela sensação de luta e fuga (estado em que a pessoa se sente como se diante de um perigo em que tem que lutar ou fugir para sobreviver) e que mantém o sistema nervoso simpático em constante estado de ativação, desencadeando inúmeros problemas de saúde. Após a experiência, dr. Qing Li pôde comprovar que o Banho de Floresta reduz os hormônios do estresse, cortisol e adrenalina; suprime o sistema nervoso simpático, saindo do estado de luta e fuga; ativa o sistema nervoso parassimpático, que proporciona o estado de relaxamento e recuperação; bem como reduz a pressão sanguínea e aumenta a variabilidade do ritmo cardíaco que, segundo as pesquisas do Instituto HeartMath, da Califórnia, está associado ao estado de coerência cardíaca, que é um estado extremamente favorável que contribui para uma boa saúde e bem-estar.[4]

Com base nesses resultados, em abril de 2006, a floresta de Iiyama tornou-se o primeiro lugar do Japão a receber a certificação de Terapia da Floresta. O poder da "cura verde" da floresta de Iiyama fora definitivamente comprovado cientificamente. De acordo com o dr. Qing Li, em 2018 já havia 62 localidades no Japão com certificação de Terapia da Floresta, e todas elas tiveram comprovação científica de que possuíam particularidades saudáveis, o que tem levado entre 2,5 a 5 milhões de pessoas, por ano, a fazer caminhadas nas trilhas das florestas, tornando o Japão um exemplo para o mundo.

O Banho de Floresta tem se tornado uma prática padrão, que se fortalece a cada dia no Japão e graças a qual as pessoas estão transformando a habilidade de gerenciar o estresse e cuidar da sua saúde em uma cultura de bem-estar com a ajuda das tecnologias da natureza, que, em sua exuberância e diversidade, está nos ensinando o caminho da cura.

Certa vez, quando era presidente de uma sociedade de educação, a Escola e Cursos Panorama, em Recife, estava me sentindo esgotado e estressado com tantas demandas. Aproveitei as férias escolares e me mandei para a Chapada Diamantina e, após uma semana de caminhadas, banhos de cachoeira, comida saudável e ar puro, voltei completamente renovado, bem-humorado e disposto. Lembro que as pessoas mais próximas da minha família chegaram a perceber e a comentar sobre como eu estava bem e com alto astral. Se eu tivesse esse conhecimento na época, eu diria: "É simples, eu apenas tomei um Banho de Floresta completo, com tudo a que tinha direito". Além da Chapada Diamantina, tomei outros magníficos Banhos de Floresta na Chapada dos Veadeiros, em Goiás; na Chapada dos Guimarães, no Mato Grosso; na Chapada das Mesas, no Maranhão; e na Floresta Amazônica. Isso sem falar das minhas caminhadas pelo sertão.

Uma das experiências mais incríveis de Banho de Floresta que vivi foi em uma viagem que fiz ao Amazonas e na qual decidi conhecer um hotel que fica dentro da floresta, no rio Ariaú, um dos braços do rio Negro. Na época, esse hotel era um dos meus sonhos de consumo, mas eu não tinha conseguido fazer a reserva antes de viajar. Chegando a Manaus, fiquei hospedado na casa de um amigo da minha irmã Edilene, que, coincidentemente, conhecia uma pessoa do hotel e conseguiu um quarto para mim e minha ex-esposa Jeanne Duarte. Foi uma experiência deslumbrante. No hotel, tinha um caboclo nativo do Amazonas, um senhor dono de uma sabedoria ancestral que, já na noite em que chegamos, nos convidou para um passeio de barco e nos surpreendeu ao desligar o motor, se agachar e arrastar das águas um jacaré. Tomamos um belo susto, e, ao mesmo tempo, achei aquilo notável.

No outro dia, acordamos às 4 horas da manhã e fomos de barco a um local para ver o boto-cor-de-rosa, experiência que foi fascinante também. Fizemos um longo passeio de barco pelo rio e, na volta, ele parou em uma área da mata inundada e começou a fazer uns sons, prontamente respondidos por um grande jacaré que habitava aquela região e que, durante alguns minutos, estabeleceu um diálogo com ele. Fiquei fascinado com a sua capacidade de falar a língua dos animais e me sentia seguro com ele ali, dentro da floresta. Em outro dia, ele me convidou para um passeio noturno em um barquinho rústico por dentro da mata inundada. Ele pretendia caçar patos selvagens, e eu, de pronto, aceitei o convite. Ele não encontrou nenhum pato selvagem, o que até achei bom, mas, possivelmente eu tomei nessa noite o Banho de Floresta mais extasiante da minha vida. Foram mais de duas horas vagueando por dentro da mata inundada, pois estávamos no período das cheias, e a mata fica toda dentro da água naquela região. Eu o acompanhei pegando peixes com um fino arpão com uma habilidade indescritível, e vagueamos por entre as árvores gigantes ouvindo a cantoria dos pássaros noturnos e animais que formam a sinfonia da floresta, juntamente com o aroma dos óleos essenciais das árvores e das flores.

Em alguns momentos ele parava o barco para acender um cigarro de palha, e ficávamos ali, conversando com o testemunho da lua cheia e da bicharada em torno de nós, que não parava de se comunicar. Voltei para o hotel em um estado de êxtase e lembro que, ao chegar ao quarto, Jeanne quis saber como foi a experiência, e eu disse a ela que precisava ficar um pouco em silêncio e que depois falaria. Eu me deitei na cama e fiquei de trinta a quarenta minutos em um verdadeiro estado de êxtase, em estado meditativo. Ao voltar, me senti em um estado de paz e relaxamento profundo e, só então, consegui relatar à Jeanne a minha experiência, dentro da limitação que as palavras impõem. Só hoje posso compreender melhor que tive uma overdose de Banho de Floresta em um dos ecossistemas mais ricos e exuberantes do planeta.

"Todos nós somos filhos da Terra, e a natureza sempre será a nossa casa primordial. Movimente-se em direção à natureza e conecte-se aos aromas, ao canto dos pássaros, e sinta-se voltando para o lugar seguro onde a cura para todos os males habita."

CONHEÇA UM POUCO DA FARMÁCIA DA NATUREZA

A importância da reconexão com a natureza é uma ideia antiga que os gregos chamavam de *biophilia*, que, segundo o dr. Qing Li, é o conceito que diz que os humanos precisam se conectar com a natureza e cujo significado é "amor pela vida e pelo mundo vivo". Esse conceito foi popularizado pelo biólogo americano E. O. Wilson, em 1984. Ele acredita que, pelo fato de termos evoluído na natureza, nós temos uma necessidade biológica de manter essa conexão. Nós amamos a natureza porque aprendemos naturalmente a amar as coisas que nos ajudam a sobreviver e viver melhor. Nós nos sentimos confortáveis na natureza porque é onde vivemos a maior parte do tempo das nossas vidas na Terra. Nós estamos geneticamente determinados a amar a natureza. Isso faz parte do nosso DNA. E essa afinidade e proximidade são fundamentais para a nossa saúde e qualidade de vida. Wilson afirma que nossa existência depende dessa propensão, nosso espírito é guiado por isso, e a esperança cresce nessa direção. Nós estamos programados para nos afiliarmos com o mundo natural, e, assim como nossa saúde melhora quando estamos em contato com a natureza, também piora quando nos distanciamos dela. Segundo Wilson, a destruição da natureza, como infelizmente já vem acontecendo, "...é a loucura menos provável de ser perdoada por nossos descendentes".

O biólogo austríaco Clemens G. Arvay aprofunda essa questão em seu livro *The Biophilia Effect: A Scientific And Spiritual Exploration Of The Healing Bond Between Humans And Nature* (O efeito biofilia: uma exploração científica e espiritual do elo de cura entre os humanos e a natureza, em tradução livre).[5] Eu vou apresentar agora algumas das conclusões do dr. Qing Li com base nas pesquisas científicas feitas por ele e por outros pesquisadores para que você tenha mais clareza sobre o efeito biofilia e de como você pode iniciar o quanto antes o seu mergulho na natureza para se curar de todos os males, melhorar o seu humor e dormir melhor, entre tantas outras possibilidades de trazer mais qualidade e saúde para a sua vida.

- Você sabia que o Banho de Floresta pode melhorar incrivelmente a qualidade e o tempo do seu sono por reduzir o estresse? O dr. Qing Li revela que entre 30% a 40% dos homens trabalhadores se queixam de que não dormem direito devido ao estresse, e 40% revelam que dormem menos de seis horas por dia, bem abaixo das oito horas recomendadas para se ter um sono reparador. A durabilidade do sono é fundamental para que o nosso cérebro funcione bem, assim como os nossos sistemas endócrino e imune. A má qualidade do sono está associada a inúmeros problemas de saúde, como as doenças cardiovasculares, renais, diabetes e hipertensão, entre tantas outras, incluindo o AVC. O dr. Qing Li tinha curiosidade de investigar como o *shinrin-yoku*, ou Banho de Floresta, poderia influenciar na melhoria do sono. Ao reunir aqueles doze executivos, homens de meia-idade que mencionei anteriormente e que passavam o dia trancados em seus escritórios em Tóquio, ele tinha o público ideal para a sua pesquisa. Os participantes caminhavam duas horas pela manhã e duas horas à tarde em diferentes florestas, o equivalente a 2,5 km de caminhada, que é similar ao que caminhavam diariamente em um dia normal de trabalho. Ele usou tecnologia de ponta que possibilitou avaliar cada detalhe em relação à qualidade do sono desses executivos. Antes das experiências, esses homens dormiam em média 6,3 horas por noite. Nas noites durante a viagem, esse número subiu para 7,5 horas e, uma noite após o término da viagem, 6,83 horas, mostrando um aumento significativo do tempo de sono durante as noites que dormiram na floresta.

Eles ganharam uma hora e dezenove minutos de sono na floresta e 27 minutos no dia seguinte ao Banho de Floresta.
- O dr. Qing Li relata um estudo feito por outros pesquisadores durante duas noites com pessoas que se queixavam da má qualidade do sono, alguns com insônia ou dificuldade de pegar no sono e permanecer dormindo até de manhã. Os pesquisadores levaram os participantes para caminhadas de duas horas na floresta Ryukoku, as medições foram feitas durante as duas noites, e as comparações também foram feitas levando em conta as pessoas que caminhavam à tarde e as que caminhavam de manhã. As conclusões foram de que a caminhada diária de duas horas na floresta aumentou em 15% o tempo de sono, ou 54 minutos. Os participantes ficaram significativamente menos ansiosos, a qualidade do sono realmente melhorou depois do Banho de Floresta e as caminhadas da tarde influenciavam mais a qualidade do sono do que as da manhã.
- Sabe-se que entre os efeitos colaterais do estresse estão a irritabilidade e a raiva, que influenciam diretamente na qualidade do humor. O dr. Qing Li, para medir o impacto do Banho de Floresta no humor, usou o teste conhecido como POMS (Perfil do Estado de Humor). Nesse teste, os participantes receberam uma lista de cinco a seis emoções e foram orientados a avaliar cada uma delas em uma escala que varia de "de modo nenhum" a "extremamente". Os questionários foram feitos antes e depois do Banho de Floresta. Algumas das emoções da lista eram: confusão, tristeza, terror, culpa, vigor, exaustão. O dr. Qing Li usou dois grupos de homens e mulheres que fizeram uma viagem mais longa à floresta, de três dias e duas noites, e dois grupos de homens e mulheres que fizeram apenas uma caminhada de duas horas na floresta, e levou esses mesmos grupos para uma caminhada na cidade de Tóquio, onde não há tantas árvores. As conclusões foram as seguintes: embora a caminhada, seja na floresta ou na cidade, reduza os índices de ansiedade, depressão, raiva e confusão, foi só na floresta que as pessoas se sentiram menos fatigadas e com mais vigor. Outro dado é que tanto uma caminhada longa na floresta como uma caminhada de duas horas surtem o mesmo efeito nos índices do teste POMS. Ou seja, se você conseguir caminhar duas horas por mês em contato com a natureza, isso irá impactar sua saúde positivamente em vários níveis.
- Um outro aspecto é que o humor das mulheres parece ser mais influenciado pelo Banho de Floresta que o dos homens. Os níveis dos

hormônios de estresse continuam mais baixos nas mulheres, mesmo após o Banho de Floresta.

BANHO DE FLORESTA E O SISTEMA IMUNE

O nosso sistema imune equivale ao nosso exército de defesa contra vírus, bactérias e tumores. Hoje, sabe-se que o estresse é uma das principais causas da fragilidade do sistema imune e que leva as pessoas a adoecerem. Uma das maneiras de checar nosso sistema imune é observar a atividade das células conhecidas como *natural killers* (assassinas naturais), que são um tipo de glóbulo branco capaz de atacar e matar células indesejáveis como as já citadas no início deste parágrafo. Por exemplo, elas contribuem para o aumento das proteínas anticâncer: perforina, granulisina e granzima. As pessoas com alta atividade das células *natural killers* (NK) têm uma pequena incidência de doenças, como o câncer, por exemplo. No primeiro estudo feito pelo dr. Qing Li em Iiyama, ele detectou as seguintes mudanças com relação às células NK:

- A atividade das células NK subiu de 17,3% para 26,5%, o que equivale a um aumento de 53,2%.
- A quantidade das células NK foi de 440 para 661, o que equivale a um aumento de 50%.
- A presença da proteína anticâncer granulisina aumentou em 48%, a da proteína granzima A aumentou em 39%, da granzima B em 33%, e da perforina em 28%. Mas, além do incrível aumento da atividade e da quantidade dessas células, o que foi notável é que esse aumento se manteve ao longo de trinta dias. Isso significa que, se você tomar um Banho de Floresta uma vez por mês com uma caminhada de pelo menos duas horas, você manterá as suas células NK em alta atividade e seu exército de defesa muito mais fortalecido. O dr. Qing Li, compreendendo o alto efeito anticâncer da floresta, observou, no Japão, a relação que havia com o número de mortes devido ao câncer e chegou à conclusão de que as pessoas que vivem em áreas com poucas árvores não apenas possuem maiores níveis de estresse, mas também vivem em regiões com taxas de mortalidade mais altas do que as pessoas que moram em localidades que possuem muitas árvores.

O INCRÍVEL PODER DAS ÁRVORES

A pergunta que não queria calar era: de onde vem esse poder das árvores da floresta de promover tantos benefícios à saúde humana? Segundo o dr. Qing Li, demorou um longo tempo para ele descobrir que a resposta está na comunicação química entre as plantas, que se dá por meio dos fitocidas, que são os óleos naturais liberados pelas plantas e que fazem parte do sistema de defesa delas. As árvores liberam os fitocidas para se proteger de bactérias, insetos e fungos. Além disso, eles também fazem parte da linguagem das plantas, é por meio deles que elas se comunicam.

Os principais componentes dos fitocidas são os terpenos, que compõe a maioria dos óleos essenciais. No livro *The Biophilia Effect*,[6] Clemens Arvay cita Wilhelm Poland, professor de Química Orgânica da Universidade de Karlsruhe, que diz que "as plantas podem enviar e trocar, incrivelmente, complexas informações usando fragrâncias. Nós esperamos poder decodificar essa linguagem". Clemens também cita a bióloga suíça Florianne Koechlin, durante uma entrevista em que fala da comunicação entre as plantas: "Por enquanto, nós conhecemos duas mil palavras fragrâncias de novecentas famílias de plantas". Palavras fragrâncias são os óleos essenciais liberados pelas plantas, ou seja, a sua linguagem em forma de aromas.

Nós podemos esperar que a ciência venha a decodificar incontáveis palavras fragrâncias de outras inúmeras plantas. A maioria das palavras faladas pelas plantas pertencem aos terpenos, que é um grande grupo de componentes de plantas secundárias com quase 40 mil representantes que cumprem numerosas e diferentes funções. Eu fico imaginando a farmácia do futuro, em que cada pessoa poderá ter em casa óleos essenciais que atuem em todas as áreas da nossa saúde. Hoje, eu já tenho a minha farmácia de óleos essenciais e, à medida que estudo as suas funções, vou fazendo as minhas experiências.

No momento em que estou escrevendo este livro, já faz mais de um ano que não uso shampoo nem condicionador. Uso um mix de óleos essenciais que tem como base alecrim, lavanda, hortelã-pimenta e óleo de coco extravirgem e funciona maravilhosamente bem. Perfumes industrializados já não sinto mais necessidade de usar, e fiz a minha primeira fórmula de perfume com óleos essenciais, que estou adorando, e as pessoas para quem já mostrei adoraram também. Além disso, já comecei a testar fórmulas de desodorantes e já uso um mix de óleos essenciais para a pele do rosto e olheiras, que complemento com Aloe vera, que é a única coisa que uso na pele há muitos anos. A minha intenção é substituir todos os cosméticos e produtos de limpeza por fórmulas com óleos essenciais e trazer, cada vez mais, a natureza para dentro de casa. Assim, nós poderemos usar as poderosas estratégias das árvores por meio dos terpenos a nosso favor e em comunhão com a natureza. Clemens relata que os terpenos que são encontrados nos óleos essenciais, podem até ser vistos às vezes. Recomendo que busque orientação de um terapeuta em óleos essenciais para usar da forma correta. Alguns óleos devem ser evitados por grávidas e crianças; outros devem ser evitados de se colocar na pele, se for haver contato com o sol, por exemplo.

Nos dias muito quentes, é possível ver uma neblina sobre as árvores, que consiste de terpenos e cria um campo de proteção contra a ação dos raios solares que incidem diretamente nas árvores. Lindo isso, não? Eu me pego pensando em que inteligência rege ações como essas, de levar uma substância fabricada pelas próprias árvores a atuar como um protetor solar. De fato, os terpenos são a linguagem das plantas, e decifrar essa linguagem é decifrar os mistérios da natureza insondável, é descobrir como, através de bilhões de anos de evolução, a floresta se transformou em um ecossistema exemplar, autossustentável, em que a comunicação entre as plantas, os animais e os micróbios atinge o estado da arte.

Quando a humanidade conseguir acessar essa inteligência em sua essência, veremos que precisamos, cada vez mais, ser parceiros da natureza e dos seus planos evolutivos, entre eles o de nos curar com as suas essências oriundas dos terpenos. Clemens esclarece ainda que, além de protetor solar das plantas, os terpenos também são usados para atrair insetos ou animais quando elas precisam dos seus serviços ou para enviar mensagens para outras plantas avisando sobre a chegada de pragas para que fortaleçam o seu sistema imune. Elas também produzem toxinas para matar pragas ou, simplesmente, para produzir um gosto ruim para dissuadir os predadores de se alimentarem delas. Os cogumelos também usam terpenos para se comunicar, assim, eles podem mostrar aos seus o caminho para encontrar o parceiro adequado.

Clemens reflete sobre esse extraordinário poder de comunicação das plantas, que remete à inteligência da natureza em ação, algo similar ao que Hildegard von Bingen, citada por ele, chamou de "poder verde". Mas os biólogos também descobriram outra forma muito interessante de comunicação entre as plantas, que se dá a partir da emissão de sons entre as raízes, que emitem pequenos cliques. Esses sinais bioacústicos estão sendo decodificados, e é possível que sirvam não só para se comunicar entre elas, mas também com os fungos que habitam suas raízes e outras partes das árvores e que possuem uma relação simbiótica muito interessante com elas, que vamos abordar em outro momento.

==É possível que toda essa comunicação das plantas com o nosso corpo por meio dos terpenos seja mais uma maneira inteligente de os biofótons emanarem as suas músicas por intermédio das moléculas dos óleos essenciais com o intuito de nos ajudar a lembrar quem nós somos e afinar os nossos instrumentos internos para sintonizar com a nossa melodia interior, que nos reconecta ao nosso estado de saúde e bem-estar.==

"A natureza infinita e sábia o convida a olhar para si e buscar a sintonia certa para cantar a música da tua alma e se autocurar. Sintonize-se!"

COMO TOMAR BANHO DE FLORESTA EM CASA[7]

O dr. Qing Li resolveu fazer alguns experimentos para averiguar o potencial de cura dos *Phytoncides* a partir dos óleos essenciais fora do ambiente da floresta. Ele constatou que os principais terpenos que as pessoas inalam nas florestas do Japão são o *D-Limonene*, o *Alpha-pinene*, o *Beta-pinene* e o *Camphene*, que são os principais componentes dos fitocidas. Em seu primeiro experimento, ele incubou as células NK junto com os fitocidas por um período entre cinco e sete dias. Ele usou os óleos essenciais das seguintes plantas: óleo das folhas e caule da árvore Hinoki (*Chamaecyparis*), óleo do caule do cedro japonês (*Cryptomeria*), óleo do caule do cedro branco (*Hib*), óleo do caule do *Chamaecyparis Hainanensis*, com os terpenos *Alpha-pinene*, *1.8 Cineol* e o *D-Limonene*. Ao fim dos sete dias de incubação, os resultados revelaram que tanto a atividade das células NK como das proteínas anticâncer perforina, granzima A e granulisina havia aumentado.

O próximo passo seria testar o efeito dos fitocidas nas funções imunes, diretamente nas pessoas. Para isso, ele reuniu doze homens de meia-idade em um hotel em Tóquio por três noites e difundiu o óleo essencial do caule do Hinoki, o seu favorito, nos seus quartos enquanto eles dormiam. Os homens foram para a cama às 23 horas e trabalharam normalmente durante o dia. Para evitar qualquer fator de interferência no experimento, ele limitou a movimentação de cada um deles pela média do que costumavam caminhar durante o dia. A concentração dos fitocidas no ar entre as camas do hotel foi também medida. Eu vou descrever a seguir os resultados dessa pesquisa:

1. Significativo aumento no número e na atividade das células NK, bem como o aumento das atividades das células anticâncer.
2. Significativa diminuição nos hormônios do estresse.
3. Aumento das horas de sono.
4. Diminuição dos índices de tensão/ansiedade, raiva/hostilidade e fadiga/confusão.

Outros pesquisadores também conseguiram mostrar os seguintes efeitos dos *Phytoncides*:

1. Estímulo do humor agradável.
2. Significativa diminuição da pressão sanguínea e do ritmo cardíaco.
3. Aumento da variabilidade do ritmo cardíaco.
4. Supressão da atividade do sistema nervoso simpático e aumento da atividade do parassimpático, proporcionando o equilíbrio do sistema nervoso e levando a pessoa a se sentir confortável e relaxada.

O dr. Qing Li comenta que um estudo realizado na Mie University, no Japão, mostrou que as fragrâncias cítricas contêm os terpenos *D-Limonene*, que são mais efetivos do que os antidepressivos para melhorar o humor em pacientes com desordens relacionadas à saúde mental. Isso aponta um novo caminho que os médicos poderão utilizar com seus pacientes, em vez de usar apenas os antidepressivos sintéticos com seus danosos efeitos colaterais e altos índices de dependência. Outro exemplo citado pelo dr. Qing Li é o de duas enfermeiras que trabalhavam no Departamento de Emergência do Centro Médico da Universidade Vanderbilt, na cidade de Nashville, nos EUA. Ambas já utilizavam óleos essenciais em casa para gerenciar o estresse e reduzir a exaustão e decidiram replicar a experiência no centro médico para ver o que acontecia. Tudo foi feito dentro das normas, e um comitê de bem-estar foi configurado para aprovar o estudo e garantir que o experimento cumpriria as normas hospitalares e não iria interferir no padrão de cuidado que os pacientes esperavam. Os resultados da experiência foram impactantes. Antes do uso dos óleos essenciais, 41% da equipe sentia-se estressada no trabalho. Após a difusão dos óleos essenciais no departamento, esse número caiu drasticamente para 3%. Antes do experimento, apenas 13% da equipe sentia-se capacitada para lidar com situações estressantes. Após o experimento, esse número mais do que quadruplicou, atingindo 58%. No que diz respeito aos níveis de energia e disposição da equipe, houve um salto de 33% para 77%.

Ao fim do estudo, 88% da equipe concordou fortemente que a difusão dos óleos essenciais contribuiu diretamente para um ambiente de trabalho mais positivo. O Comitê de Bem-estar listou 68 hospitais e outras instituições dos EUA que já fazem uso dos óleos essenciais e notou que o Harris Methodist Fort Worth Hospital, no Texas, usa 33 tipos diferentes de óleos essenciais distribuídos pela sua própria farmácia. As enfermeiras concluíram os estudos dizendo: "Imagine as possibilidades se os óleos essenciais contribuem para esse tipo de impacto no ambiente de trabalho, até mesmo sendo capaz de mudar a percepção de alguém sobre os níveis de estresse e energia".

Eu já uso óleos essenciais há muito tempo. Inclusive, nos períodos em que tinha crises de falta de ar, passei a fazer nebulização com hortelã-pimenta, eucalipto globulus e três medicamentos homeopáticos, e os resultados eram fantásticos. O hortelã-pimenta e a lavanda eram os meus preferidos e, nos últimos anos, passei a aprofundar os estudos sobre os óleos essenciais, o que tem me levado a conhecer novas essências e fazer uso delas diariamente. Em todas as minhas atividades hoje eu faço uso de óleos essenciais, desde a hora que acordo até a hora de dormir. Também costumo dormir com infusor elétrico espalhando as essências pelo meu quarto. Há muito tempo que durmo muito bem, tenho um sono reparador e muita energia para realizar as minhas atividades. Os cítricos, como a bergamota, grapefruit, limão siciliano e laranja doce, eu uso com frequência, bem como os óleos de olíbano e breu branco. Sou apaixonado pelos óleos de cedro atlas e vetiver, seus aromas me transportam para um estado de êxtase. Também adoro capim-limão, louro, cardamomo e manjericão. O alecrim, junto com gengibre e hortelã-pimenta, impulsiona minha energia criativa, o foco e a mente alerta. Estou muito encantado com as propriedades terapêuticas da copaíba desde que minha amiga e pesquisadora Sheyla Xenofonte compartilhou comigo alguns trabalhos científicos e recomendou o uso desse óleo, que também faz parte do meu arsenal quântico, responsável por tornar meu dia a dia recheado de informações da floresta a partir da grande variedade de óleos essenciais que tenho hoje, bem como as plantas naturais que cultivo no meu apartamento. Tenho tomado uma gota do óleo de copaíba e uma gota do de limão siciliano diariamente dissolvidos em água para fortalecer ainda mais meu sistema imune em tempos de pandemia. De acordo com Sheyla, é recomendável tomar por vinte e um dias, dando um intervalo de sete dias, e recomeçar novamente.[8]

A mesa na qual escrevo este livro está cercada de elementos da natureza, como óleos essenciais, plantas e cristais. Consegui criar um ambiente enriquecido para escrever, e tem momentos em que brotam, dentro de mim, uma alegria profunda e um estado de êxtase em poder ser um canal para divulgar conhecimentos tão fantásticos, empoderadores e curativos. Eu estou certo de que você que está lendo este livro também não está aqui por acaso e procura desfrutar desse conhecimento e colocá-lo em prática. Quando você tomar essa decisão, eu garanto a você, sua vida nunca mais será a mesma, e você passará a ser mais uma pessoa amiga das árvores, da floresta, dos animais, do planeta e, sobretudo, será seu melhor amigo, passando a cuidar de você com todo o carinho e cuidado que merece, aprendendo a se comunicar com as suas células e seus micróbios e celebrar, todos os dias, esse poderoso e inteligente ecossistema chamado "você".

"Imagine viver em um mundo em que todos cooperam para o seu bem-estar e a sua evolução. Agora, imagine que esse mundo já existe e que ele habita dentro de você e fora de você e que o seu papel é fazer com que esses dois mundos se encontrem e você possa celebrar a vida com esperança, alegria, leveza, saúde e glória."

OS MICRÓBIOS NA FLORESTA

Se você já andou em uma mata, em uma floresta, e sentiu cheiro de terra e se, além disso, andou de pés descalços dentro da mata ou até mesmo em um parque ou mexeu na terra com as mãos, é muito provável que você tenha entrado em contato com a *Mycobacterium vaccae*, que é uma bactéria inofensiva e que estudos científicos levam a crer que melhora nosso humor, aumenta nossa energia e nossa felicidade. O dr. Qing Li revela que os benefícios dessa bactéria foram descobertos quase por acidente pela dra. Mary O'Brien, uma oncologista do hospital Royal Marsden, em Londres.[9]

Ela estava conduzindo um experimento em pacientes com câncer de pulmão e resolveu injetar essa bactéria neles para ver se o sistema imune se fortalecia e ajudava a combater o câncer. Ela não chegou a provar essa possibilidade, mas fez uma inesperada descoberta: uma injeção com essa bactéria aumentava significativamente a qualidade de vida dos pacientes, que relatavam ter sentimentos mais positivos e se sentir mais energizados, sentindo-se melhor em relação a suas funções cognitivas. Alguns anos depois, cientistas da Universidade de Bristol, no Reino Unido, injetaram a *M. vaccae* em ratos. Eles tinham a intenção de descobrir por que é comum, quando as pessoas ficam doentes, também ficarem deprimidas. O que aconteceu com os ratos é que eles se comportaram como se tivessem sob o efeito de antidepressivos. Além disso, os cientistas também descobriram que os neurônios que foram ativados com a experiência estavam associados ao sistema imune, comprovando uma clara relação entre o sistema imune e nossas emoções.

Em outras palavras, as bactérias do solo estimulam o sistema imune, que faz com que nos sintamos mais felizes. Toda vez que escavar no seu jardim ou comer um vegetal arrancado direto da terra, você estará ingerindo a *M. vaccae*, turbinando o seu sistema imune e se sentindo mais feliz. Isso me fez lembrar meus tempos de criança, chupando melancia na roça, comendo batata doce ainda suja de terra, tomando banho de rio e riacho e andando de pés descalços na terra. A sensação era das melhores possíveis, e eu costumava passar os dias perambulando por dentro do mato nas minhas aventuras e só chegar à noite em casa, sem ter me alimentado direito, o que fazia meu pai ficar chateado e reclamar comigo.

Ele não sabia, e eu muito menos que, naquelas minhas aventuras pelo meio do mato, pelos rios, eu voltava mais forte e mais feliz, mesmo sem ter me alimentado direito. Sinto muito pelas pessoas que nasceram na cidade grande e que não tiveram essas oportunidades quando criança. No entanto, você que está tendo acesso pela primeira vez a esses conhecimentos já pode ir reservando uma excursão e se preparando para tomar seu Banho de Floresta e pisar na terra. Você já pode começar a treinar em algum parque da sua cidade, comprar umas caqueiras e começar a botar a mão na terra, mesmo dentro de casa. Esse é um dos meus hobbies favoritos. De vez em quando compro novas plantas, vou renovando o meu jardim e aproveito para botar a mão na terra.

O fato é que os estudos científicos, cada vez mais, comprovam que as árvores nos ajudam a pensar mais claramente, ser mais criativos e generosos, potencializando o nosso bem-estar mental e emocional. Um estudo feito na Universidade de Michigan comparou os efeitos de caminhadas feitas por um grupo de pessoas em ruas de grandes centros urbanos bem movimentados e caminhadas feitas em contato com a natureza em climas diversos.[10] As pesquisas mostraram que a caminhada na natureza promove um efeito positivo na memória e na atenção, levando a uma melhoria da memória de 20% após o contato com as árvores. Estudos feitos na Universidade Stanford comprovam que caminhar em contato com as árvores e arbustos diminui a atividade neuronal na área do cérebro relacionada a doenças mentais, diminuindo o nível de pensamentos repetitivos negativos e promovendo a superação da angústia, da ansiedade e da depressão, além de aumentar o número de pensamentos positivos e melhorar o humor e a memória. "Nossas descobertas são importantes porque demonstram o impacto da natureza na regulação das emoções, o que pode explicar de que forma ela nos faz sentir melhor", afirma o cientista Gregory Bratman, um dos autores do estudo de Stanford.[11]

FASCINAÇÃO, TRANSFORMAÇÃO E CURA

Quem já teve um contato mais direto com a natureza já deve ter se sentido fascinado por uma bela paisagem, por um pôr do sol ou uma linda noite de luar, bem como mudança no humor, na energia, na clareza mental e eventuais curas, como a superação do estresse. O dr. Qing Li relata que já há vários estudos que mostram que, quando nos conectamos com a natureza, lembramos que fazemos parte de algo maior do que nós mesmos, nos remetendo à dimensão espiritual da existência, que nos convida a um olhar mais profundo, cuidadoso e amoroso sobre nós mesmos.[12] Os pesquisadores revelam que apenas assistir a DVDs sobre o planeta Terra ou ver lindas fotografias de grandes árvores já nos torna mais felizes e cuidadosos e que só olhar e admirar a natureza já aumenta os níveis da proteína citocina, que é um anti-inflamatório natural que fortalece nosso sistema imune.

Com um sistema imune fortalecido, nos tornamos mais saudáveis e mais felizes. Segundo o dr. Qing Li descobriu a partir da sua experiência com inúmeras pesquisas, não existe nenhum medicamento que você possa tomar que tenha tanta influência direta na sua saúde quanto uma caminhada na floresta.

Clemens Arvey, em seu livro, fala da poderosa comunicação entre as plantas, que afeta diretamente a nossa saúde, e profetiza sobre o futuro quando diz:

> *As plantas se comunicam diretamente com nosso sistema imune e com nosso inconsciente sem que precisemos tocá-las e muito menos engoli-las. A fascinante interação entre os seres humanos e as plantas é altamente significativa para a medicina e a psicoterapia e está apenas começando a ser entendida pela ciência. Isso nos mantém fisicamente e mentalmente saudáveis e nos previne das doenças. Simplesmente não deverá haver mais clínicas sem um jardim ou acesso a um campo ou à floresta, nem mais deverá haver bairros sem vegetação e cidades sem regiões nativas preservadas. As plantas curam sem precisar que sejam processadas em chás, cremes, essências, extratos, óleos, perfumes ou gotas e comprimidos. Elas nos curam através de uma comunicação que o nosso sistema imune e o nosso inconsciente entendem.*[13]

A reflexão de Clemens é um manifesto por uma genuína cultura de saúde em que a natureza passe a ser a peça chave desse complexo e surpreendente jogo da vida. Cada pessoa que se der conta do potencial curativo da floresta pensará duas vezes antes de derrubar uma árvore. Cada gestor público que for sensibilizado poderá se transformar em um político, em um empreendedor ou em um simples cidadão amigo e protetor das florestas, das árvores. Podemos pensar em sensibilizar os fazendeiros e os agropecuaristas sobre a importância de se manter a floresta em pé, intacta, linda e exuberante e, em vez de destruí-la para criar gados alimentados com transgênicos cancerígenos e engordados à base de antibióticos que disseminam a obesidade e inúmeras doenças pelo mundo, podemos imitar o Japão e transformar nossas florestas em pontos turísticos preservados para que a população possa fazer trilhas, relaxar, descansar, se energizar e se sentir mais feliz enquanto se cura das doenças.

Outro aspecto que a natureza desencadeia é a fascinação pela sua beleza e grandeza. O grande pensador e psicólogo William James demonstrou que podemos prestar atenção a algo de maneira voluntária quando estamos dirigindo, caminhando pelas ruas ou fazendo qualquer tarefa que demande esforço e concentração.[14] A outra maneira de prestar atenção é de maneira involuntária, às vezes chamada de "suave fascinação". Esse é o tipo de atenção que temos quando estamos em contato com a natureza e nos pegamos fascinados com um pôr do sol, uma bela cachoeira ou um gentil riacho e a cantoria das suas águas em contato com as pedras e a vegetação, o cantar singelo de um sabiá, o movimento das folhas, o cantarolar dos sapos e insetos. Esses contextos variados funcionam como um bálsamo relaxante que traz a nossa mente para um estado extremamente relaxado, facilitando a nossa capacidade de pensar com maior clareza. A música da floresta funciona como um diapasão preciso, uma avançada tecnologia que afina os nossos órgãos, tecidos, músculos e moléculas e nos convida a tocar a música da nossa alma.

UMA JANELA PARA A CURA[15]

O professor americano de projetos relacionados à saúde Roger Ulrich tem uma importante contribuição com pesquisas mostrando como apenas olhar para a natureza pode nos curar. Em seu principal estudo "Vista através de uma janela", ele comprova que o contato com a natureza pode influenciar a recuperação de cirurgias. Quando ainda era um jovem pesquisador, em 1980, ele coletou informações de pacientes que haviam feito cirurgias abdominais e ficou perplexo com a rápida recuperação de alguns pacientes, enquanto outros levavam uma a duas semanas para melhorar. Quando adolescente, Ulrich sofreu com problemas nos rins, o que o levou a ficar de cama por muitas semanas. O que o ajudou nesses dias de sofrimento foi a vista de uma árvore de pinho que via através da sua janela. Assim, ele imaginou se a diferença de tempo de recuperação dos pacientes não tinha a ver com o fato de alguns terem uma janela no quarto com vista para árvores, enquanto para outros a janela dava para uma parede de tijolos.

Ele descobriu que os pacientes cujas janelas davam para uma paisagem natural se recuperavam mais rapidamente, enquanto os que tinham as janelas voltadas para uma parede precisavam de mais medicação para dores e passavam mais tempo no hospital, além de ficarem deprimidos. Em um estudo posterior, em um hospital sueco, ele escolheu, aleatoriamente, pacientes que haviam passado por cirurgias no coração em fase de cuidados intensivos para visualizar uma série de vistas e fotos. Os pacientes que tiveram uma recuperação mais rápida e leve, precisaram de menos medicação para a dor e sofreram com menos ansiedade foram aqueles a que foram mostradas as fotos de um riacho arborizado.

Desde então, muitos estudos têm mostrado que ter uma janela no hospital com vista para a natureza acelera a cura. Esses pacientes recebem alta mais rápido após as cirurgias do que aqueles que ficam em um quarto sem janela ou cuja janela dá para uma parede.

"Dê um jeito de levar a natureza para dentro da sua casa. Seja por meio dos óleos essenciais, seja com plantas, margaridas, papoulas, orquídeas. Quanto mais próximo da natureza você estiver, mais nutrido, mais feliz e mais saudável será."

AS ÁRVORES SUSTENTAM A VIDA[16]

Eu fico imaginando como poderíamos impactar a vida das pessoas se criássemos algum tipo de legislação em que os veículos de comunicação devessem dedicar um percentual do que comunicam para compartilhar boas notícias, novas descobertas científicas, estilo de vida saudável, histórias de superação, de autocura, enfim, notícias que contribuam para o aprimoramento humano, para o despertar de uma nova consciência, para a promoção de esperança. Como notícia boa não dá ibope, eu recomendo que você crie o hábito de ir atrás dessas notícias e informações de qualidade, pois isso irá fazer muita diferença na sua vida.

Um dos maiores experimentos naturais já realizados diz respeito à broca esmeralda nos EUA. A broca esmeralda é um pequeno besouro verde que deve ter ido da China para os EUA em estojos feitos de madeira. A primeira notícia da doença provocada por esse inseto nas árvores freixo data de 2002, no centro-oeste dos EUA. Depois disso, essa doença se alastrou rapidamente por meio da lenha dessas árvores mortas infestadas com os besouros e que eram transportadas pelo país. Há 7 bilhões de árvores freixo nos EUA, e a doença da broca esmeralda deve ter matado mais de 100 milhões delas. O mais contundente efeito da destruição das árvores freixo foi a transformação de bairros arborizados em áreas sem árvores. Essa espécie de árvore é muito comum nos EUA e equivale a 25% das árvores nos espaços públicos do país. Na ocasião, o Serviço Florestal Americano detectou um dado surpreendente. Nos lugares em que as árvores foram afetadas pela doença, houve um grande aumento da taxa de mortalidade, especificamente devido a problemas cardiovasculares e complicações respiratórias, que são as duas causas de morte mais comuns nos EUA.

Um estudo feito entre 1990 e 2007 buscou olhar para a relação entre a doença da broca esmeralda nas árvores freixo e a taxa de mortalidade das pessoas no mesmo período, em 15 países. Nesse período, houve 15.080 mortes devido a problemas cardiovasculares e 6.113 mortes por problemas respiratórios. A conclusão foi de que, quanto maior a infestação pela doença e maior o número de mortes das árvores, maior o número de mortes de seres humanos. Esse seria um tipo de notícia para ser veiculado em massa nas mídias sociais e meios de comunicação. Cuidar bem das nossas florestas é uma maneira de evitar mortes humanas, principalmente devido a doenças cardiovasculares e problemas do trato respiratório.

AS ÁRVORES SURDAS-MUDAS

No livro *A vida secreta das árvores*,[17] Peter Wohlleben revela detalhes da maneira como as árvores se comunicam, seja para se proteger dos predadores, seja para atrair abelhas para polinizar as suas flores. Ele também revela a incrível parceria das árvores com os fungos para ampliar a sua capacidade de se comunicar a longas distâncias de maneira eficaz, bem como a comunicação sonora entre as raízes, emitindo sons na frequência de 220 Hz que lembram pequenos estalos.

Os cientistas já falam de uma "banda larga da floresta", uma extraordinária rede de comunicação que envolve desde a emissão dos terpenos como a de impulsos elétricos, substâncias tóxicas e sons, além de uma incrível parceria com os fungos, que tudo indica, é uma peça chave para que a internet da floresta atinja grandes distâncias. Na ocasião em que estava revisando este livro, o *Globo Rural* publicou uma interessante matéria sob o título "Entenda o que é a internet da floresta" respaldando o que estamos divulgando aqui.[18]

Há quarenta anos, cientistas descobriram que uma espécie de acácia chamada *Acacia tortilis*, muito consumida por girafas, poucos minutos depois de ser atacada, libera toxinas para as demais folhas. Além disso, as acácias também liberam um tipo de gás, o etileno, que serve de sinal de alerta para as outras acácias de que um perigo se aproxima, e, com isso, as acácias alertadas também liberam toxinas para se proteger. As girafas, já conhecendo a estratégia das acácias, buscam se deslocar contra o vento, o que dificulta a propagação do gás, ou se movimentar para lugares mais distantes na savana africana para encontrar acácias desavisadas.

Segundo Peter, isso também acontece com outras espécies de árvores, como faias, abetos e carvalhos. Quando uma lagarta morde uma folha, essas espécies liberam sinais elétricos na velocidade de 1 cm por minuto para proteger as outras folhas. Essa velocidade é relativamente baixa comparada com a velocidade dos impulsos elétricos nos seres humanos, que se espalham em milissegundos. A comunicação também pode se dar de maneira mais rápida pelas raízes, alcançando a velocidade de 1 cm por segundo. As raízes chegam a ter o dobro de tamanho da copa das árvores e, mesmo as árvores mais solitárias se valem de uma gigantesca rede de fungos que funciona com uma rede de fibra óptica para transmitir os sinais entre elas. Peter Wohlleben explica que

> *Um único fungo pode se estender por muitos quilômetros quadrados e criar uma rede capaz de ligar florestas inteiras, ele transmite sinais de uma árvore para a outra e as ajuda a trocar notícias sobre insetos, secas e outros perigos. As pesquisas sobre quais e quantas informações são trocadas estão apenas no início, mas já se sabe que os fungos seguem uma estratégia calcada na intermediação e no equilíbrio, que às vezes põe em contato diferentes espécies de árvores, mesmo que sejam concorrentes.*[19]

É lindo ver que um fungo é capaz de intermediar a comunicação entre as árvores com base na busca pelo equilíbrio e servem como exemplo para nós, seres humanos que, com tanta informação e conhecimento, ainda somos as maiores ameaças a esse equilíbrio. Tudo indica que, quando as árvores ficam enfraquecidas, elas não só perdem a sua capacidade de se defender e de se comunicar, como se tornam presas fáceis para os insetos. O silêncio das árvores tanto pode estar ligado a alguma doença como à perda da rede de fungos que dá suporte a ela, deixando-a incomunicável e tornando-a presa fácil para insetos, lagartas, besouros e outras pragas. Peter revela que, na floresta, além das árvores, os arbustos e os gramados também contribuem para essa rede de comunicação, bem como todas as espécies de plantas.

No entanto, quando os seres humanos derrubam as florestas e plantam as monoculturas, eles destroem não só as árvores e demais plantas e arbustos, mas também toda a rede de comunicação e de proteção sistêmica por cima e por debaixo da terra. Com isso, as plantações se tornam presas fáceis para as pragas. As plantas, sem a proteção da floresta, se comportam quase como "surdas-mudas", incapazes de se comunicar e se defender. É por isso que surgiram os pesticidas e os agrotóxicos. E, assim, se destrói toda a inteligente rede natural de comunicação da floresta e, com o tempo também vai matando também os microorganismos do solo, que vai empobrecendo até virar um deserto, sem vida.

O pior é que o uso indiscriminado de antibióticos nos animais com o intuito do ganho rápido de peso também contamina as fezes, que são uma excelente fonte de adubo orgânico. Infelizmente, hoje, se o criatório não for orgânico, o esterco, comumente usado como um adubo muito rico em matéria orgânica, possui alto teor de antibióticos, que irá contaminar ainda mais a plantação. Se você olhar com atenção para essa cadeia produtiva completamente desconectada da tecnologia desenvolvida pela floresta durante bilhões de anos de evolução, fica fácil entender por que a humanidade está tão doente.

Há vinte e quatro anos, surgiu a primeira feira agroecológica de Recife. Para minha sorte, a feira fica no bairro das Graças, e, na ocasião, eu morava em um prédio que ficava atrás dela. Desde então, quando estou em Recife, semanalmente, estou na feira me abastecendo para passar a semana tomando suco verde e me alimentando com produtos de alto nível nutricional. A ideia da agroecologia é a mais perfeita e sustentável para o planeta. Eles plantam dentro da floresta, mantendo a base e a diversidade de pé. Em vez de plantar uma única cultura e destruir a floresta, eles plantam diversas culturas e mantêm a rede de proteção e comunicação da floresta que produz os predadores naturais das pragas, contribuindo para o equilíbrio do ecossistema.

É importante que se saiba que nem sempre a produção orgânica certificada é agroecológica. A agricultura agroecológica no Brasil é predominantemente a agricultura familiar responsável pelas feiras livres. Atualmente, Recife e Região Metropolitana já possuem cerca de cem feiras com essa característica. Comprar nessas feirinhas que possuem controle de qualidade de órgãos específicos é um dos maiores investimentos solidários que você pode fazer hoje. Além de proporcionar saúde e qualidade de vida, você contribui para fortalecer uma rede de economia solidária de seres humanos que possuem uma forte conexão e respeito com a terra.

Quando eu fui presidente de uma sociedade de educação em Recife, criei uma feira de conhecimento em que um dos temas era a agroecologia. Levei um grupo de alunos para visitar o sítio do Jones, que era um dos feirantes e que fez uma transformação em um solo mal cuidado usando os princípios da agroecologia que se transformou em referência mundial. Confesso que fiquei impressionado com a sabedoria do Jones falando da importância de cada árvore para manter o solo saudável e rico em nutrientes. Espero que a leitura deste livro possa te inspirar a ser amigo da terra, amigo dos micróbios e, sobretudo, amigo de si mesmo. O ser humano se distanciou tanto da natureza que parece que só resta a ele a opção de viver doente e dependente de medicamentos que o fazem ficar ainda mais doente. Até o fim deste livro, você terá um arsenal de possibilidades para cuidar melhor de si mesmo.

"Eu tomei a firme decisão de ser amigo da natureza, amigo dos micróbios, amigo das minhas células, amigo do meu corpo, amigo da vida que pulsa dentro de mim."

A FONTE DA FELICIDADE

Mais do que nunca, os conhecimentos que temos hoje apontam para uma necessidade urgente de maior proximidade com a natureza. Hoje, mais da metade das pessoas habita os grandes centros urbanos, e, cada vez mais, a natureza se apresenta como um lugar de cura em todas as dimensões. Um estudo intensivo conduzido na Universidade de Exeter, no Reino Unido, descobriu que as pessoas que moram em lugares onde há áreas verdes são menos ansiosas e deprimidas e que os efeitos positivos das árvores para o bem-estar mental e emocional duram mais do que os efeitos provocados por um aumento de salário ou de um casamento, causando mais impacto na felicidade das pessoas.[20]

Outro estudo fez a associação entre a densidade das árvores e a quantidade de antidepressivos prescritos em Londres. A conclusão foi de que as pessoas que vivem em ruas com mais árvores tomam menos antidepressivos do que as que vivem em ruas com menos árvores. Em outro estudo, pesquisadores canadenses, australianos e americanos avaliaram o impacto da densidade das árvores na saúde das pessoas e concluíram que ter mais de dez árvores em um quarteirão faz com que os residentes se sintam tão bem quanto se tivessem recebido um aumento de salário de 10 mil dólares ou quanto se fossem sete anos mais jovens.

Eles também descobriram que ter mais de onze árvores em um quarteirão reduz as doenças ligadas ao metabolismo cardiovascular, como pressão alta, diabetes e obesidade, e que os efeitos no bem-estar são comparáveis a receber um aumento salarial anual de 20 mil dólares ou ser catorze anos mais jovem.

Eu fico imaginando como poderíamos estar em um momento como esse, em que estamos vivendo os desafios gigantescos de uma pandemia, se os profissionais de saúde e gestores públicos, de posse desses conhecimentos, orientassem as pessoas a buscar o contato com a natureza, com os cuidados necessários, como uma maneira de criar as melhores condições de saúde e prevenção de doenças como depressão, ansiedade e angústia profunda que estão assolando tantas pessoas.

Mas, infelizmente, ainda estamos muito longe disso. Em 2018, foram vendidas mais de 56,6 milhões de caixas de medicamentos para ansiedade e para dormir, o que equivale a 6.471 caixas vendidas por hora, ou aproximadamente 1,4 bilhão de comprimidos ao ano. Isso, considerando-se apenas a venda em farmácias e drogarias privadas.[21]

Outra matéria revela que a procura por remédios tarja preta aumentou em 34% durante a pandemia de covid-19. Nos EUA, segundo essa matéria, o número de prescrições de antidepressivos, ansiolíticos e medicamentos para insônia aumentaram em 21% entre 16 de fevereiro, que foi a data que a OMS classificou o estado de pandemia, e 15 de março de 2020. A mesma matéria diz que o Conselho Federal de Farmácia (CFF) realizou uma pesquisa no Brasil que confirma os dados da pesquisa dos EUA e também afirma que 77% dos brasileiros declaram que já tomaram algum remédio por conta própria, revelando como estamos dominados por uma cultura da medicalização.[22]

Outro estudo da Universidade Estadual do Rio de Janeiro (UERJ) feito com 1.460 pessoas em 23 estados confirma que a depressão cresceu 90%, o estresse agudo, 40% e crises de ansiedade, 71% durante a pandemia. O consumo de Rivotril aumentou 22% nesse período, saltando do já assustador número de 4,6 milhões de caixas no bimestre de março e abril de 2019 para o incrível número de 5,6 milhões de caixas no mesmo período de

2020.[23] Tudo isso é muito preocupante e, por isso, eu o convido a sonhar grande junto comigo.

Você já imaginou um programa de saúde pública, e até mesmo dos planos de saúde privada, em que, em vez de apenas a medicalização, fosse orientada a suplementação com vitamina D3, práticas de meditação, yoga, Tai chi chuan, Qi Gong, sucos vivos, alimentação orgânica, atividade física, óleos essenciais, banho de sol e Banho de Floresta? Eu não tenho dúvidas de que seria uma revolução na saúde, com diminuição dos gastos públicos, pessoas mais felizes e mais saudáveis. Mas, enquanto isso não chega, você que está aqui lendo este livro já pode começar a investir nessa possibilidade e passar a ser um exemplo a ser seguido pelas pessoas ao seu redor.

A RITALINA DA NATUREZA

O Brasil é o segundo maior consumidor mundial de Ritalina. Desde 2015, o medicamento vem sendo usado abusivamente em crianças e adolescentes que são diagnosticados com algum transtorno cognitivo como déficit de atenção e hiperatividade. Segundo dados do Ministério da Saúde, houve um aumento de 775% nos últimos anos, entre 2009 e 2019,[24] mostrando que o processo de medicalização com medicamentos tarja preta começa cada vez mais cedo e que pais, professores e educadores, de um modo geral, estão pouco preparados para lidar com as crianças desse tempo veloz e digitalizado.

Richard Louv, colaborador do *The New York Times* e do *Washington Post* fala sobre a "Ritalina da natureza" e defende que as crianças sejam tratadas com maior tempo de contato com a natureza em vez de com Ritalina ou outras medicações para doenças como o Transtorno do Déficit de Atenção e Hiperatividade (TDAH). E, mesmo para as crianças sem TDAH, o contato com a natureza melhora a atenção e a concentração. Clemens Arvay, em seu livro *The Biophilia Effect*, revela que o professor de Psicologia Ambiental da Universidade de Ciências Agrárias da Suécia Patrick Grahn mostrou que crianças que brincam em parques, no meio de bosques e campos ou à margem de um pomar com árvores frutíferas demonstram melhor coordenação motora e significativa melhora na concentração em comparação com crianças que brincam em parques sem contato com a natureza. Por meio de inúmeros estudos, cientistas da Universidade de Illinois têm demonstrado que mesmo crianças sem problemas de déficit de atenção se beneficiam grandemente do contato com a natureza, melhorando sua atenção e sua concentração, e que os aspectos relacionados à fascinação pela natureza desempenham importante papel.[25]

A habilidade de se comunicar também melhora quando as crianças mantêm contato regular com a natureza. Os cientistas também provaram que os sintomas de inquietação, hiperatividade e perda de concentração podem ser aliviados, mesmo em pacientes com TDAH. De acordo com Peter Wohlleben[26], os cientistas da Universidade de Illinois fazem as seguintes recomendações aos pais que desejam melhorar a atenção e concentração dos seus filhos:

1. Motivar as crianças a brincar em lugares que tenham contato com a natureza.
2. Motivar as crianças a brincar ao ar livre em ambientes verdes.
3. Ser um defensor do pátio escolar natural. Isso é muito importante para recuperar a habilidade de concentração das crianças.
4. Plantar e cuidar de árvores e outras espécies de vegetação em sua casa.
5. Cuidar das árvores e arbustos nos arredores de onde mora. Você estará fazendo um favor a você mesmo, às suas crianças e às outras pessoas.

Ainda segundo Peter, a fascinação pela natureza pode levar a uma experiência de fluxo em adultos e crianças, que acontece quando entramos em um estado de concentração e completo envolvimento em uma experiência ou atividade. A experiência de fluxo está associada à felicidade, criatividade e, frequentemente, a experiências espirituais e é capaz de alterar até mesmo a nossa percepção de tempo. A fascinação pela natureza é o mecanismo capaz de desencadear e manter a experiência de fluxo nesse ambiente.

ROBÔS QUE IMITAM AS PLANTAS

E, para aumentar ainda mais o nosso fascínio pelo reino vegetal, o fundador da neurobiologia vegetal, o italiano Stefano Mancuso, em seu livro

Revolução das plantas: Um novo modelo para o futuro,[27] ganhador do XII Prêmio Galileu de Divulgação Literária, revela que o verdadeiro potencial para a solução dos problemas que nos afligem está nas plantas. Sua autonomia energética, ligada a uma arquitetura cooperativa distribuída sem centros de comando, faz delas seres vivos capazes de resistir a repetidos eventos catastróficos e de se adaptar, com rapidez, a enormes mudanças ambientais, demonstrando uma incrível resiliência.

Mancuso propõe um novo modelo para pensar o futuro da tecnologia, da ecologia e dos sistemas políticos com base na capacidade das plantas de aprender, memorizar e se comunicar. Em 2012, Mancuso participou do Projeto Plantoid e projetou um robô que agisse e crescesse como uma planta. A sensação que tenho é a de que a humanidade, à medida que as pessoas e, sobretudo, os gestores públicos, políticos, educadores, empresários e empreendedores forem tomando consciência da importância e da inteligência do reino vegetal, existirão cada vez mais ações de proteção às nossas florestas e de utilização delas como um ambiente regenerativo, recreativo e curativo, como o Japão já vem fazendo e dando um exemplo para o mundo.

DICAS QUÂNTICAS PARA VIVER MELHOR

1. Procure criar uma rotina em que, uma vez por mês, você possa ter algum tipo de contato com a natureza.
2. Escolha uma região em que possa fazer trilhas, unindo caminhadas de vinte minutos com intervalos de dez a vinte minutos para contemplação, apreciação e meditação. O ideal é ficar entre noventa minutos e duas horas, em média.
3. Em algum momento, fique descalço e sinta o contato direto com a terra.
4. Escolha uma árvore com a qual se identifique e, de pés descalços, abrace-a por, pelo menos, cinco minutos.
5. Nos momentos de contemplação, busque uma árvore em que possa sentar escorado em seu tronco e meditar.
6. Sempre que possível, aproveite para tomar um banho de cachoeira nas trilhas que percorrer.
7. Compre pequenas caqueiras, e, mesmo que more em um apartamento, como eu, é possível ter uma farmácia viva em casa, com ervas

como alecrim, manjericão, lavanda, arruda, orégano, sálvia, hortelã, entre outras. Cultive outras plantas de sua preferência e veja aquelas disponíveis na sua região que os beija-flores gostem, como a papoula, por exemplo.

8. Ao começar o dia de trabalho, ou se for fazer alguma atividade que demande energia mental e foco, pingue na mão uma gota de óleo essencial de hortelã-pimenta, uma de alecrim e outra de gengibre, esfregue as mãos e as coloque em concha em frente ao rosto para que possa absorver o aroma pelas narinas.

9. Para insônia, pingue uma ou duas gotas de óleo essencial de lavanda no travesseiro. Você também pode usar, em um difusor elétrico ao lado da sua cama, os óleos essenciais de manjerona, bergamota e laranja doce.

10. Para o cabelo, após o banho, você pode colocar na palma da mão uma quantidade de óleo de coco extravirgem e pingar uma gota dos óleos essenciais de hortelã-pimenta, alecrim e lavanda, misturar e aplicar no cabelo, massageando bem. Outros óleos essenciais que também podem ser usados no cabelo são os de gerânio, gengibre, cedro atlas, ylang-ylang e melaleuca.

Para encerrar o capítulo, vou apresentar o depoimento do terapeuta carioca Landman Souza, que trouxe uma importante reflexão de que o terapeuta, o curador, precisa se curar primeiro para obter melhores resultados. Você também pode ver o depoimento acessando o QR Code a seguir.[28]

***

"Meu nome é Landman Souza, eu sou bioterapeuta, trabalho com a técnica de biomagnetismo e programação bioenergética. Já trabalho com essa técnica há um bom tempo. E, na verdade, eu estava sentindo que, nessa técnica, estava faltando alguma coisa pra mim, porque meus clientes, às vezes, demoravam a ter uma cura, dava problemas. E, na verdade, eu não sabia o que estava acontecendo. Até que eu descobri um curso com o professor Wallace chamado Coaching Quântico. E, com esse curso, eu consegui descobrir que o terapeuta precisa de uma cura também. Na verdade, eu, como terapeuta, estava doente, inconscientemente. Com crenças, com autossabotagem e "N" coisas que nos fazem

mal inconscientemente. E isso estava sendo passado para os meus clientes. Esse Coaching Quântico é fantástico, porque ele detecta problemas que você vem construindo durante a sua vida toda, te dá ferramentas para você construir uma nova realidade. E, a partir disso, esse curso está me transformando. A partir de hoje, eu já faço vários treinamentos, uso várias ferramentas que foram passadas pelo professor. E, com certeza, está trazendo transformações nos resultados que eu quero ter em relação aos meus clientes, em relação às curas. Graças a Deus, hoje, eu estou [...] construindo uma nova realidade diferente daquela que tinha. Porque eu estava em uma realidade que não era verdadeira. Hoje, eu estou em uma realidade real e verdadeira. E isso, pra mim, está fazendo muita diferença. Então, é um curso que mudou muito a minha vida, e só tenho a agradecer em relação a mim e agradeço pelos meus clientes também. Porque os resultados, para eles, já estão sendo muito mais positivos do que eram anteriormente. E essa cura é difícil de entender. É como se fosse um empresário que tem muito sucesso e, de repente, a empresa dele começa a cair. E para ele se conscientizar de que a culpa é dele é muito difícil. Então, essa consciência, essa realidade que nós temos que criar, uma nova realidade, ela é muito difícil, de nos conscientizarmos e deixarmos o "eu" para trás. E, hoje, ter um novo "eu" e deixar aquele anterior sempre para trás. Fico muito grato ao professor Wallace. Esse curso é maravilhoso, indico para todos. E muita gratidão. Muito obrigado, professor! Gratidão!"

***

Para acessar o conteúdo é fácil! Basta apontar a câmera do seu celular para o QR Code ao lado ou digitar o link em seu navegador e aproveitar!

https://youtu.be/FjjkNy3ilfM

COMANDO QUÂNTICO

EU CONVIDO TODOS OS DIAS A NATUREZA PARA LEMBRAR-ME DA MINHA ESSÊNCIA E DE QUE A CURA HABITA DENTRO DE MIM, ATRAVÉS DO TRINAR DOS PÁSSAROS, DO CANTAROLAR DAS ONDAS DO MAR E DAS CACHOEIRAS, DO AROMA DAS FLORES E DA TERRA MOLHADA, DO RONRONAR DOS GATOS, DO PÔR DO SOL E DE UMA BELA NOITE DE LUAR.

CAPÍTULO 8
VITAMINA D3 – A VACINA DA NATUREZA

> "Já está na hora de contemplar o nosso corpo com as melhores condições possíveis para que ele exerça a sua inteligência inata de nos proteger e nos curar de todas as doenças."

VITAMINA D3 – A CHAVE DA DOENÇA E DA SAÚDE

A Terra tem, aproximadamente, 4,6 bilhões de anos, que também é, aproximadamente, a mesma idade do Sol. Há cerca de 400 milhões de anos, se formou a camada de ozônio em torno da Terra, criando as condições para que a vida em larga escala prosperasse no planeta. A camada de ozônio cria uma barreira de proteção contra os raios ultravioleta (UV) vindos do Sol, bloqueando em torno de 90% da sua emissão. A outra parte dos raios ultravioleta que chega até nós é fundamental para produzir, por meio do contato com a pele, o mais poderoso hormônio que atua no nosso corpo, que possui mais de oitenta funções e foi erroneamente batizado de vitamina, e esse nome pegou até hoje. A vitamina D, como é popularmente conhecida, é, na verdade, um hormônio que possui funções vitais para o nosso organismo, tendo os raios solares como sua principal fonte, mas também podendo ser encontrada em alimentos como óleo de bacalhau, salmão, ovos e leite, só que em quantidades muito menores do que a produzida pelo nosso corpo por meio do contato com os raios solares. A deficiência desse hormônio está por trás do crescimento de mais de cem tipos de doenças crônicas e autoimunes, como câncer, diabetes tipo 1, vitiligo, psoríase, osteoporose, artrite reumatoide, esclerose múltipla, depressão, autismo, doenças cardiovasculares, mal de Alzheimer, tuberculose, raquitismo e obesidade, só para citar algumas. Eu vou continuar a chamá-lo de vitamina, já que é de domínio público.

A importância da vitamina D é notável. Ela regula a quantidade de cálcio e fósforo no nosso corpo, aumentando a absorção desses sais minerais no intestino e tendo um papel fundamental na saúde dos nossos ossos e dentes, bem como da nossa força muscular. A contração muscular de todos os músculos do corpo, inclusive do coração, depende da vitamina D.[1] A sua deficiência aumenta o risco de quedas e fraturas devido à fraqueza muscular e, no coração, influencia no controle das contrações do músculo cardíaco, que regula o bombeamento de sangue. Todas as células do nosso corpo possuem receptores de vitamina D, que, dessa forma, regula todas as células do nosso sistema imunológico, como os linfócitos, macrófagos e leucócitos, sendo decisiva na prevenção de inúmeras doenças de origem viral e bacteriana. Nas crianças, a deficiência desse hormônio compromete o crescimento e leva à má-formação dos ossos, dando origem ao raquitismo, que leva a um maior risco de fraturas, e também está associada à incidência do diabetes tipo 1, obesidade, asma, problemas alérgicos e doenças autoimunes. Já a sua deficiência na gestação está associada ao aumento de risco da hipertensão arterial e de diabetes gestacional. Considerando-se que mais de 50% das mulheres possuem deficiência, é fundamental que façam suplementação para que o feto desenvolva um sistema imune forte e para evitar doenças neurológicas como a microcefalia. As crianças cujas mães fizeram a suplementação adequada durante a gravidez, além de serem altamente resistentes a vírus, bactérias e outras doenças, também são mais sociáveis, alegres e muito inteligentes, com tendência a serem superdotadas.[2, 3] Um artigo científico da Universidade de Brasília (UnB) aponta que a vitamina D participa da regulação de 3% do genoma humano, desempenhando papel fundamental na atividade dos sistemas imunológico, cardiovascular e metabólico.[4]

Uma das funções mais extraordinárias da vitamina D é a capacidade de destruir as células cancerosas através da apoptose, um mecanismo que provoca a autodestruição das células do câncer. Além disso, ela também tem a função de impedir que uma célula normal se transforme em uma célula cancerosa por meio de um processo que promove a diferenciação das nossas células. Ou seja, a primeira coisa que um oncologista deveria fazer seria pedir um exame para verificação dos níveis de vitamina D e, em seguida, buscar elevar esses níveis o mais rápido possível. Hoje, há mais de 2,31 milhões de publicações científicas a respeito do papel da vitamina D na prevenção do câncer, mas, por incrível que pareça, não há uma única publicação em livros de oncologia, e, assim, o médico especialista em câncer continua tão leigo quanto o seu paciente sobre como prevenir a doença de maneira natural.

Infelizmente, os congressos médicos são patrocinados, no mundo inteiro, pela indústria farmacêutica, e a condição imposta aos organizadores é que os palestrantes sejam aprovados por eles. Com isso, nenhum pesquisador que trabalhe com a etiologia das doenças, que investiga as suas causas, é convidado a participar dos congressos médicos, assim, a maioria dos médicos está desinformada sobre as descobertas científicas sobre o câncer e demais doenças e, por isso, costuma orientar os seus pacientes a tomar doses muito menores da vitamina D do que deveriam e, às vezes, de maneira errada, como vem denunciando há algum tempo o dr. Cícero Coimbra. O dr. Cícero é PhD, pesquisador e professor livre-docente do Departamento de Neurologia e Neurocirurgia da Universidade Federal de São Paulo (Unifesp) e diretor do Laboratório de Neuropatologia e Neuroproteção e é considerado uma das maiores autoridades mundiais na reversão das doenças autoimunes, usando um protocolo com altas doses da vitamina D3 (a forma ativa da vitamina D), recomendações alimentares e consumo adequado de água. O seu protocolo, conhecido como Protocolo Coimbra, cujos fundamentos científicos são conhecidos desde 2013, vem sendo usado por uma comunidade de médicos no Brasil e por mais de duzentos médicos na Europa, EUA, Rússia, Canadá, Índia, Oriente Médio, México e vários países da América do Sul com resultados extraordinários. Eu tive o privilégio de entrevistar o dr. Cícero Coimbra três vezes, além de ele ter participado do IV Simpósio Internacional de Saúde Quântica, que realizei em Brasília, em 2015. A última entrevista que fiz com ele foi em fevereiro de 2020, pouco antes do Carnaval, e, na entrevista, ele previu a explosão da covid-19, vinte dias após o feriado, o que ocorreu até um pouco antes. Foram quase duas horas e meia de entrevista em que ele deu uma verdadeira aula sobre o uso da vitamina D para prevenir inúmeras doenças, inclusive a covid-19. A entrevista completa está no YouTube e pode ser acessada pelo QR Code a seguir.

Para acessar o conteúdo é fácil! Basta apontar a câmera do seu celular para o QR Code ao lado ou digitar o link em seu navegador e aproveitar!

Segundo o dr. Cícero, vivemos uma pandemia mundial de deficiência da vitamina D, e nove entre dez pessoas possuem essa deficiência no mundo, o que contribui para o crescimento exponencial de inúmeras doenças crônicas e autoimunes, como as que já citei antes. Mais de cem doenças poderiam ser evitadas e os seus efeitos drasticamente minimizados se todos estivessem sempre com os níveis adequados da vitamina D. Em se tratando de câncer, de acordo com o dr. Cícero Coimbra, pelo menos 50% dos tipos dessa doença seriam evitados. São mais de 2,31 milhões de trabalhos científicos relacionando a deficiência da vitamina D com o risco de câncer e a sua prevenção. Também existem, hoje, mais de 1,22 milhão de publicações científicas sobre a importância da vitamina D para o sistema imune, que é regulado por ela. Nada pode substituí-la, e ela é responsável por aumentar a capacidade do sistema imune de reagir contra infecções, além de evitar que ele nos agrida, como acontece nos casos de doenças autoimunes. Quando se trata de hipertensão, existem, aproximadamente, 1,42 milhão de publicações científicas sobre o assunto, e mais cerca de 1,98 milhão de publicações em relação ao diabetes, vinculando o uso da vitamina D com a prevenção e superação dessas doenças, e nada disso é abordado nos congressos médicos. A grande maioria dos profissionais de saúde e das pessoas não sabe, por exemplo, que a vitamina D atua nas células do pâncreas e é fundamental para o metabolismo da insulina, favorecendo a sua produção e, assim, prevenindo o diabetes. A maioria também não sabe que a deficiência de vitamina D causa depressão.

Estudos científicos comprovam a relação dois baixos níveis de vitamina D com a esquizofrenia e com a depressão, que eleva o risco de doenças cardiovasculares e suicídio. Os receptores de vitamina D foram identificados em regiões do cérebro envolvidas com a depressão, como o córtex pré-frontal, o hipotálamo e a substância negra, e, por isso, também passou a ser reconhecida como um hormônio neuroesteroide. Ela também fornece proteção significativa contra os efeitos da redução dos neurotransmissores serotonina e dopamina, que são considerados antidepressivos naturais.[5] Essas informações também orientam o profissional de saúde a, como primeira medida ao atender uma pessoa com depressão, pedir um exame para ver as taxas da vitamina D e começar a suplementar o mais rápido possível. Na verdade, devido à importância da vitamina D, essa deveria ser a primeira pergunta a ser feita por qualquer médico, independentemente de qual seja a doença ou a especialidade.

É importante que você entenda por que há tanta desinformação a respeito da vitamina D entre os profissionais de saúde, bem como a falta de clareza quanto à sua importância na prevenção e superação de inúmeras doenças. A vitamina D é um insumo barato e não pode ser patenteado por ser um produto da natureza, além do mais, por prevenir e contribuir para a superação de inúmeras doenças, leva as pessoas consumirem cada vez menos medicamentos alopáticos, o que vai totalmente de encontro à lógica da indústria farmacêutica, que não trabalha com a hipótese da prevenção e muito menos da cura de qualquer doença.

PROTEÇÃO DESDE O ÚTERO

Durante toda a história, o homem viveu exposto ao sol, possibilitando que a vitamina D protegesse a raça humana de vírus, bactérias, fungos, protozoários e outros micróbios que eventualmente podem nos atacar. Essa proteção da vitamina D já acontece quando estamos no útero da mãe. Nas gestantes, a placenta produz as substâncias chamadas de catelicidinas e beta-defensinas, que são parte do nosso sistema imunológico chamado de inato ou inespecífico, que é capaz de atacar qualquer organismo estranho que queira entrar na placenta e, posteriormente, também protegerá o bebê ao nascer. As catelicidinas provocam ferimentos na superfície de vírus, fungos e bactérias, e as beta-defensinas se encarregam de penetrá-los e destruí-los. Esse sistema é chamado de inato, pois já nascemos com ele, e inespecífico, pois é capaz de destruir qualquer tipo de micróbio ou substância nociva ao feto e ao bebê, e não apenas algum tipo específico.[6, 7]

Além de ser essencial para desenvolver o sistema imune inespecífico do feto, a vitamina D também é essencial para desenvolver o sistema nervoso da criança.[8] Segundo Ian Wishart em seu livro *Vitamina D: Seria esta a vitamina milagrosa?*,[9] nos anos 1940 e 1950 a vitamina D já era usada há décadas, sobretudo para melhorar a saúde óssea e esquelética das crianças, seja por meio do óleo do fígado do bacalhau, seja por meio do banho de sol. Como se sabe, a vitamina D também pode ser encontrada em alguns alimentos, mas o dr. Cícero Coimbra lembra que, para obter a dose adequada diária de vitamina D, equivalente a 10.000 UI para uma pessoa entre 50 kg e 75 kg, a pessoa teria que comer 250 gemas de ovo, treze postas de salmão ou tomar oitenta copos de leite, o que seria inviável, e essa mesma dose pode ser alcançada com a exposição solar durante dez a vinte minutos com sol forte e 75% do corpo descoberto, sem protetor solar, para uma pessoa adulta de pele branca.[10] Para pessoas de pele escura, obesas ou idosas, o tempo precisa ser bem maior, daí a importância também da suplementação.

Em 2009, um relatório entregue ao governo canadense estimava que, se os níveis de vitamina D fossem aumentados, isso evitaria a morte prematura de 37 mil pessoas por ano, proporcionando uma economia anual de 14 bilhões de dólares e reduzindo drasticamente o sofrimento de milhares de pessoas.[11] Segundo o dr. Cícero Coimbra, se fosse dada uma complementação de apenas 5.000 UI, por via oral, para toda a população urbana, seria possível diminuir, da noite para o dia, de 40% a 50% o número de novos casos de câncer.[12]

Em 19 de fevereiro de 2008, o jornal *The New York Times* publicou um artigo sobre a vitamina D dizendo que ela é, possivelmente, o nutriente da década. De acordo com o dr. Alexandre Feldman, o correto não seria chamar de nutriente da década, mas do século, com o que, por tantas evidências científicas, estou plenamente de acordo. Esse artigo cita a pesquisa da Creighton University, nos EUA, que realizou um estudo duplo cego, aleatório e controlado, realizado com 1.179 mulheres pós-menopausadas durante quatro anos e publicado no *American Journal of Clinical*

Nutrition. De acordo com esse estudo, as mulheres que tomaram 1.100 UI de vitamina D3 diariamente tiveram incríveis 80% menos câncer do que aquelas que não receberam esse nutriente. O artigo também cita dois estudos científicos publicados na revista *Headache*, em 1994, sobre o papel da vitamina D no tratamento da enxaqueca.[13] Em 2007, Robert Przybylski, professor de Medicina Geriátrica da Universidade de Wisconsin, realizou um estudo observacional com outros pesquisadores que mostrou, pela primeira vez, uma associação significativa entre baixos níveis de vitamina D no sangue de pacientes com Alzheimer e o mau desempenho em testes cognitivos. Robert afirma que: "A nossa hipótese é de que bons níveis de vitamina D podem evitar ou atenuar a doença".[14] O estudo observou que os neurônios possuem receptores de vitamina D e que ela pode melhorar os níveis de substâncias importantes e também ajuda a proteger as células do cérebro. Esse foi o primeiro estudo, e, hoje, inúmeros outros comprovam a eficácia da vitamina D na prevenção e superação do Alzheimer.

São inúmeras as evidências científicas sobre a relação da deficiência de vitamina D com muitas doenças, o que nos leva à conclusão de que, de fato, a vitamina D é o nutriente do século. No momento em que a humanidade acordar para essa realidade, iremos fazer o caminho de volta para a natureza e o caminho de volta para os banhos de sol, como acontecia na época dos nossos avós, aliados à suplementação para contribuir com quem tem pouco acesso ao Sol ou algum tipo de sensibilidade.

A SAÍDA PARA AS DOENÇAS AUTOIMUNES

Uma doença autoimune é aquela em que o sistema imunológico ataca o próprio corpo. Existem dezenas delas, como a artrite reumatoide, que ataca principalmente as pequenas articulações; o vitiligo e a psoríase, que atacam a pele; e a esclerose múltipla, que ataca o sistema nervoso central, provocando múltiplas lesões, a ponto de deixar o paciente cego ou tetraplégico. Os medicamentos alopáticos usados para combater os sintomas das doenças autoimunes são imunossupressores, ou seja, deprimem o sistema imunológico, deixando o corpo mais suscetível a infecções, e costumam causar terríveis efeitos colaterais, como é o caso do medicamento Interferon, usado para esclerose múltipla e cujos efeitos colaterais são espantosos. É quase inacreditável que seja ministrado um medicamento tão danoso a um ser humano.

O dr. Cícero Coimbra relata que a vitamina D é a única substância capaz de inibir, seletivamente, a principal reação causada pelas doenças autoimunes, chamada de "th17". Há mais de quatro décadas, existem pesquisas científicas sobre os efeitos da vitamina D sobre o sistema imunológico. Mas foi no início dos anos 2000 que o dr. Cícero começou a usar a chamada dose fisiológica de 10.000 UI em pacientes com esclerose múltipla com o intuito de corrigir os níveis de vitamina D e verificou uma melhora significativa nos pacientes. Com o acesso a novos estudos científicos que apontavam que as pessoas com doenças autoimunes apresentavam graus variados de resistência à vitamina D, ele passou a aumentar as doses para mais de 10.000 UI e passou a acompanhar os pacientes para monitorar o único efeito colateral possível da vitamina D: a calcificação dos rins pelo excesso de absorção de cálcio. Foi quando percebeu que, quanto maior as doses, mais benefícios os pacientes tinham. Alguns anos depois, junto com a sua equipe, ele conseguiu desenvolver uma técnica capaz de identificar a dose precisa para libertar o paciente dos sintomas da doença. Os resultados obtidos pelo dr. Cícero Coimbra com o seu protocolo são notáveis. A atividade da doença desaparece em 95% dos casos desde que não esteja em um estágio muito avançado, e, nos outros 5%, o tratamento possibilita um efeito parcial, mas significativo. Segundo ele, existem dois fatores que atrapalham o processo: o tabagismo e a depressão.[15] A recomendação é iniciar o tratamento logo ao sentir os primeiros sintomas para se reverter com mais facilidade as sequelas das doenças.

Em 2014, quando entrevistei o dr. Cícero para o I Congresso On-line de Doenças Crônicas e Curas Naturais, eu conheci o jovem Daniel Cunha, que foi diagnosticado com esclerose múltipla em 2009 e havia sofrido barbaridades com os efeitos colaterais do Interferon, a ponto de ficar em depressão só de pensar que ia passar o resto da vida naquele sofrimento. Após conhecer o dr. Cícero Coimbra e fazer uso do seu protocolo, Daniel não apresentou mais nenhum sintoma da doença desde 2010. Na ocasião, eu tive a oportunidade de entrevistar o Daniel e conhecer a sua história. A entrevista completa está no meu canal do YouTube e pode ser acessada pelo QR Code a seguir.[16]

Para acessar o conteúdo é fácil! Basta apontar a câmera do seu celular para o QR Code ao lado ou digitar o link em seu navegador e aproveitar!

O Protocolo Coimbra, como é conhecido o protocolo criado pelo dr. Cícero, consiste em um tratamento com altas doses de vitamina D (na modalidade D3), associadas a uma dieta livre de cálcio e o consumo diário de, pelo menos, 2,5 l de água. A orientação e o acompanhamento devem ser feitos por um médico certificado, e o tratamento exige quatro consultas no período de dois anos. Na quarta consulta, o paciente recebe alta provisória, mas continua com a dose de vitamina e a dieta. Após dois anos, ele passa por uma consulta de revisão e refaz os exames laboratoriais. No dia em que estava revisando este capítulo, recebi um depoimento da Denise, que participou da turma 3 do meu programa Consultório Quântico, falando que, após cinco meses de tratamento com o Protocolo Coimbra, os marcadores da doença desapareceram, e ela entrou em remissão. Ela também comentou que vem seguindo a nossa dica de contato com a natureza, o que a deixou mais calma. Confira o depoimento da Denise na íntegra.

***

"Gostaria de fazer um relato. Eu tenho doença autoimune e tomava corticoide quando começou a pandemia de covid-19 no Brasil no ano passado e resolvi suspender o corticoide por minha conta. Mas fiquei com muita dor nas articulações, então fui a um médico do Protocolo Coimbra. Com cinco meses tomando vitamina D em altas doses, em meus exames os marcadores da doença desapareceram, ou seja, a doença entrou em remissão, e pude diminuir a dose à metade. Outra coisa que me ajudou a melhorar muito foi essa dica do Wallace do contato com a natureza. Caminho na praia descalça todos os dias, e isso me deixou mais calma. A natureza cura a gente. Tiro fotos apreciando a paisagem."

***

Outro aspecto que faz com que a indústria farmacêutica nunca tenha convidado o dr. Cícero Coimbra ou qualquer médico que trabalhe com a vitamina D para os congressos que organiza é que o tratamento é muito barato, pois 95% dele consiste no consumo de vitamina D, o que faz com que o custo varie entre 30 e 80 reais mensais, dependendo da dose diária, enquanto o tratamento alopático fica entre 10 mil e 15 mil reais por mês (valores informados pelo dr. Cícero Coimbra em 2014 em entrevista à revista *Veja*).[17] Além disso, enquanto a vitamina D elimina 100% da doença em quase todos os casos, as drogas farmacêuticas as eliminam, no máximo, em 30% dos casos, segundo a própria indústria farmacêutica.

É importante também compartilhar aqui que a indústria farmacêutica influencia, no Brasil, a orientação dos médicos quanto ao uso da vitamina D, contrariando a orientação de órgãos internacionais como a Sociedade de Endocrinologia Americana, que se baseia em dados científicos. No Brasil, é considerada normal a taxa de vitamina D de 20 ng/ml, enquanto a orientação da Sociedade de Endocrinologia dos EUA considera normal entre 40 ng/ml a 100 ng/ml. Os médicos são orientados a receitar baixas doses diárias de cerca de 600 UI. Alguns até passam doses maiores, de 50.000 UI, mas com a orientação errada, para ser tomada uma vez por semana, em vez de respeitar a dose diária de 10.000 UI para pessoas de 50 kg a 75 kg, 15.000 UI para pessoas de 75 kg a 80 kg ou 20.000 UI para pessoas de 80 kg a 100 kg. Como a vitamina D é absorvida diariamente, segundo o dr. Cícero, as doses devem ser sempre diárias, e não semanais. Essa desinformação promovida pela indústria farmacêutica termina fazendo com que a grande maioria dos médicos alopatas não recomendem a dose correta. Como a maioria das pessoas ainda é tratada por médicos unicamente alopatas, infelizmente muita gente que consome vitamina D no Brasil está tomando doses menores do que deve e, por isso, continua com a imunidade baixa. Se o próprio corpo é capaz de produzir 10.000 UI de vitamina D tomando um sol forte diariamente por um período de dez a vinte minutos, dá para imaginar que uma dose de apenas 600 UI está muito abaixo das nossas necessidades diárias. É também importante saber que há um limite para a produção diária pelo corpo a partir da pele que é de 20.000 UI por dia, dando-nos uma pista clara das nossas necessidades naturais para nos protegermos, mantendo nossa imunidade sempre alta.

VITAMINA D E A COVID-19

Em março de 2020, pesquisadores da Universidade de Turim, na Itália, associaram os baixos níveis da vitamina D no sangue com uma maior gravidade dos sintomas da covid-19 e recomendaram a correção dos níveis desse hormônio para combater a pandemia. Em janeiro de 2020, o dr. Cícero Coimbra já havia feito essa recomendação e a reforçou quando eu o entrevistei no dia 16 de fevereiro de 2020. Em fevereiro de 2021, já existiam mais de 285 mil publicações científicas, que podem ser acessadas no Google Acadêmico com as palavras-chave "vitamina D" e "immune system", relacionando a vitamina D ao potente funcionamento do sistema imune. Se você usar as palavras-chave "vitamina D e vírus", você encontrará mais de 889 mil publicações demonstrando o estado antiviral exercido pelo sistema imune sob níveis normais de vitamina D.[18] Não foi por falta de evidências científicas que não foi tomada uma atitude mundial de aumentar a imunidade das pessoas de maneira natural. E isso não foi feito por um único motivo: a vitamina D não pode ser patenteada pela indústria farmacêutica. Os interesses econômicos e políticos determinaram a sorte de milhões de pessoas infectadas e mortas devido à baixa imunidade. Como tem sido através dos tempos, o objetivo maior não é suprimir as causas das doenças e, sim, atacar os sintomas por ser um caminho muito mais lucrativo. De acordo com o dr. Cícero:

> *Agindo sobre a causa da gravidade da infecção, poderíamos promover a eliminação pronta e imediata do vírus nos indivíduos recém-infectados ou que viessem a ser infectados, reduzindo-se ou mesmo eliminando-se a sua transmissão e evitando que pessoas desenvolvessem manifestações leves ou severas da doença, com a possibilidade de quase eliminar a mortalidade da infecção.* [19]

Outro artigo científico, publicado em setembro de 2020 por um grupo de pesquisadores da Tehran University of Medical Sciences, no Irã, após coletar dados de 235 pacientes infectados com covid-19, concluiu que: "É recomendado o aumento dos níveis da vitamina D na população em geral e em pacientes hospitalizados, em particular, para ter um benefício potencial na redução da gravidade das morbidades e mortalidade associadas à aquisição da covid-19".[20] Esse mesmo artigo concluiu que os níveis de vitamina D no sangue precisam ser de, no mínimo, 30 ng/ml para reduzir os riscos de resultados clínicos adversos em pacientes com a covid-19. Quanto maior o nível de vitamina D, menor será o impacto do vírus. Possivelmente, você não deve ter visto na mídia que quatro pesquisadores brasileiros, dra. Simone Queiroga e professor dr. Eloi Alves da Silva, da Universidade Federal do Espírito Santo (Ufes), dr. Arlan da Silva, do Instituto Federal do Espírito Santo (Ifes) e professor dr. Osmair Vital de Oliveira, do Instituto Federal de São Paulo (Ifsp) utilizaram química computacional, com base no trabalho de três químicos ganhadores do prêmio Nobel de 2013, Martin Karpluz, Michael Levitt e Arieh Warshel, para comprovar a ação antiviral da vitamina D.[21] De acordo com a dra. Simone Queiroga, no caso da covid-19 os estudos indicam que a imunidade elevada, com níveis adequados de vitamina D, pode levar o paciente a sofrer apenas sintomas leves da doença, desde que não tenha comorbidades, entre as quais, problemas cardíacos e pulmonares, hipertensão, diabetes e obesidade. Segundo ela, a obesidade provoca um alto grau de inflamação em todo o corpo devido a uma resistência à insulina. A pesquisa conclui que a vitamina D se apresenta como um potencial antiviral, só que mais eficiente e seguro que os encontrados na maioria dos medicamentos devido à elevada toxicidade e indesejados efeitos colaterais. Dra. Simone recomenda que os níveis de vitamina D no sangue devam estar entre 50 ng/ml e 100 ng/ml. Segundo o dr. Cícero Coimbra, o nível tóxico da vitamina D acontece a partir de 240 ng/ml.[22] Ela também alerta sobre a recomendação deficiente em voga no Brasil, que considera 20 ng/ml suficiente. A própria Sociedade Brasileira de Endocrinologia e Metabologia considera os níveis de vitamina D no sangue abaixo de 20 ng/ml insuficientes; entre 20 ng/ml e 30 ng/ml, deficientes; e acima de 30 ng/ml até 100 ng/ml, suficientes. Desse modo, concentrações abaixo de 30 ng/ml são consideradas hipovitaminoses de vitamina D,[23] mas, se você for fazer um exame laboratorial, eles consideram o índice de 20 ng/ml como sendo normal, o que está contribuindo para que muita gente esteja com hipovitaminose achando que está normal.

O dr. Cícero Coimbra alerta que, mesmo excluídas idade, sexo e comorbidades já citadas aqui, o nível baixo da vitamina D no sangue permanece fortemente associado à mortalidade por covid-19. Como a dose de manutenção entre 10.000 UI e 20.000 UI dadas para adultos entre 50 kg e 100 kg demora dois meses para normalizar os níveis de vitamina D, ele recomenda o procedimento que é adotado há décadas em crianças com raquitismo, que é administrar uma dose de ataque de 600.000 UI via oral para adultos. Essa dose eleva, de imediato, o nível de vitamina D para 77 ng/ml. Após um mês, o nível de vitamina D estará com cerca de 62 ng/ml, e você pode iniciar a dose de manutenção, entre 10.000 UI e 20.000 UI. E, se você quiser manter ainda mais alta a sua imunidade, você já pode começar a tomar a dose de manutenção um dia após a dose de ataque, que foi o que eu fiz, sob a orientação do dr. Cícero Coimbra. As minhas duas filhas fizeram o mesmo. Para minha neta Elis, que tem 20 kg, o dr. Cícero recomendou a dose de ataque de 150.000 UI e a dose de manutenção de 4.000 UI (o que equivale a 200 UI por kg).

Talvez você também não saiba, mas as duas cidades brasileiras que praticamente erradicaram a covid-19 na primeira onda e tiveram baixíssimos índices de infectados e mortalidade foram as cidades de Cristal, no Rio Grande do Sul, cuja prefeita Fábia Richter adotou as orientações do dr. Cícero Coimbra e fez um trabalho de gestão notável e exemplar para um gestor público junto à população, e Figueirão, no Mato Grosso do Sul, cujo prefeito Rogério Rosalin também adotou as orientações do dr. Cícero Coimbra e a homeopatia orientado pelo seu secretário de saúde, que é um médico homeopata. Eu tive o prazer de entrevistar os dois prefeitos e conferir de perto os resultados incríveis que eles conseguiram proporcionar à população. Entrevistei a prefeita Fábia Richter no dia 23 de agosto de 2020 e o prefeito Rogério Rosalin no dia 30 do mesmo mês e ano. As duas entrevistas estão no meu canal do YouTube e vou disponibilizar nos QR Codes a seguir para vocês terem uma ideia de como poderíamos ter mudado a história de como a covid-19 se propagou no Brasil e no mundo se tivéssemos tomado como exemplo o que esses dois gestores públicos fizeram.[24, 25]

Para acessar o conteúdo é fácil! Basta apontar a câmera do seu celular para o QR Code ao lado ou digitar o link em seu navegador e aproveitar!

https://youtu.be/DXuKxYcqLe8

https://youtu.be/V6E8ceCac8g

"Às vezes, é preciso ter a coragem de seguir um caminho aparentemente solitário quando ele reflete o caminho do nosso coração. Mas confie, você nunca estará sozinho, o Universo inteiro te apoiará, pois estarás em sintonia com a música da tua alma."

O SOL É O VILÃO OU O HERÓI?

Segundo Ian Wishart em seu livro *Vitamina D*,[26] nos anos 1940 e 1950 a vitamina D já era usada há décadas, e foi nesse exato período que os protetores solares começaram a se popularizar e as pessoas começaram a deixar mais o campo e a trabalhar nos escritórios ou nas fábricas sem contato com a luz do sol. A sociedade transformava-se rapidamente, o contato com a natureza diminuía gradativamente e a luz do sol foi substituída pelas luzes artificiais e pelos ambientes fechados.

Pela primeira vez em milhares de anos, era possível as pessoas se protegerem das radiações ultravioleta da luz do sol. No entanto, foi exatamente nesse período que os casos de câncer de pele começaram a aumentar significativamente. Na época, acreditava-se que o aumento do câncer de pele se dava em função da destruição da camada de ozônio, que nos protege da radiação ultravioleta. Foi assim que, no início de 1990, o professor Johan Moan, pesquisador do Instituto de Câncer da Noruega, fez uma importante declaração no *British Journal Of Cancer*: enquanto a incidência anual de melanoma na Noruega havia quadruplicado entre 1957 e 1984, não foi verificada nenhuma alteração na camada de ozônio nesse período, nessa região.[27] Seu relatório concluiu, de maneira contundente, que a destruição da camada de ozônio não é a causa do câncer de pele. Alguns anos mais tarde, foi constatado um aumento de 600% nos casos de câncer de pele na Noruega entre 1960 e 1990, em apenas trinta anos. Da mesma forma, nenhum aumento da radiação ultravioleta foi observado, visto que não houve nenhuma alteração na camada de ozônio.

As evidências de que o sol não era o responsável pelo aumento do câncer de pele estavam cada vez mais claras. As pesquisas sobre a vitamina D ainda não haviam avançado muito, e foi só em meados dos anos 2000 que resultados estranhos apontaram que baixos índices de vitamina D aumentavam a probabilidade de morrer de câncer ou doenças cardiovasculares. Mas foi em 2008 que Johan Moan publicou um relatório na revista *Proceedings of National Academy of Science*, dos EUA, que trouxe dados contundentes que abalaram o mundo da investigação sobre a vitamina D e sobre a importância do sol como um fator preventivo, e não como causador do câncer. Ele escolheu dois países do Hemisfério Sul, Nova Zelândia e Austrália, que possuem as taxas mais altas do mundo de câncer de pele e a mais forte radiação UV do mundo, devido, em grande parte, ao buraco da camada de ozônio sobre a Antártida e à inclinação atual do eixo da Terra, e comparou com a região da Escandinávia, no Hemisfério Norte.

A ideia era comparar os dados do câncer de pele da Nova Zelândia e da Austrália com as mesmas estatísticas do Hemisfério Norte. Sua equipe escolheu raças e tipos de pele que estão intimamente relacionados geneticamente a fim de obter a melhor comparação possível. O que ele concluiu deixou o mundo perplexo. Apesar de as pessoas do Hemisfério Sul terem taxas de melanoma muito mais elevadas que as do Norte, as taxas de sobrevivência da Austrália e da Nova Zelândia são, paradoxalmente, muito maiores na comparação vítima a vítima. O mesmo acontece com os números de câncer de mama, próstata e cólon do intestino. Embora no Hemisfério Sul as taxas desses tipos de câncer sejam mais elevadas, as pessoas são mais propensas a sobreviver a eles.

E os australianos recebem mais sol do que os neozelandeses, fortalecendo ainda mais a teoria de que o sol é muito mais um fator de proteção do que de doença. A outra pergunta que não quer calar é, se as pessoas que moram em regiões com maior índice de radiação UV sobrevivem mais a diversos tipos de cânceres, o que está causando esse aumento da incidência de câncer em todo o mundo?

QUAL É A VERDADEIRA ORIGEM DO CÂNCER

Há inúmeras evidências científicas hoje de que o câncer está associado ao estilo de vida, traumas emocionais e, sobretudo, à enorme quantidade de agrotóxicos cancerígenos utilizados na agricultura e aos inúmeros produtos químicos que fazem parte da alimentação industrializada e que são a maioria nas prateleiras dos supermercados. No Brasil, pesquisas associam diretamente o uso de agrotóxicos à incidência de vários tipos de câncer.[28] As pesquisas no mundo todo apontam os agrotóxicos e os transgênicos como fonte de inúmeras doenças, entre elas, o câncer. Em 2017, o Instituto Nacional do

Câncer (INCA), vinculado ao Ministério da Saúde do Brasil, trouxe um dado assombroso: a exposição a agrotóxicos aumenta em sete vezes o risco de câncer de pele. A pesquisa que resultou nessa informação foi realizada com trezentos agricultores da cidade de Nova Palma (RS). Segundo a epidemiologista Fernanda Nogueira, da Unidade Técnica de Exposição Ocupacional, Ambiental e Câncer do INCA, a pesquisa detectou que 17% dos agricultores estão expostos aos agrotóxicos e que as lesões precursoras do câncer são sete vezes maior entre os agricultores expostos ao agrotóxico Paraquat, que está entre os agrotóxicos altamente tóxicos e perigosos e que, ao ser inalado, ataca gravemente todos os tecidos do organismo.[29] Os dados se confirmaram mesmo com o controle do principal fator de risco, que muitos ainda acham que é o Sol. No entanto, o risco era aumentado mesmo entre os trabalhadores menos expostos ao Sol, o que mostra que não é ele o problema, e sim os agrotóxicos. De acordo com o Ministério da Saúde, apenas um em cada cinquenta casos de mortes por câncer de pele é notificado como sendo responsabilidade dos agrotóxicos, ou seja, os números são cinquenta vezes maiores do que os apresentados nas estatísticas.

Outro dado curioso é que o sol é mais forte quanto mais perto estivermos da linha do Equador, que, no Brasil, passa na parte superior do mapa, pegando parte da região Norte e Nordeste. O estado do Ceará fica a apenas 2 graus de latitude da linha do Equador, enquanto Porto Alegre fica a aproximadamente 30 graus de latitude, ou seja, recebe uma quantidade de Sol muito menor que o Ceará. No entanto, o Rio Grande do Sul é campeão disparado em casos de câncer de pele no Brasil,[30] enquanto o Ceará ocupa o sétimo lugar. Outro aspecto é que o tipo de câncer de pele que mais tem crescido no Ceará é o não melanoma, um tipo de câncer menos agressivo, enquanto o que mais tem crescido no Rio Grande do Sul é o melanoma, mais grave e com alta possibilidade de provocar metástase.

Os motivos para essa maior incidência de câncer de pele no Rio Grande do Sul foram esclarecidos em uma matéria que traz dados estarrecedores. Foram despejados quase 100 mil toneladas de veneno nas lavouras do estado em apenas dois anos, entre 2016 e 2018, e o consumo de agrotóxicos por ano é de 30 l por pessoa. No Rio Grande do Sul, o câncer é a principal causa de morte em 140 municípios, em um total de 497 municípios. Na região Noroeste do estado, dez agricultores são diagnosticados com câncer por dia. De acordo com essa pesquisa, o consumo médio por pessoa, no Brasil, gira em torno de 15 l de veneno por ano, e o Rio Grande do Sul teria o dobro da média brasileira.[31]

A reflexão que quero trazer aqui é que o sol foi propagado como vilão de uma história em que ele certamente é o herói, haja vista todos os dados apresentados. Como sou filho do Nordeste e minha cidade, Serra Talhada, fica no semiárido pernambucano, convivi com muito sol desde cedo. Na minha cidade, no verão, fazia 40 °C na sombra. Como meu pai e meus avós maternos tinham fazenda, convivi muito com aqueles agricultores que trabalhavam na roça debaixo de um sol inclemente, no cabo da enxada, como costumávamos dizer. Naquela época, ainda não se usava a grande maioria desses defensivos agrícolas, e os alimentos eram quase na sua maioria orgânicos, sem veneno. Lembro que o adubo que meu pai mais usava era feito do próprio esterco do gado e das galinhas que criava na fazenda. De vez em quando, ele também trazia para adubar as plantas do quintal da minha mãe.

Quando cheguei em Recife, em 1975, era a época dos bronzeadores, que as pessoas costumavam passar na pele para acelerar o processo de bronzeamento. Lembro que não gostava do cheiro e creio que aqueles bronzeadores eram também cheios de produtos químicos, assim como os filtros solares de hoje, e deviam fazer muito mal. Mas lembro de ter ficado várias vezes exposto longamente ao sol, a ponto de ficar com bolhas e a pele muito ardida e vermelha. Ou seja, já tomei sol exageradamente muitas vezes. Com o tempo, eu passei a fazer uma caminhada de quarenta minutos sem camisa, vestindo apenas shorts de banho, e depois colocava camisa e boné e ficava debaixo de um guarda-sol, que é o que costumo fazer até hoje quando vou à praia. Deixei de usar óculos escuros para ativar mais a minha glândula pineal, principalmente depois de saber que os óculos escuros não fazem bem à visão. Costumava passar férias inteiras na praia, o que é muito comum no Nordeste, assim como muitos amigos meus, tomando sol todos os dias. Conheci muitos pescadores pelas praias por onde passei e nunca vi sequer um caso de câncer de pele, muito menos entre meus amigos. Curiosamente, o único amigo meu que teve câncer de pele é médico e mora em Curitiba, que é a cidade mais fria do Brasil e, mesmo em dias de sol, nem sempre você consegue senti-lo devido ao frio — o que quer dizer que a incidência de raios UV não se extingue só porque o sol está encoberto, ela só diminui. Sei disso, pois, entre 2007 e 2010, fiz muitas palestras e cursos em Curitiba e outras cidades da região sul. Curiosamente, segundo o INCA, a região sul, apesar de ser a que tem menos sol, é a que possui os maiores índices de câncer do Brasil e, por outro lado, é a que vem usando cada vez mais agrotóxicos.[32]

A própria OMS afirma que 80% dos casos de câncer são atribuídos à exposição a agentes químicos. Segundo os dados da Associação Brasileira de Saúde Coletiva (ABRASCO), cada brasileiro que não consome alimentos orgânicos, acaba por consumir, em média, 15 l de veneno por ano. Segundo o médico Fábio Franke, coordenador do Centro de Alta Complexidade em Oncologia (CACON) do Hospital de Caridade de Ijuí, no Rio Grande do Sul, fica clara a evidência de que a exposição a agrotóxicos, seja pelo trabalhador rural que os aplica ou recebe por meio de pulverizações agrícolas, seja no consumo de alimentos a longo prazo, é possivelmente uma das principais causas do câncer. Na rotina do hospital ele costuma receber, em média, trezentos novos casos de câncer por mês, ou 3,5 mil por ano.[33] E, para encerrar com as evidências científicas de que o câncer de pele não tem o sol como fator principal, vou apresentar dados conclusivos sobre esse tema com base no livro de Ian Wishart, que resumiu os dados da publicação do pesquisador Johan Moan, que defende esse ponto de vista.[34] Os principais argumentos contra o conceito de que a exposição do sol provoca melanoma maligno cutâneo (MMC) são os seguintes:

1. O MMC é mais comum entre pessoas que trabalham em áreas abrigadas do que entre aquelas que trabalham ao ar livre.
2. Nas gerações mais jovens, surgiram mais casos de MMC por unidade de pele em áreas parcialmente cobertas (troncos e pernas) do que no rosto e no pescoço.
3. Os MMCs, muitas vezes, surgem em áreas praticamente sem exposição ao sol (solas dos pés, palmas das mãos, dentro do globo ocular).[35]

Outro dado muito importante trazido pelo relatório diz respeito à maior taxa de sobrevivência ao câncer nas regiões em que a incidência do sol é mais alta, como na Nova Zelândia e na Austrália. O estudo de Moan mostra que, se os níveis de vitamina D são altos, a pessoa tem aproximadamente 30% a mais de probabilidade de sobreviver ao câncer de próstata, mama, cólon e pulmão, bem como a linfomas e até mesmo melanomas.

"O fato de parcela significativa da humanidade acreditar ser o sol o maior responsável pelo câncer de pele mostra o quanto somos facilmente manipulados por informações falsas, que, por meio do medo, são capazes de nos levar a acreditar que a principal fonte de vida e de cura passou, de uma hora para outra, a ser a fonte da doença."

COMO A INDÚSTRIA FARMACÊUTICA TRABALHA NOS BASTIDORES

Todo esse mercado bilionário dos agrotóxicos e dos medicamentos alopáticos nutre também uma das maiores redes de corrupção do mundo. Nos congressos do mundo inteiro, existem as bancadas de deputados e senadores eleitas para defenderem o interesse dessas grandes corporações. Em 2015, o dr. Richard Horton, editor-chefe da prestigiada revista *Lancet*, voltada para a publicação científica, fez uma declaração bombástica denunciando a rede de corrupção que sustenta a indústria farmacêutica.[36] Segundo Horton, mais da metade da literatura médica é falsa, ou seja, está voltada para interesses escusos. São, na verdade, estudos que foram patrocinados e financiados pela indústria farmacêutica, estudos ditos duplos-cegos, randomizados, controlados por placebo e seus remédios resultantes são lançados no mercado por um preço muito elevado. E, quando o tempo da patente está próximo de expirar, a indústria farmacêutica costuma lançar uma nova medicação, possivelmente por meio de estudos forjados, como denuncia Richard Horton.

Normalmente, essa medicação maquiada é três vezes mais cara que a anterior. Em 2018, a conceituada revista *Science* fez uma investigação sobre a ação da indústria farmacêutica para lançar uma nova droga no mercado. Inicialmente, ela submete a droga ao Federal Drug Administration (FDA), que é o órgão governamental americano que aprova as novas patentes. Como o FDA já sabe que os resultados das pesquisas podem ser fruto de manipulação de dados, ele convoca experts no assunto para analisarem esses dados. A revista *Science* investigou as contas desses experts que participaram, aprovando ou desaprovando medicamentos, e comprovaram que alguns deles estavam recebendo da indústria farmacêutica que havia produzido a droga, uma quantia de cerca de 100 mil dólares. Ou então, quando eles recusavam o lançamento de uma nova droga, é porque recebiam 100 mil dólares de empresas concorrentes que queriam impedir a entrada do medicamento no mercado. Ou seja, o medicamento alopático que você pode estar tomando hoje tem mais de 50% de chance de ser fruto de uma manipulação, e os dados reais sobre os efeitos positivos e seus danosos efeitos colaterais é uma incógnita. Isso me fez lembrar de uma frase do filósofo contemporâneo Noam Chomsky: "A população geral não sabe o que está acontecendo, e eles nem sequer sabem que não sabem".[37]

"Tome a decisão de ser uma pessoa saudável, de ter carinho e cuidado com o seu corpo-mente. A nossa passagem por este planeta é muito curta. Opte por ser merecedor de viver com dignidade e usufruir de toda a inteligência inata da qual já nasceu dotado e se autocurar. Confie na natureza, confie em você."

A VERDADE SOBRE OS PROTETORES SOLARES

Em 1935, a probabilidade de se desenvolver melanoma durante a vida era em torno de 1 para 1.500. Hoje, o risco é de 1 para 33. O primeiro protetor solar comercial foi inventado em 1938 pelo estudante de Química Franz Greiter, que, supostamente, teve queimadura solar ao escalar o monte Piz Buin, nos Alpes suíços, o que o inspirou a desenvolver uma loção protetora. Em 1944, o recruta americano Benjamin Green desenvolveu seu próprio protetor solar para se proteger do Sol durante a Segunda Guerra Mundial. Além da carga de produtos químicos que eles contêm e que são danosos à nossa saúde, a grande maioria dos protetores não é eficaz contra a radiação[38] UVA1 (Ultravioleta tipo A1), que é a radiação que atinge níveis profundos da pele,[39] podendo provocar danos principalmente na derme,[40] a camada intermediária da pele, abaixo da epiderme, que é a primeira camada.

Hoje, apenas um composto orgânico aprovado nos EUA é eficaz contra a UVA1. No entanto, a grande maioria desses compostos se degrada na presença da luz do sol. Uma das substâncias, a oxibenzona (também conhecida como benzofenona-3) é totalmente absorvida pelo corpo através da pele. Ela foi encontrada na urina e no sangue de 96,8% das pessoas testadas, e tudo leva a crer que se acumula em órgãos vitais como rim, fígado, baço, testículo, intestino, estômago, coração e glândulas suprarrenais. Um estudo científico relaciona essa substância com o baixo peso do bebê ao nascer.[41] Já foi também cientificamente comprovado que estimula as células de câncer de mama e dá aos homens uma dose extra de estrogênio, provocando efeitos hormonais feminizantes.

Um estudo científico das águas que desembocam nos rios mostrou que a oxibenzona, que os seres humanos absorvem e excretam, está tendo um efeito terrível na vida marinha e nos rios, reduzindo drasticamente a fertilidade de trutas e outras espécies de peixes. Outro estudo recente mostrou que protetores com oxibenzona usados em piscinas com cloro levam a uma reação que causa mais morte celular que os controles não clorados. A interação resultou em diminuição da absorção UV, perda da proteção e aumento da toxicidade para as nossas células. Outro ingrediente de vários produtos cosméticos e de cuidados pessoais, o palmitato de retinol, tem recebido grande atenção como um potencial fotocarcinógeno (cancerígeno ativado pela luz solar).

São inúmeros os produtos com alto nível de toxicidade presente nos protetores solares. Alguns produtos usados nos EUA, Austrália e Nova Zelândia contém inseticidas para também repelir insetos, com alto nível de toxicidade, como o butóxido de piperonila, conhecido como BOP, que um estudo de 2011 descobriu ser tão tóxico para lactantes e crianças quanto se elas lambessem tinta contendo chumbo. Um estudo publicado pelo *Journal of Melanoma Research*, em 1998, concluiu que: "O fator mais significativo associado ao risco aumentado de melanoma foi o uso de filtros solares. Indivíduos que usam protetores solares frequentemente tiveram um aumento de probabilidade de 3,47% em comparação com indivíduos que nunca usaram filtros solares."[42]

Lembrando que o melanoma é o câncer de pele mais cruel, que mais mata. A taxa de mortalidade do melanoma é de 20%, uma em cada cinco pessoas, e as pesquisas não mostram eficácia dos protetores para proteger desse câncer, muito pelo contrário, há evidências de que os protetores evitam apenas as manchas de sol na pele e o carcinoma de células escamosas, cuja taxa de mortalidade é de apenas 0,3%. Ao usar protetor solar químico, lembre-se de que o melanoma é responsável por 75% de todas as mortes por câncer de pele e que usá-lo com frequência aumentará em quase quatro vezes as chances de ter o melanoma. Segundo a Academia Americana de Pediatria: "Utilizar protetor solar não tem demonstrado prevenir melanomas ou carcinomas basocelulares".[43]

A DOSE SEGURA DE VITAMINA D

Uma das coisas que as pessoas mais me perguntam é sobre o risco da toxicidade da ingestão da vitamina D3. O dr. Cícero me explicou que a dose diária considerada tóxica para pessoas que não possuem resistência à vitamina D é de 50.000 UI. As pesquisas mostram que tomar uma dose cinco vezes menor que a dose tóxica, ou seja, 10.000 UI, é extremamente seguro e é a única dose capaz de tirar a pessoa da resistência. Ela equivale à metade da dose máxima que o nosso corpo é capaz de produzir por exposição ao sol forte por dez a vinte minutos, sem uso do protetor solar, para uma pessoa jovem e de pele clara. Para pessoas de pele escura, a recomendação é exposição por uma hora e meia. Pessoas de mais idade também precisam de mais tempo de exposição. Lembrar que a dose de 10.000 UI é para pessoas com peso entre 50 kg e 75 kg. Também é recomendado que essa dose seja manipulada junto com 1.000 UI de vitamina A, que equivale a 10% do valor da Vitamina D3.

Segundo o dr. Cícero,

> *Nesses tempos de pandemia, sem saber se a pessoa é geneticamente resistente ou não, é melhor manter os níveis de vitamina D ao redor do limite superior da variação da normalidade aceito pela maioria dos países (100 ng/ml). O nível tóxico para pessoas não resistentes e que não fazem dieta restrita em cálcio é 240 ng/ml (esse nível provocaria aumento do cálcio que caracteriza intoxicação). Dessa forma, não vejo grande problema se passar um pouco de 100 ng/ml.*[44]

Ou seja, a taxa um pouco acima de 100 ng/ml é considerada uma hipervitaminose e não traz problemas. E o ideal, em tempos de pandemia, é que as taxas fiquem próximas desse nível. A dose considerada, cientificamente, tóxica é de 240 ng/ml e pode causar calcificação caso não haja uma dieta com restrição de cálcio.[45]

Também recomenda-se tomar cloreto de magnésio PA separadamente. O cloreto pode ser tomado em cápsulas, duas a quatro por dia, ou ser comprado em pó e diluído em água. Recomenda-se diluir 33 g de cloreto de magnésio em um litro d'água num recipiente de vidro e manter na geladeira para uso diário. O dr. Cícero recomenda tomar, inicialmente, quatro cálices de 50 ml por dia. Se sentir diarreia, o que é normal, reduza para três cálices.

Se o sintoma persistir, é só reduzir a dose até não senti-lo mais. O cloreto de magnésio é um suplemento fundamental para a sua saúde e para a absorção da vitamina D3, da qual 80% das pessoas são deficientes. As vitaminas D3, K2 e A podem ser manipuladas em uma mesma cápsula. Para crianças, a recomendação é de 200 UI por kg, e os demais suplementos serão proporcionais.

Algumas sociedades médicas brasileiras costumam recomendar apenas 600 UI por dia de vitamina D e consideram a taxa de 20 ng/ml normal, o que é um erro, e isso vem da desinformação, já que, nos congressos médicos, bancados pela indústria farmacêutica, as pesquisas científicas sobre a vitamina D são barradas, o que contribui para que comunidade médica acredite que não há validação científica para o uso dela e trabalhem com informações direcionadas que contribuem para manter as pessoas com a imunidade baixa e, assim, atender aos interesses da indústria farmacêutica.[46] A própria Sociedade Endocrinológica Brasileira considera os níveis entre 20 ng/ml e 30 ng/ml insuficientes. No momento em que estou revisando esta página, em abril de 2021, já existem mais de 1,22 milhão de publicações científicas sobre o papel da vitamina D3 como reguladora do sistema imune, basta você pesquisar no Google Acadêmico como "Vitamin D and immunity".[47] Neste momento, também já existem mais de 200 mil publicações científicas sobre a importância da vitamina D na prevenção do coronavírus e na atenuação dos sintomas respiratórios agudos, basta você pesquisar no Google Acadêmico por "covid and D vitamin". Quando a pesquisa no Google Acadêmico é feita voltada para vírus em geral, o número de trabalhos científicos é mais de 889 mil, é só pesquisar "Vitamin D and virus". Recomende ao seu médico que procure se atualizar, pois, como a indústria farmacêutica barra esses conteúdos nos congressos médicos, a maioria dos profissionais está desinformada e chega a não acreditar no poder preventivo e curativo da vitamina D. O advogado Celso Galli Coimbra diz que conhece as razões pelas quais a "medicina baseada em evidências" persegue os médicos que tratam as causas das doenças, e não apenas os seus sintomas. Há uma publicação de 2012 que indica uma perda de 40% dos lucros da indústria de patentes se o hormônio D3 (vitamina D3) ingressar na clínica médica.[48]

As pesquisas científicas mostram que as vítimas do coronavírus, na sua grande maioria, são pessoas com as taxas de vitamina D abaixo de 20 ng/ml. Se as suas taxas estiverem nesse nível, a recomendação é que você tome a dose de ataque de 600.000 UI e após um mês volte para a dose de 10.000 UI. Se você estiver abaixo de 10 ng/ml, a dose de ataque é mais urgente ainda. Recomendo que veja a entrevista que fiz com o dr. Cícero na íntegra para tirar qualquer dúvida. A partir de agora, coloque o Sol na sua pauta diária, bem como o contato regular com a natureza, e inclua no seu orçamento doméstico a suplementação de vitamina D3 e os demais suplementos sugeridos, assim, você estará se candidatando a também fazer parte das zonas azuis, locais no mundo onde as pessoas são mais longevas.

Procurei trazer o máximo de detalhes neste capítulo para inspirá-lo a ter o sol como seu melhor amigo e manter os seus níveis de vitamina D3 sempre próximos de 100 ng/ml para você usufruir da melhor vacina do Universo e se prevenir de inúmeras doenças. Lembre-se que, se optar por tomar vacinas, só faça isso com o nível de vitamina D3 nas alturas, assim, não sofrerá com os terríveis efeitos colaterais que costumam se manifestar em pessoas com níveis baixos desse hormônio. O dever de casa deste capítulo é fazer o exame para ver sua taxa de vitamina D3 e agir conforme as recomendações. Se tiver alguma doença autoimune, procure algum médico ligado ao Protocolo Coimbra que você estará em boas mãos.

"A vida me convida para um encontro singular comigo mesmo e com a natureza. Eu aciono o botão da coragem dentro de mim, me movimento vestido de amor e me sinto protegido para viver uma vida plena, saudável, leve e feliz."

VAMOS MORRER COMO OS DINOSSAUROS?

"Uma sociedade que mantém a cura em segredo para que possam continuar a vender medicamentos com grandes lucros não é uma sociedade real, mas um grande asilo mental."

Dr. Sebi[49]

A teoria hoje aceita cientificamente é a de que os dinossauros sucumbiram diante do tenebroso inverno que assolou a Terra há 66 milhões de anos devido à queda de um asteroide no Golfo do México, que provocou uma gigantesca nuvem de poeira que bloqueou a luz do sol, essencial para a fotossíntese das plantas e para o fortalecimento dos ossos dos herbívoros e carnívoros. Além da morte das plantas, que levou à morte dos herbívoros, que se alimentavam delas, e dos carnívoros, que se alimentavam dos herbívoros, os dinossauros também sucumbiram por não poderem suportar o seu gigantesco peso devido à fraqueza dos seus ossos por falta da vitamina D3. Outras espécies sobreviveram por serem menores, viverem na água e não serem herbívoras. Hoje em dia, a vida moderna distanciou os seres humanos naturalmente do sol, além da desinformação e dos interesses da indústria farmacêutica, que estão contribuindo para que inúmeras pessoas evitem o sol e não saibam da importância de suplementar a vitamina D3.

A questão que se apresenta nos dias de hoje não é a expectativa de um novo asteroide, mas, sim, um crescimento exponencial de inúmeras doenças crônicas e autoimunes associadas à deficiência da vitamina D, o que indica que a maioria das pessoas possui pouco contato com o sol por algum motivo ou não suplementam a vitamina D adequadamente

Com o intuito de inspirá-lo na busca pela autocura, vou compartilhar a experiência do empresário Roney Claudio, que participou do Coaching Quântico realizado em São Paulo em abril de 2018, e conseguiu superar um processo de autossabotagem, vivenciar uma nova experiência, elevar sua energia e se curar.[50] A autossabotagem é um processo interno em que uma memória negativa do passado nos impede (ou dificulta) de agir no presente e de tomar uma decisão que pode ser boa para nós. A autossabotagem é estudada nas universidades Harvard e Yale, nos EUA, com base na psicologia positiva e faz parte do programa do Coaching Quântico. O depoimento, na íntegra, pode ser acessado pelo QR Code a seguir.

**

"Olá, eu sou o Roney Claudio, participei do fim de semana do Coaching Quântico e gostaria de compartilhar a questão dos sabotadores. Na sexta-feira, antes de vir pra cá, eu tive uma dor física muito grande e eu fiquei no pronto-socorro até uma e meia da manhã. E saí de lá com uma recomendação de repouso absoluto no fim de semana. E eu sabia que isso era meu corpo lutando contra uma questão nova que eu tinha que conquistar, que era um aprendizado que eu tinha que buscar. E eu vim. Vim no sábado de manhã, mesmo ainda com um pouco de dor. Eu passei o dia todo já em um estado muito melhor de animação física e [...] hoje, no último dia, eu estou saindo daqui totalmente curado, com uma energia

totalmente diferente, em um estado de disposição incrível. E eu recomendo que, quando aparecerem as dificuldades que te impeçam de realizar alguma coisa que você deseja muito, se esforce, se supere e vá em frente. Porque a recompensa é sensacional. Obrigado!"

***

Para acessar o conteúdo é fácil! Basta apontar a câmera do seu celular para o QR Code ao lado ou digitar o link em seu navegador e aproveitar!

https://youtu.be/ZS_103IIIYg

DICAS QUÂNTICAS PARA VIVER MELHOR

Resumo sobre a suplementação da vitamina D3 (recomendações do dr. Cícero Coimbra):

1. Pessoas entre 50 kg e 75 kg podem tomar 10.000 UI por dia.
2. Pessoas entre 75 kg e 80 kg podem tomar 15.000 UI por dia.
3. Pessoas acima de 80 kg podem tomar 20.000 UI por dia.
4. Recomendação da taxa de vitamina D3: entre 40 ng/ml e 100 ng/ml.
5. Para desfrutar de todos os benefícios do hormônio D3, o dr. Cícero Coimbra recomenda manter os níveis entre 80 ng/ml e 100 ng/ml.
6. Para pessoas com baixos níveis de vitamina D3, recomenda-se a dose de ataque de 600.000 UI em um dia e depois continuar com a dose de manutenção já no dia seguinte.
7. Acrescentar na suplementação: vitamina A (10% do valor da vitamina D3) e vitamina K2 (de 100 mcg a 200 mcg). Elas podem vir na mesma cápsula junto com a vitamina D3. As doses de vitamina K2 e vitamina A são recomendações do dr. Carlos Bayma, aluno do dr. Cícero Coimbra.
8. Acrescentar quatro cápsulas de vitamina B2 entre 50 mg e 100 mg e duas a quatro cápsulas de cloreto de magnésio PA (500mg) por dia ou dissolver 33g em 1 l ou 1,5 l de água e tomar durante o dia (se tiver diarreia, diminuir a dose).

Receitas naturais de protetor solar:

Receita 1:
300 ml de óleo de coco
15 gotas do óleo essencial de Helichrysum
20 gotas de óleo essencial de lavanda
5 gotas de óleo essencial de myrra

Receita 2:
1/2 copo de azeite de oliva extravirgem
1/4 de copo de óleo de coco
1 colher de chá de vitamina E
12 gotas de óleo essencial de Helichrysum

    Essas receitas tiveram a contribuição da minha querida sobrinha Tamara Lopes, que é terapeuta da medicina ayurvédica.
    PS1. Em ambas as receitas você pode acrescentar uma colher de sopa de óleo vegetal de jojoba, uma colher de sopa de óleo vegetal de amêndoa e 100 ml de gel de babosa (Aloe vera).
    PS2. O segredo, se for tomar muito sol, é repor o protetor solar de vez em quando e lembrar que sai com a água. No entanto, lembre-se também de, nos primeiros vinte minutos, não usar qualquer tipo de protetor solar para desfrutar dos benefícios da vitamina D3. Os melhores horários para aproveitar mais rapidamente os benefícios da vitamina D3 é entre as 10 e as 15 horas ou, no máximo, até as 16 horas.

REFLEXÃO QUÂNTICA

O SOL É A FONTE DE TODA A VIDA NA TERRA E NÃO TEM SENTIDO TRANSFORMÁ-LO EM VILÃO DE UMA HORA PARA OUTRA. SEM SOL A VIDA NÃO PROSPERA; SEM A VITAMINA D QUE ELE DESENCADEIA VOCÊ FICA DESPROTEGIDO E ADOECE. FAÇA UM PACTO DE VIDA COM O SOL E DEIXE QUE SUA ENERGIA CURATIVA TE INSPIRE E PROTEJA.

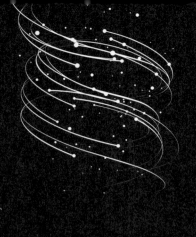

CAPÍTULO 9
A CIÊNCIA DA AUTOCURA

"Dentro de nós, habita uma poderosa farmácia que se complementa com a gigantesca e generosa farmácia que há na natureza. A sua mente é o veículo capaz de acessar todo o arsenal de medicamentos naturais que já herdamos da criação ao nascer e curar sua vida."

À medida que fui me libertando dos medicamentos químicos, fazendo cada vez mais uso das medicinas voltadas para a saúde e fui tomando consciência das causas sistêmicas das doenças, meu foco mudou completamente. Ficou muito claro para mim que todo ser humano constrói, ao longo da vida, um vasto e complexo programa que contém todas as variáveis possíveis do que irá se manifestar na nossa vida. Nessa programação, estão as instruções básicas para fabricar todas as proteínas que fazem parte de cada célula, de cada tecido, de cada órgão do nosso corpo. Essas instruções estão contidas nos nossos genes, que fazem parte do núcleo das nossas células e que são ativados ou desativados por informações que vêm de fora das células. Ou seja, nossa genética corresponde aos códigos encapsulados nos genes por meio de sequências específicas de aminoácidos, mas o que deflagra a leitura ou o bloqueio da leitura de cada código que contém a informação para a produção de cada proteína está além da genética, depende do ambiente que circunda cada célula.

A palavra "epigenética" quer dizer "além da genética" e significa que os nossos genes não possuem autonomia para se expressarem sozinhos, eles dependem da informação que vem de fora das células, e o ambiente fora das células depende exclusivamente do nosso estilo de vida, do que nos alimentamos e, sobretudo, do nosso sistema de crenças. No livro *A biologia da crença*, o autor Bruce Lipton afirma que "as crenças controlam a biologia".[1] Essa conclusão nos convida a olhar para o que acreditamos e a identificar quais crenças nos fortalecem e nos empoderam e quais crenças nos sabotam e nos fragilizam. Por meio da nossa mente consciente, podemos adquirir novos conhecimentos que nos conduzam a nos conhecer cada vez melhor e, assim, ativar dentro de nós uma nova programação, criando novos gatilhos que serão ativados pela nossa mente subconsciente. O maior obstáculo que teremos para fazer as mudanças epigenéticas que nos conduzirão à ativação de uma programação de autocura é a nossa programação subconsciente mais antiga, que está apegada a velhas crenças que nutrimos ao longo da nossa vida e que passaram a reagir automaticamente a cada estímulo associado ao que acreditávamos no passado. A nossa mente subconsciente consegue processar até 20 milhões de estímulos ambientais por segundo, enquanto nossa mente consciente consegue processar apenas 40 estímulos por segundo.[2] Isso explica por que toda mudança de hábito requer uma grande força de vontade, determinação e foco para vencer toda essa base de crenças, que equivale a programações que foram longamente ativadas e que praticamente viciaram o corpo-mente quimicamente.

Isso significa que, ao tomar a decisão de superar um mau hábito, adotar um novo hábito alimentar ou estilo de vida mais saudável, você precisará passar por mudanças epigenéticas, o que equivale a dizer que você irá desativar e silenciar alguns genes que estão ativos e ativar novos genes que estão silenciados, sem poderem se expressar. Isso implica mudar a sua vibração, a sua energia, a sua assinatura eletromagnética, o que levará o seu corpo a conviver com novas proteínas mais saudáveis e conectadas ao seu propósito de vida.

O processo de autocura é parte de um processo de reconstrução do nosso eu, da nossa personalidade. Equivale a um processo de autoconquista, que exige uma reengenharia, que passa pela escolha dos novos sentimentos e pensamentos que deseja priorizar e, ao mesmo tempo, pelo desenvolvimento da capacidade de deixar de nutrir sentimentos e pensamentos que não fazem mais sentido para você e que nutriram as crenças que te levaram a adoecer. É um processo de reeducação mental, emocional e espiritual que requer a motivação necessária para expressar-se positivamente, com fé e autoconfiança. É um caminho que também requer limpezas emocionais, a cura da criança interior ferida, o exercício do perdão e colocar a gratidão na sua pauta diária. É a transição de um estado robótico, normótico, condicionado por crenças limitantes subconscientes, para um estado auto-hipnótico, em que você passa a assumir, integralmente e de maneira consciente, 100% da responsabilidade pela sua vida. É um processo de renascimento em que, assim como em um parto, há a dor e o prazer da transformação, da evolução.

A proposta deste livro é que você possa se transformar no seu próprio placebo, ou seja, que você aprenda a acionar conscientemente a sua farmácia interior da mesma forma que uma pessoa a aciona inconscientemente ao tomar uma pílula de farinha ou de açúcar acreditando que é um medicamento e, mesmo após descobrir que não se trata de um medicamento, ao ingerir a pílula, é capaz de se autossugestionar e acionar epigeneticamente a química da cura que já existe dentro para que a rede neural associada àquela química seja acionada. Quando isso acontece, os neuropeptídios, ou moléculas da emoção, bem como os hormônios do corpo, são acionados e os neuropeptídeos se encaixam nos receptores celulares e desencadeiam as mudanças fisiológicas da célula, ligando e desligando genes específicos e promovendo a cura.

Todos os processos de autocura dependem de uma vontade forte, pensamento focado e determinado e um sentimento alinhado com a intenção. Esse processo será potencializado quando você estiver em um estado de meditação, oração e gratidão, um estado de paz interior. Nesse estado, você fica mais presente, e o córtex ou lobo frontal, o diretor-geral do cérebro, diminui o volume dos velhos programas e trata de organizar as redes neurais para que você possa responder a uma nova mente. É ele que orquestra todo o processo, antecipando, neurologicamente, o estado futuro que você quer manifestar. Daí que o otimismo e o entusiasmo também se transformam em um reforço para que a fé opere e colapse, quanticamente, a realidade desejada. A metodologia que uso no Coaching Quântico e que conduz muitas pessoas a se autocurarem é exatamente uma alternância de conhecimentos científicos – que estimulam o autoconhecimento, levando as pessoas a terem clareza do seu potencial de autocura – com práticas de meditação, respiração e músicas minhas com poemas, que trazem a pessoa para um estado contemplativo, auto-hipnótico, em que ela desliga o velho programa subconsciente que a faz adoecer e, com isso, libera o sistema imune para fazer o que sabe, que é nos curar. Como sempre digo, toda cura é um processo de autocura, é uma porta que só se abre por dentro. Por isso, a busca por conhecimentos que inspirem o autoconhecimento é fundamental, pois, no fim, é você mesmo quem autoriza que a cura aconteça. O depoimento abaixo, da minha aluna Luciene Miguel, mostra o impulso que um processo de cura possibilita. Ela enviou um áudio para a Laís Aidée, da nossa equipe, entusiasmada pelos resultados que obteve e querendo investir em outros produtos nossos. Ao ouvir o áudio, eu pedi autorização para publicar para servir de motivação a quem está em busca de autocura também.

***

Laís, eu quero os quatro CDs e os 21 dias de meditação. E eu quero também os outros [livros]. Ele tem dez livros? Eu tenho só dois. Então, quer dizer que eu tenho que comprar os outros oito livros dele, está certo? Porque, agora, eu sou seguidora dele. Tudo que ele lançar, tudo que ele fizer, eu estou juntinho aprendendo pra ajudar a minha família, a minha filha, o meu marido, que estão todos meio problemáticos. E eu estou me curando. Vou te falar uma coisa: eu já diminuí dois remédios. E hoje, eu vi a meditação, escutei de novo a live dele, da tirada dos medicamentos. Então, eu estou mudando a minha alimentação, trocando tudo. Lá em casa, eu estou trocando devagarzinho. Mas eu já fui mais brusca comigo, já tirei tudo e estou bem melhor, graças a Deus. Meu astral é outro. Eu via que ele mexia com tanta gente assim, com depressão, com essas coisas. E eu estava ficando meio estressada, mesmo com terapeuta me ajudando. Nesse fim de semana, o Coaching Quântico me ajudou muito. Tem me ajudado... Eu quero estar bem, bem mesmo, para ajudar as outras pessoas, está bom? Eu não conhecia o Wallace, conheci este ano, e eu estava em uma etapa muito triste da minha vida. Meu astral é outro, eu sou outra pessoa. Pior que todo mundo que está ao meu redor já vê o meu alto astral!

***

CONVOQUE AS CÉLULAS-TRONCO

Em seu livro *Você é o placebo: O poder de curar a si mesmo*, dr. Joe Dispenza chama as células-tronco de "nosso poderoso poço de potencial".[3] As células-tronco são peças chave na ciência da autocura. São elas que, literalmente, tornam o impossível possível. Elas são um tipo de célula indiferenciada que pode se diferenciar e se especializar, realizando papéis específicos no nosso corpo. Elas correspondem ao nosso potencial bruto de autocura e podem se transformar em qualquer tipo de célula do nosso corpo dependendo da nossa necessidade. As células-tronco existem desde que somos embriões e possuem uma programação que pode ser ativada, transformando-se em uma célula do músculo, dos ossos, da pele, do sistema imune ou até mesmo em células nervosas do cérebro com o intuito de substituir células feridas ou danificadas nos tecidos do corpo. São essas células mutantes que são responsáveis por muitas curas instantâneas, as chamadas curas quânticas ou curas milagrosas. Estou convencido de que, quando Jesus costumava dizer que poderíamos também realizar os milagres que realizava e até mais, Ele estava se referindo às células-tronco e ao nosso potencial inato de acioná-las por meio da fé.

São as células-tronco que atuam quando fazemos um corte na pele. A região em que aconteceu o corte imediatamente envia um sinal para os genes específicos que fabricam as proteínas apropriadas, levando a instrução para que as células se transformem em células saudáveis da pele. O sinal enviado pela região em que ocorreu o trauma é a informação que as células-tronco precisam para se transformar nas células da pele. São milhões de processos como esse que ocorrem no nosso corpo o tempo todo. Curas como essas foram documentadas no fígado, músculos, pele, intestinos, medula óssea e até mesmo no coração e no cérebro.[4]

Agora, tem um aspecto das células-tronco que é essencial que você entenda. Estudos feitos[5] sobre a cicatrização de feridas constataram que, quando a pessoa está emocionalmente desequilibrada, com raiva, as células-tronco não conseguem receber o sinal com clareza. Esse tipo de interferência retarda os processos de cicatrização. É por isso que uma pessoa em estado de estresse permanente tende a adoecer, pois, nesse estado, os nossos potenciais criativo e curativo ficam comprometidos. É também por esse motivo que, nos processos de autocura, que equivalem a um processo auto-hipnótico, a meditação passa a ser um potencializador do progresso. Sabe-se que a hipnose acontece quando predominam as ondas theta no cérebro, que é um dos estados que atingimos ao meditar.

Dispenza explica que as células-tronco estão diretamente ligadas ao efeito placebo em pelo menos 50% das cirurgias simuladas para artrite nos joelhos ou de desvio coronário. Lipton afirma que uma cirurgia simulada é um procedimento em que o paciente é levado para uma sala de cirurgia e uma equipe médica se comporta como se estivesse realizando uma operação que de fato não acontece, com o objetivo de se alcançar o efeito placebo no corpo do paciente, sem intervenção médica. No entanto, as pessoas que fizeram a cirurgia simulada sem saber se recuperaram tão bem quanto as que fizeram a cirurgia real. É por isso que as emoções desempenham um papel vital na nossa saúde em geral.[6] As emoções elevadas, como amor, gratidão, compaixão, apreciação, entre outras, são verdadeiras catalisadoras dos processos de cura, o que faz das pessoas otimistas felizes e entusiasmadas candidatas a viver mais e se recuperar mais rapidamente das enfermidades.

A meditação é uma prática que, além de diminuir o ruído das preocupações e crenças limitantes, naturalmente catalisa as emoções elevadas, e é por isso que acontecem tantas curas nesse estado. Enquanto eu estava escrevendo, recebi, sincronicamente, uma notificação do Instagram que me levou para um perfil que tinha uma frase de Pema Chödrön, que é uma monja americana do budismo tibetano, que vou transcrever aqui para que te inspire ainda mais a investir em meditação.

"Meditação é um processo de reluzir, de acreditar na bondade básica do que nós temos e quem nós somos e perceber que toda sabedoria que há existe no que nós já temos. Nós podemos levar a nossa vida de modo a ficar mais conscientes de quem somos e do que estamos fazendo, ao nível de tentar melhorar ou se livrar de quem nós somos ou o que estamos fazendo. A chave é acordar, ficar mais alerta, mais inquisitivo e curioso sobre nós mesmos".

Pema Chödrön[7]

EMOÇÕES POSITIVAS E OTIMISMO NA AUTOCURA

Nas minhas palestras e cursos, eu tenho recomendado o que chamo de cultura do otimismo com base em inúmeros trabalhos científicos que apontam o otimismo como uma importante chave que nos conecta ao nosso potencial de autocura e de ter uma vida mais longa e saudável. Por trás do otimismo estão as emoções positivas, a fé, a confiança de que o Universo não nos proporciona experiências inúteis, e tudo conspira para a nossa evolução e prosperidade. A prática dessa cultura equivale à implantação de um software subconsciente que nos habilita a sempre ver os desafios como oportunidades.

Em seu livro *Você é o placebo*, dr. Joe Dispenza relata o caso do analista político e editor da revista *Norman Cousins* que publicou na *The New England Journal of Medicine* como ele usou o riso para reverter uma doença fatal. Ele havia sido diagnosticado pelo seu médico com uma doença degenerativa chamada espondilite anquilosante, um tipo de artrite que causa uma quebra do colágeno, que são proteções fibrosas que mantêm as células do nosso corpo juntas.

O médico disse a ele que a probabilidade dele se recuperar era de 1 em 500. Cousins sofria com dores incríveis e tinha tanta dificuldade de mover seus membros que mal conseguia se virar na cama. Convencido de que um estado mental negativo persistente havia contribuído para sua doença, ele decidiu que seria igualmente possível que um estado emocional positivo pudesse reverter a doença. Enquanto continuava se consultando com o seu médico, ele começou a tomar altas doses de vitamina C e a assistir aos filmes de comédia dos Irmãos Marx e a outros filmes divertidos. Ele descobriu que dez minutos de risadas proporcionavam duas horas de sono sem dor. O que aconteceu foi que ele conseguiu se recuperar completamente. A overdose de riso o conduziu à sua autocura. Mudando drasticamente e conscientemente o seu estado de humor, ele desativou os genes associados à doença e ativou os genes ligados à cura. Ou seja, nesse estado de felicidade, o corpo cria as condições epigenéticas para que a cura aconteça. Dispenza cita Cousins falando sobre o efeito placebo: "O processo funciona não porque há alguma mágica no comprimido, mas porque o corpo humano é o seu melhor farmacêutico e porque as suas melhores receitas são preparadas pelo próprio corpo".

Inspirado pela experiência de Cousin, o cirurgião Bernie Siegel, da Universidade Yale, passou a observar como alguns dos seus pacientes com baixa probabilidade de sobreviver se recuperavam, enquanto outros com melhores probabilidades morriam. Siegel chegou à conclusão de que os sobreviventes do câncer eram aqueles que possuíam um vigoroso espírito de luta e de que não há doenças incuráveis, e sim pacientes incuráveis. Siegel também passou a escrever sobre a esperança como uma poderosa força para a cura e sobre amor incondicional como a farmácia natural de elixires que fornece a maioria dos poderosos estimulantes do sistema imune.[8]

"Um pessimista vê a dificuldade em todas as oportunidades, um otimista vê a oportunidade em todas as dificuldades."

Bertram Carr[9]

Outro experimento similar relatado por Dispenza aconteceu no Japão, na pesquisa feita por Keiko Hayashi, PhD, da Universidade de Tizuka. Em seu estudo, ele proporcionou aos seus pacientes diabéticos uma hora assistindo a um programa de comédia. O resultado foi que os pacientes ativaram 39 novos genes, sendo que catorze deles estavam associados às células anticâncer, as *natural killers*. Mesmo esses novos genes não estando ligados diretamente com a regulação da glicose no sangue, os níveis de glicose foram bem melhor controlados em comparação com outros pacientes que ficaram vendo uma palestra sobre a saúde do diabético. Os pesquisadores presumiram que o riso influencia muitos genes envolvidos com a resposta imune, o que contribui para melhorar o controle da glicose. Da mesma forma que o Banho de Floresta e o contato com as bactérias do solo ativam o sistema imune, melhoram o humor e reduzem o estresse, dar boas risadas possui esse extraordinário efeito colateral de fortalecer o sistema imune e exercer controle sobre os níveis de glicose no sangue.

Em seu livro *Como a sua mente pode curar o seu corpo*, o dr. David R. Hamilton traz uma série de trabalhos científicos sobre a importância do otimismo e das emoções positivas para ativarmos a nossa farmácia quântica interior.[10] Segundo estudo realizado na Mayo Clinic, nos EUA, durante trinta anos e envolvendo 447 pessoas, os otimistas vivem mais que os pessimistas. Os cientistas descobriram que os otimistas correm cerca de metade do risco de morte precoce em relação aos pessimistas e concluíram que: "a mente e o corpo estão ligados e a atitude tem impacto no resultado final-morte". O estudo também concluiu que os otimistas têm menos problemas de saúde, sejam físicos ou emocionais, menos dor e mais energia e, de uma forma geral, sentem-se mais em paz e mais calmos do que os pessimistas. Outro estudo, de 2004, publicado na revista *Archives of General Psychiatry*,[11] chegou a uma conclusão bem parecida: "existe uma relação entre [...] otimismo e mortalidade por todas as causas em idade avançada". O otimismo funciona como uma proteção às doenças. Hamilton relata que os cientistas estudaram as respostas dadas por 999 homens e mulheres holandeses com idade entre 65 e 85 anos a uma série de declarações como essas a seguir:

1. "Sinto, muitas vezes, que a vida está repleta de oportunidades."
2. "Continuo a ter expectativas positivas em relação ao meu futuro."
3. "Existem muitos momentos de felicidade na minha vida."
4. "Gargalhadas felizes acontecem com frequência."
5. "Ainda tenho muitos objetivos pelos quais lutar."
6. "Na maior parte do tempo estou com boa disposição."

As respostas foram bem claras: as pessoas que mostraram níveis mais altos de otimismo e que responderam positivamente à primeira afirmação tinham um risco 45% mais baixo de morte por qualquer causa e um risco 77% menor de morte por doença cardíaca do que as pessoas que demonstraram níveis altos de pessimismo.

Portanto, se você quer viver mais e mais protegido das doenças, uma atitude mais otimista é a chave para fortalecer o seu sistema imune. A sua atitude influencia diretamente na qualidade das suas emoções, que determinarão as variações epigenéticas pelas quais você passará. As pesquisas mostram claramente que emoções positivas associadas a uma atitude otimista silenciam os genes das doenças e ativam os genes da autocura e da longevidade. É uma questão de se manter vigilante vinte e quatro horas por dia com os próprios sentimentos. Sempre que um sentimento negativo aparecer, seja de queixa, reclamação, não merecimento, inferioridade, pressupostos de falta de valorização ou reconhecimento, imediatamente aplique o antivírus da gratidão. Agradeça por tudo que já conquistou até aqui e lembre-se de que qualquer situação que se apresente na nossa vida é fonte de aprendizado. Não há o que temer, tudo é transitório e vai passar. O que fica e transforma é o conhecimento que promove autoconhecimento e se converte em ações mais sábias no futuro.

Em 2006, cientistas da Universidade de Utah, nos EUA, publicaram um artigo de revisão científica intitulado "Dureza no casamento, dureza no coração", em que descobriram que as atitudes dos casais afetavam profundamente os seus corações.[12] Os cientistas gravaram 150 casais discutindo questões do casamento e os classificaram levando em conta quanto se apoiavam e cooperavam uns com os outros. A conclusão foi de que os casais que se apoiavam mais tinham corações mais saudáveis. E os casais que eram mais hostis entre si tinham artérias endurecidas. Como diz o título do artigo: dureza no casamento, dureza no coração. A crítica constante, dificuldade de perdoar, ressentimentos e rancor contribuem para os desgastes dos relacionamentos e o endurecimento das artérias e levam a maiores riscos de doenças cardiovasculares.

Outro estudo, que durou vinte e cinco anos, revelou que as pessoas mais hostis tiveram cinco vezes mais incidentes de doenças coronárias do que as que eram menos hostis, confiavam mais e eram mais gentis.[13] O que os pesquisadores classificam como hostilidade se relaciona desde à fuga a uma questão, como irritação, desafiar direta ou indiretamente uma pessoa com perguntas, até uma atitude decorrente de crenças cínicas e falta de confiança nas outras pessoas ou à agressividade e expressão de desafio e desacato. Segundo Hamilton, a conexão entre a atitude e o coração é tão clara que um estudo com duração de trinta anos publicado em 2003 no *Journal of the American Medical Association* concluiu que "hostilidade é um dos indicadores mais confiáveis de doença coronária".

A dica, então, é transmutar a hostilidade em gentileza, generosidade e fazer uso do exercício do perdão para se ver livre das mágoas e ressentimentos passados e trazer mais leveza, alegria e cumplicidade aos relacionamentos pela lente do amor.

DICA QUÂNTICA PARA QUEBRA DE PADRÃO

Uma técnica que uso e que é bastante eficaz para quebra de padrão emocional associada a mágoas do passado e programações negativas em geral é a respiração em três tempos associada ao Ho'oponopono. Você faz duas respirações rápidas e profundas pelo nariz, uma atrás da outra. Faz a primeira respiração e completa com a segunda até onde conseguir inspirar. Depois, solta lentamente pela boca e vai repetindo o mantra do Ho'oponopono imaginando a limpeza desse programa que te conecta à mágoa e a qualquer tipo de negatividade: **EU SINTO MUITO; POR FAVOR, ME PERDOE; EU TE AMO; SOU GRATO.** Repita esse processo por cinco minutos e faça sempre que se sentir angustiado por alguma programação ou lembrança recorrente que o leve a um estado de estresse ou preocupação. É fundamental também que identifique a causa da situação e se movimente para solucioná-la.

SATISFAÇÃO E LONGEVIDADE

Um estudo realizado pela Universidade de Kuopio, na Finlândia, concluiu que as pessoas mais satisfeitas com a vida vivem mais. A satisfação foi definida pelos cientistas como "interesse em viver, felicidade e uma certa ligeireza na vida". No *American Journal of Epidemiology*, em 2000, os pesquisadores descobriram que os homens (mas não as mulheres) estudados que se encontravam mais insatisfeitos com a vida tinham três vezes mais chances de morrer de doenças do que os que estavam satisfeitos. Há uma relação entre felicidade e satisfação com a forma como reagimos ao que nos acontece na nossa vida.[14]

Observe se tem alguma situação na sua vida que, sempre que acontece, você reage com irritação, raiva, crítica ou expectativa negativa. Procure mudar sua atitude corriqueira e veja o que acontece. Quando nos queixamos, reclamamos, julgamos ou nos vitimizamos, consumimos uma quantidade de energia considerável e nos viciamos nesses roteiros neurais, que nos tornam reativos e mal-humorados. Quando abrimos mão dessa programação, a vida fica mais leve e ficamos mais satisfeitos e mais felizes. Outro aspecto que pode comprometer sua satisfação é comparar os bastidores da sua vida com o palco das outras pessoas. Curta o que você faz, ame o que você faz e, se alguém da sua convivência ou que você acompanha nas redes sociais está compartilhando o próprio sucesso, apenas aplauda, reconheça, elogie e evite qualquer tipo de comparação. Acredite, ninguém sabe o que cada pessoa vive na sua intimidade. Cuidado para não estragar a satisfação que tem com a sua vida porque está deixando de fazer o que uma outra pessoa faz ou deixando de ter o que uma outra pessoa tem. O lema é: cuide bem do seu jardim se quer ter flores lindas e saudáveis e atrair lindos beija-flores. Faça o seu melhor naquilo que faz e pare de olhar para o quintal do seu vizinho. Sempre que se sentir angustiado, com pensamentos auto-obsessivos, aplique a técnica da respiração em três tempos para quebrar o padrão emocional que está te consumindo.

"Você é um ser singular e inigualável. A sua vida é uma resposta às suas atitudes. Qualifique as suas ações para que tenha mais satisfação e realização com a sua vida. São as suas emoções que dão o rumo do que você cria e que fazem de você uma pessoa mais pessimista ou mais otimista. Otimize-se!"

SEJA O PLACEBO DE VOCÊ MESMO

Se observarmos com atenção tudo que foi apresentado até agora, podemos ver que a nossa saúde depende das influências do meio em que vivemos, da qualidade da nossa alimentação, do nosso contato com a natureza, do sol ou suplementação com vitamina D3 e, sobretudo, das nossas atitudes, entre as quais o otimismo, a fé e a esperança se destacam e são inseparáveis de uma intenção clara e de emoções com frequências elevadas, atuando simultaneamente e dando sustentação às nossas crenças, que modelam a nossa biologia.

No momento em que estou escrevendo este capítulo, existem, no Google Acadêmico, 2,34 milhões de trabalhos científicos que comprovam a eficácia do efeito placebo, ou seja, confirmando que você pode se curar ao tomar um comprimido, uma injeção ou qualquer outra substância acreditando ser um medicamento com poder de cura, mas que, na verdade, é um falso medicamento, uma substância qualquer que não tem princípio ativo capaz de te curar. Já há trabalhos que mostram que, mesmo sabendo que o medicamento é falso, ao ingeri-lo, um percentual significativo de pessoas chega a se curar. O Google Acadêmico também revela a existência de 12,6 mil trabalhos científicos sobre o efeito nocebo, que é quando a pessoa toma uma substância inerte, sem qualquer princípio ativo capaz de lhe fazer mal, mas, ao ser induzida a acreditar que o que tomou será nocivo ao seu corpo, de fato, ela começa a se sentir mal.

A principal questão que se apresenta é que, se tomamos um medicamento sem princípio ativo capaz de nos curar e mesmo assim nos curamos ou se ingerimos uma substância incapaz de nos fazer mal e mesmo assim nos sentimos mal, isso significa que somos capazes de fabricar os medicamentos no nosso corpo que nos curam, bem como fabricar as toxinas que nos adoecem. Isso nos faz entender por que a atitude otimista é mais importante do que bons hábitos ou maus hábitos, como praticar exercícios ou fumar, por exemplo.

Eu testemunhei casos assim entre meus alunos e pessoas que seguem o meu trabalho e me enviam relatos em atendimentos terapêuticos e nas minhas mentorias. Algumas pessoas possuem hábitos alimentares extremamente saudáveis e se cuidam bem a nível físico, mas, de um dia para outro, se veem doentes e, às vezes, com doenças graves, como o câncer. É muito comum que essas pessoas estejam processando mágoas, ressentimentos, culpa, vergonha ou algum tipo de trauma associado a alguma situação do passado que ficou mal resolvida. Esse processamento se dá a nível subconsciente ou até mesmo inconsciente, e esse programa automático afeta diretamente a produção de neurotransmissores e das moléculas da emoção, conduzindo a pessoa a um ambiente de estresse que afeta o seu humor, a sua energia, a sua vibração e induz os processos epigenéticos que desativam os genes que promovem saúde. Esse estado de estresse bloqueia a ação das células-tronco e do sistema imune, tornando a pessoa suscetível a inúmeras doenças.

Por outro lado, o autoconhecimento pode levá-lo a ver o sintoma de uma doença como uma oportunidade de saber o que a está causando, e isso o levará a uma atitude protagonista e otimista, pois, quando temos a coragem de nos autoinvestigar, mais cedo ou mais tarde vamos encontrar a causa raiz e podemos desarmar o gatilho do programa subconsciente que está nos fazendo adoecer. Mas você ainda pode ir mais além, pois à medida que mergulha no autoconhecimento, ao identificar sentimentos e pensamentos tóxicos, imediatamente você já pode começar a tomar as providências, descobrindo o padrão e trabalhando no sentido de identificar a causa e aplicar os antídotos necessários para se desemaranhar da situação. O fato é que é a sua atitude que o direcionará a criar as melhores condições internas para se curar ou criar as melhores condições internas para adoecer e enfraquecer o seu sistema imune. Veja que, na prática, é a nossa atitude perante a vida que faz com que sejamos o placebo de nós mesmos, fabricando a cura dentro de nós, ou que sejamos o nocebo de nós mesmos, fabricando a doença dentro de nós. Se você está em busca da cura a níveis mais profundos, observe os sinais trazidos pela vida em forma de doenças, acidentes, perdas, dificuldades de relacionamento, seja no nível familiar, afetivo ou profissional, e dedique-se a fazer uma faxina nas suas memórias subconscientes, de modo que, sempre que um novo desafio se apresentar, expresse sua gratidão pela oportunidade e coloque-se em movimento para compreender as causas e focar sua energia na busca de soluções.

COMO O MÉDICO POTENCIALIZA O EFEITO PLACEBO

Em função de suas pesquisas, o dr. Herbert Benson, em seu livro *Medicina espiritual: O poder essencial da cura*, escrito em parceria com Marg Stark, estabelece três elementos que levam o nosso corpo a se autocurar sem o uso de nada que justifique a cura. Os três componentes do efeito placebo, ou bem-estar evocado (nome dado pelo dr. Herbert Benson para o efeito placebo) são:[15]

1. Crença e expectativa por parte do paciente.
2. Crença e expectativa por parte de quem cuida do paciente.
3. Crença e expectativa gerada por um relacionamento entre o paciente e quem cuida do paciente.

O dr. Herbert Benson teve a colaboração do dr. Mark D. Epstein para chegar a esses três componentes do bem-estar evocado. Observe que em todos os três componentes existem as palavras "crença" e "expectativa". Crença tem a ver com fé, e expectativa tem a ver com antecipação de um futuro desejado. Em seu livro, o dr. Benson mostra que crer firmemente em algo, sobretudo em uma força superior, produz um efeito altamente benéfico sobre a saúde e o bem-estar físico. Na essência, a sua mensagem é que nossos corpos são canalizados por Deus. Em função de suas pesquisas científicas ao longo de mais de trinta anos, ele se convenceu de que os seres humanos estão marcados por uma necessidade genética de cultivar a fé, e que, quando as pessoas evocam a fé, ativam dentro de si mesmos caminhos neurológicos para a cura.

Baseado em evidências científicas, o dr. Benson demonstra que todos nós podemos entrar em contato com um reservatório de bem-estar evocado e provocar o efeito placebo, o que pode levar à cura de até 90% dos problemas de saúde. Em seu livro, dr. Benson cita o dr. Thomas Invi, professor de Harvard de Cuidados e Prevenção Ambulatoriais e chefe do Departamento de Medicina Preventiva e Cuidados Ambulatoriais, quando ele afirmou, no *The Economist*, em dezembro de 1994, que acredita que os dias dos médicos servirem como "meros diagnosticadores e receitadores de remédios sofisticados estão contados".

Ele prevê que esses trabalhos serão cada vez mais dominados por técnicos, robôs e outras máquinas, "enquanto os médicos serão procurados por seus conselhos e sabedoria social, retornando às suas origens enquanto pessoas se curam". De acordo com o dr. Benson, os pacientes e os médicos precisam aprender a deixar as crenças operarem. Com uma abordagem mais equilibrada, que leve em conta a fé e o bem-estar evocado, ou efeito placebo, podemos aspirar a uma forma superior de medicina. Ele cita uma história contada pelo dr. Invi que, quando era um jovem médico servindo a uma população americana nativa, um indígena navajo do Novo México perguntou-lhe o que ele havia feito. Sem saber bem o que dizer, o dr. Invi respondeu: "Estou receitando remédios". "Ah, você é o do segundo tipo de médico. Temos dois tipos: recorremos ao superior para recebermos cuidados e conselhos", respondeu o índio. O dr. Benson recomenda que médicos e pacientes aprendam técnicas simples de meditação, como a resposta de relaxamento, uma técnica desenvolvida por ele que tem excelentes resultados na superação do estresse, que é, hoje, o desencadeador de inúmeras doenças, inclusive as autoimunes.

Para ele,

> os médicos e os pacientes deveriam aprender a afetar a saúde por meio de uma visão positiva e do bem-estar evocado. Vimos que a fé é um jogo de afirmação da saúde na vida humana. Nosso equipamento nos predispõe a desejar significado e nos acalmamos quando a vida adquire um significado. À medida que aumenta nossa compreensão do cérebro, as provas acumuladas revelam um organismo que, inseparavelmente, enreda corpo, mente e alma.[16]

Em seu livro, o dr. Benson conta uma história muito significativa narrada pelo dr. Donald J. Vincent sobre a sua experiência com o efeito placebo. O dr. Vincent trabalhou no pequeno vilarejo rural chamado Utica, no estado de Ohio, EUA, durante sete anos, tendo iniciado em 1939. Ele substituiu o dr. Kass, que havia falecido após muitos anos de serviço na cidadezinha de 1.500 habitantes, na época. Ao se instalar no consultório, ele percebeu, em uma das prateleiras, um frasco cheio de cápsulas vermelhas com um rótulo em que estava escrito "placebo". "Dei uma olhada no recipiente e, como frequentei a escola de Medicina e fiz um ano de treinamento em Medicina Interna, me considerava um cientista, portanto, fui até a porta dos fundos e joguei o frasco no lixo. Achei que estava fazendo a coisa certa", contou Vincent. Mas, à medida que foi interagindo com os pacientes e fazendo as suas recomendações médicas, ficou surpreso com o número de pacientes que reclamavam que o seu tratamento não funcionava tão bem como o do dr. Kass.

Uma senhora que sofria de osteoporose confidenciou a ele: "O remédio que o senhor me receitou não tem um efeito tão bom quanto aquelas cápsulas vermelhas do dr. Kass". E um homem com hipertensão perguntou: "Será que o senhor consegue aquelas cápsulas que o dr. Kass costumava me receitar para a pressão sanguínea?". Foi quando o dr. Vincent decidiu ligar para a empresa que fabricava as cápsulas vermelhas e encomendar um frasco grande. Como os pacientes confiavam nos efeitos das cápsulas placebo, elas produziam resultados maravilhosos. Segundo Benson, o dr. Vincent revelou que aprendeu mais medicina nesses sete anos de médico no interior do que nos seus cinquenta anos de prática e ensino médico e que as lições que tirou dessa experiência ainda são plenamente aplicáveis nos dias de hoje.

Eram exatamente as cápsulas vermelhas, que não possuíam qualquer princípio ativo capaz de curar, que faziam os tratamentos do dr. Kass funcionarem. De acordo com o dr. Vincent: "Não há dúvida de que o fato de ter sido humilde o suficiente para adotar as cápsulas vermelhas me tornou um médico melhor. Naqueles dias, havia pouco para aprender sobre ouvir e prestar atenção nos pacientes. O objetivo da pessoa que receita o remédio é que realmente afeta o paciente". Quando falo que uma revolução silenciosa do bem está acontecendo, me refiro a pessoas como o dr. Herbert Benson e o dr. Vincent, que, por meio das suas experiências e pesquisas contundentes, estão proporcionando que novas possibilidades sejam compartilhadas e vivenciadas.

O efeito placebo ou bem-estar evocado está nos lembrando da nossa capacidade de nos autocurar e mostra que, quando acreditamos e criamos a expectativa focada no que queremos atingir, deflagramos um processo que leva o nosso cérebro a configurar os caminhos neurais que irão desencadear as variações epigenéticas que nos conduzirão ao roteiro da cura dentro de nós.

"Experimente manter uma vibração elevada, ativada dia e noite naquilo que quer, e veja o mundo se manifestar de acordo com o que acredita."

ROTEIRO PRÁTICO PARA A AUTOCURA

Vou compartilhar aqui o que aprendi e aprendo todos os dias sobre criar as condições mais adequadas possíveis para que o seu corpo possa realizar o que foi projetado para fazer: A AUTOCURA.

1. Verifique se o seu nível de vitamina D3 está em, pelo menos, 40 ng/ml e busque suplementar ou tomar mais sol para que fique em torno de 100 ng/ml.
2. Consuma o máximo possível de alimentos orgânicos e agroecológicos e se comprometa a diminuir o consumo de produtos alimentícios industrializados e aumentar o consumo de alimentos de verdade.
3. Ao consumir produtos industrializados, invista em produtos de melhor qualidade, de preferência orgânicos e de empresas que promovem o consumo consciente.
4. Comprometa-se em aumentar o consumo de frutas e verduras frescas, de alimentos vivos. Uma vez por semana, visite uma feira orgânica e se abasteça. Curta criar o hábito de cuidar bem de você.
5. Curta criar o hábito de se movimentar regularmente. Pelo menos três vezes por semana faça algum tipo de atividade física, suba e desça escadas quando possível em vez de usar o elevador.
6. Ao acordar, tome água pura ou com limão. Crie o hábito de dormir com água na cabeceira da cama e tome logo ao acordar. Tome 35 ml de água por quilograma ao dia.
7. Comece seu dia sempre ingerindo alimentos vivos. Experimente misturar verduras e frutas orgânicas e explore os sabores dos sucos da terra.
8. Algumas frutas são essenciais para comer regularmente: limão, melancia, abacate, banana, maçã, mamão e pera (maçã e pera são as mais difíceis de encontrar orgânicas). Aproveite sempre que for à feira e compre também as frutas da época. Suco de melancia batida com caroço, limão e gengibre é um ótimo desintoxicante, além de delicioso e refrescante.
9. Alguns suplementos que considero essenciais e dos quais faço uso há muitos anos: vitamina C, ômega 3, *chlorella*, *spirulina*, cloreto de magnésio, óleo de alho, além da vitamina D3.
10. Tome o café quântico pelo menos três vezes por semana.
11. Pelo menos uma vez por mês, tenha algum contato com a natureza por meio de trilhas, praias, banhos de cachoeira, parques e, sempre que possível, tenha contato com o sol.
12. Dançar, cantar, bordar, pintar, tocar um instrumento são atividades terapêuticas e relaxantes. Exercite seus dons e talentos e ouse fazer algo novo, como tocar um instrumento, dançar ou estudar um idioma.

13. Escolha algum tipo de prática contemplativa, ou mais de uma, para praticar regularmente, como meditação, yoga, Tai chi chuan, ritos tibetanos, Qi gong etc.
14. Exercite a gratidão e o perdão aos seus pais e os tome assim como são.
15. Exercite o perdão radical com as pessoas que passaram pela sua vida e o autoperdão.
16. Fique em vigília vinte e quatro horas por dia para que nenhum sentimento de vitimização prospere dentro de você.
17. Pratique a cultura do otimismo e busque sempre focar as oportunidades que cada desafio oferece.
18. Fique presente para não se deixar dominar pela negatividade das suas programações subconscientes. Não deixe a sua frequência vibratória cair, mas, quando isso acontecer, ative o seu "frequenciômetro" (dispositivo imaginário que identifica queda da frequência interior) e tome uma atitude para elevar sua frequência: pratique a respiração em três etapas, medite, pratique atividade física, ressignifique e deixe ir qualquer sentimento persistente sem reagir a ele.
19. Exercite a prática da gratidão. Crie o seu caderno de gratidão e acostume-se a agradecer pelas mínimas coisas que fazem parte da sua vida. Exercite também agradecer pelos desafios que o impulsionam na busca por autoconhecimento e autocura que o trouxeram até aqui.
20. Acostume-se a identificar as programações subconscientes que o sabotam e olhe para o seu passado como fonte de aprendizado. Busque identificar as interpretações que o levaram a estruturar as crenças que podem estar aprisionando-o e ouse distanciar-se dessa programação e transformar essas memórias em sabedoria. Ouse criar um novo roteiro para a sua vida.

Na perspectiva de ativar o efeito placebo conscientemente dentro de nós, eu vou encerrar este capítulo com algumas afirmações quânticas de cura. Sugiro que, antes de qualquer tipo de afirmação, procure respirar pausadamente e profundamente e busque entrar em estado de meditação. Tome um banho relaxante, use óleo essencial de olíbano e sálvia esclareia ou breu branco no chacra do terceiro olho (fica na testa, entre as sobrancelhas) e no chacra da coroa (no topo da cabeça). Sente-se ou deite-se de maneira confortável e, se quiser, ouça uma boa música, baixinho, enquanto lê as afirmações:

AFIRMAÇÕES QUÂNTICAS DE CURA

1. Eu sei como fabricar os hormônios serotonina, dopamina e oxitocina no meu corpo, que me proporcionam alegria, bem-estar e felicidade.
2. O meu corpo-mente atende aos meus comandos, e eu direciono os meus sentimentos para o amor, gratidão e alegria e libero todos os pensamentos negativos em segundos.
3. A cada dia, em todos os sentidos, eu me sinto cada vez melhor.
4. Eu sou senhor do meu corpo-mente e, por isso, eu escolho os melhores sentimentos e pensamentos para governar minha vida.
5. Eu sei como transformar desafios em oportunidades e fazer com que minha vida seja leve, plena e feliz.
6. Eu acredito em milagres e sei que, de uma hora para outra, a minha vida irá se transformar em um mar de rosas, porque eu sei o real sentido de viver e de amar.
7. Eu sei o real valor do amor e do perdão na minha vida e, por isso, escolho viver com alegria, com fé e com amor.
8. Eu escolho viver com leveza, exercitar o perdão e a compaixão, me libertar do passado e colher todo o aprendizado de todas as experiências que vivi até hoje.
9. Eu sei como curar a dor no meu corpo e curar o que precisar ser curado. Eu simplesmente convoco as células-tronco e peço gentilmente que façam esse serviço para mim.

DICA QUÂNTICA

TOME A DECISÃO DE SER UMA PESSOA OTIMISTA, NÃO SÓ PARA TER UMA VIDA LONGA E SAUDÁVEL, MAS POR COMPREENDER QUE O UNIVERSO É SEU AMIGO, APENAS PROJETANDO EM SUA VIDA O QUE VOCÊ ACREDITA. APRENDA A CONVIVER COM OS FRUTOS DAS SUAS CRENÇAS E SE TORNE UMA PESSOA ADULTA, CAPAZ DE SE RESPONSABILIZAR PELA SUA VIDA E TIRAR DELA TODAS AS LIÇÕES NECESSÁRIAS PARA EVOLUIR E SE CURAR.

CAPÍTULO 10
ESPIRITUALIDADE E AUTOCURA

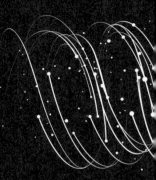

"Espiritualidade diz respeito à nossa capacidade de estabelecermos um diálogo íntimo com Deus, com o Universo, com a vida que nos cerca, e nos sentirmos parte da construção desse belo projeto, reconhecendo as leis que o rege e nos colocando a serviço dessa grande obra tendo como referência o chamado do nosso coração."

Ao ler a Bíblia pela primeira vez, aos 13 anos, ficou claro para mim que a religião institucionalizada havia se distanciado da mensagem vigorosa, profunda, amorosa e libertária do mestre Jesus. A impressão que eu tinha era de que a prática religiosa havia se transformado em um ritual social, que contribui com a ordem, alivia as dores das pessoas, mas que também está por trás de muito sofrimento, de muitas distorções e que, muitas vezes, se distancia completamente da orientação central dos mestres que inspiraram a religião. Foi só muito depois que vim a descobrir que espiritualidade e religião são coisas diferentes, e que a religião tanto pode aproximá-lo da espiritualidade como distanciá-lo.

Sou uma pessoa apaixonada pelo caminho espiritual, o que me levou a conhecer muitas religiões e me abastecer direto da fonte, a partir dos grandes mestres de cada tradição. Hoje, eu consigo ver a expressão do divino em todas as coisas e sou encantado com a inteligência que rege a grande orquestra da existência. Como diria Einstein: "O que mais quero é saber o que o Velho pensa", referindo-se a Deus. Às vezes, eu me pego conversando com o "Velho", com essa inteligência espantosa, soberana e indescritível, e, nessas conversas, eu ora me pego pedindo uma compreensão maior para entender a grandiosidade e complexidade da existência, ora me pego dando risadas e cheio de gratidão por ter acessado algum conhecimento que me leva ao autoconhecimento e a uma compreensão melhor de mim mesmo, das demais pessoas, da natureza, do Universo. ==A sensação que tenho, muitas vezes, é a de que estamos diante de um grande espetáculo, regido por um maestro que está em toda parte e que não cansa de nos surpreender e nos convidar para fazer parte desse show como protagonistas, como cocriadores dessa realidade incrível que é a existência em todas as suas nuances.==

A impressão que eu tenho, com relação a muitas práticas religiosas institucionalizadas, é de que elas se distanciaram tanto da mensagem original dos grandes mestres que congelaram Deus dentro de uma geladeira arcaica e impediram que o Seu ímpeto criativo se manifestasse nos Seus seguidores, ou seja, bloquearam o espírito, a energia da vida que pulsa incessantemente e nos convida a evoluir sempre. Com isso, muitas vezes, a religião, com seus ritos, dogmas e formalidades, não serve de ponte para que a espiritualidade genuína se expresse. Além disso, a imagem de um Deus amoroso, que nos criou a Sua imagem e semelhança, foi substituída por um Deus rancoroso, punitivo, que leva as pessoas a viverem com sentimento de culpa e a se comportarem de maneira desconectada, desligadas da fonte, corrompendo o real sentido da palavra religião, que tem origem no latim *religare,* cujo sentido original está associado ao religar, ao reconectar-se com o divino, sendo que o que vemos, muitas vezes, é a prática religiosa conduzindo as pessoas ao *desligare*, ou seja, a um caminho que leva à desconexão da fonte.

UMA MENSAGEM ATUALIZADA DO MESTRE JESUS

> *"Milagres ocorrem naturalmente como expressões do amor. O amor que os inspira é o milagre real. Nesse sentido, tudo que vem do amor é um milagre. [...] Milagres são instrumentos de ensino para demonstrar que dar é tão bem-aventurado quanto receber. Eles, simultaneamente, aumentam a força do doador e suprem a força de quem recebe. [...] Milagres representam a libertação do medo. 'Expiar' significa 'desfazer'. Desfazer o medo é uma parte essencial do valor dos milagres na Expiação. [...] Milagres são um caminho para ganhar a libertação do medo. A revelação induz a um estado no qual o medo já foi abolido. Milagres são assim um meio e a revelação é um fim."*
>
> Helen Schucman em *Um curso em milagres*[1]

Na minha busca pela conexão direta com a fonte, com a espiritualidade, eu esbarrei em dois livros cujos conteúdos foram integralmente canalizados e são atribuídos ao mestre Jesus: *Um curso em milagres* e *Cartas de Cristo: A consciência crística manifestada*.[2] Como cientista de mim mesmo e pesquisador da natureza humana, eu me acostumei a não negar nem ratificar de imediato novos conhecimentos, mas me coloco sempre à disposição para investigar, para tirar a prova dos nove a partir das minhas próprias experiências. Ambos os livros apresentam conteúdos muito profundos. Tanto que, dizem, *Um curso em milagres* foi classificado como o segundo livro mais complexo da humanidade, perdendo apenas para *Ulisses*, do escritor irlandês James Joyce. Os dois trazem uma orientação para a libertação do ego, considerando que o ego nada mais é que toda a programação mental e emocional que nutre as nossas crenças, na qual nos encapsulamos com o objetivo de criar a nossa identidade e nos proteger das ameaças reais e imaginárias que colocavam a nossa sobrevivência em perigo. Hoje, os dois livros são estudados quase no mundo inteiro por grupos de pessoas em busca do resgate de uma espiritualidade genuína inspirada no mestre Jesus. Ao ler e reler os dois, a conclusão a que cheguei foi de que ambos são profundamente fundamentados cientificamente e nos convidam a entrar em uma sintonia energética elevada, não são leituras fáceis e fazem questão de trazer uma mensagem profunda, sensível e que nos traz esperança, coragem e inspiração para seguir o caminho evolutivo rumo à espiritualidade.

O dr. David Hawkins, um estudioso também do *Um curso em milagres*, chegou a identificar que o livro estava calibrado na frequência de 600 Hz,[3] uma frequência muito elevada, equivalente à frequência da compaixão e da paz e acima da frequência do amor incondicional, de 540 Hz. No livro *Cartas de Cristo*, o mestre Jesus alerta: "Não há 'punição' vinda do alto! O homem, por meio do exercício voluntário e prejudicial do 'Poder do Ego', atraiu para si mesmo a sua própria punição". Essa frase é um convite inequívoco para a autorresponsabilidade e deixa claro que não existe um Deus punitivo, nós mesmos é que terminamos nos punindo pelas nossas próprias escolhas. E o mestre continua:

> *NOTE BEM: Por esta razão, do mesmo modo que os livros escolares de ciências se tornam defasados conforme a mente humana vai absorvendo conhecimentos científicos avançados, assim também deve--se permitir que a atual forma de "Cristianismo", construída sobre falsas doutrinas centradas em minha crucificação, tenha uma morte natural.*[4]

Em seu livro *Poder versus força: Uma anatomia da consciência humana*, o dr. David Hawkins revela que, em suas pesquisas com cinesiologia aplicada, chegou à conclusão de que a frequência do mestre Jesus era de 1.000 Hz, o maior nível possível da escala da consciência, e que a institucionalização do cristianismo e as sucessivas traduções bíblicas vinculadas a interesses econômicos e políticos levaram o cristianismo, nos dias de hoje, a estar calibrado na frequência aproximada de 500 Hz. Considerando que Hawkins usa uma escala logarítmica, a queda foi muito maior que 50% desde a passagem do mestre Jesus pelo nosso planeta até os dias de hoje. Nesse texto, ele alerta que o cristianismo atual, com base em falsas doutrinas, terá uma morte natural. E o mestre continua:

> *NOTE BEM: A atual crise mundial, que está introduzindo um novo fracasso das Leis Internacionais e estabelecendo as bases para um futuro terrorismo global, indica claramente que nenhuma religião do mundo possui o conhecimento adequado e a efetiva liderança para iniciar as mudanças nos padrões mentais do ser humano que poderiam conduzi-lo diretamente para a paz e a prosperidade.*[5]

Aqui, o mestre Jesus traz o contexto de crise mundial, e até parece que está falando dos tempos de hoje, em que vivemos o desafio da pandemia de covid-19, e traz, de maneira categórica, que nenhuma religião está preparada para conduzir o ser humano à paz e à prosperidade a partir das mudanças dos seus padrões mentais. E conclui:

> *O verdadeiro líder espiritual será capaz de ensinar para suas congregações como e por que os esquemas mentais modernos, formados na "consciência" têm criado as calamidades e os horrores que estão apenas começando a fazer-se sentir totalmente em seu meio, nas diversas formas de pestes, terremotos, inundações, fomes, guerras, revoluções e outras tragédias. Esteja certo de que nenhum mal que ocorre em sua terra é um "desastre natural". Qualquer coisa adversa ao seu bem-estar nasce primeiro em sua "consciência humana" e depois toma forma dentro da experiência global.*[6]

Mais uma vez o mestre Jesus parece estar falando dos dias atuais. A sua fala mostra o perfeito conhecimento das leis da manifestação fundamentadas cientificamente por meio do "colapso da função de onda", que é quando aquilo que existe potencialmente a nível da consciência no nosso mundo interior se manifesta no mundo material, enquanto consciência global.

Espero que o conteúdo deste livro desperte a inspiração nas pessoas religiosas, padres, pastores, monges, freiras e em leigos a vontade de estudar a física moderna, bem como a neurociência e a epigenética, para contribuir, de maneira eficaz e consciente, com a elevação da frequência dos padrões mentais da humanidade. O que esses dois livros preciosos trazem é que há uma necessidade urgente de releitura da mensagem de Cristo, que vem sendo usada, através dos séculos, por agentes políticos, religiosos e econômicos como uma estratégia de dominação, e não de elevação e libertação, que é o cerne da mensagem original do mestre Jesus voltada a tirar as pessoas da miséria material e espiritual que as leva a viverem doentes, como deixa claro quando afirma: "O que mais fortemente detestei e combati foi a miséria, a doença e a pobreza que via ao meu redor". Ele também deixa claro o papel da mente no processo criativo quando afirma:

> *Percebi que, em qualquer dimensão da existência, era a MENTE – a inteligência manifestada – que era o fator mais importante no que se refere à criação e ao homem em si. De modo que se deve reescrever o Gênesis assim: Antes da criação – era a MENTE UNIVERSAL – O Poder Criativo dentro e por trás da criação em si."*[7]

A perspectiva trazida pelo mestre Jesus é que o Poder Criativo da MENTE UNIVERSAL estava em todo lugar, desde os confins do Universo a tudo que se manifesta no plano terreno, desde um grão de areia até uma flor, uma árvore, uma floresta, todos os seres e tudo que nela habita.

O APRISIONAMENTO DO EGO

Na perspectiva dessas duas belas obras que trazem uma mensagem atualizada do mestre Jesus, todo ser humano vive um desafio interior que equivale a um duelo entre duas grandes forças, o EGO e o ESPÍRITO SANTO, O Poder Criativo da MENTE UNIVERSAL. Por meio do ego, podemos criar qualquer roteiro, incluindo o que nos aprisiona e nos faz adoecer. Segundo David Hawkins, no livro *Poder versus força*, podemos encontrar o rastro marcante do ego que nos aprisiona quando vibramos abaixo da frequência da coragem, calibrada em 200 Hz. Nesse estado, estamos no território da força, das energias densas, caracterizadas pelas frequências baixas.[8] Como já falamos anteriormente neste livro, quando nós estamos em algum desses estados vibracionais, tudo parece ser difícil, pesado, tudo requer muito esforço, parece que estamos sempre remando contra a correnteza, e, além disso, circunstâncias semelhantes às experiências negativas que vivemos no passado voltam a aparecer como se estivéssemos dando voltas em círculos. Investir em autoconhecimento, que nos conduza à autorresponsabilidade, à superação da vitimização, nos coloca em marcha rumo à nossa autocura, e cada nível superado equivale a um salto quântico na mente.

Ao atingirmos a frequência da coragem (200 Hz), nos encorajamos a mudar o roteiro da nossa história, a nos libertar do encapsulamento do ego e migrar para o território do poder e, a partir daí, vamos trazendo mais leveza à nossa vida e começamos a ver as evidências de que o mundo lá fora é uma projeção do nosso mundo interior. De vítimas das nossas próprias crenças limitantes passamos a ser artesãos conscientes do nosso próprio destino. À medida que evoluímos emocionalmente e espiritualmente, vamos acessando níveis mais altos de frequência, o que nos tira do domínio denso da matéria, da reatividade, da previsibilidade, para o domínio das possibilidades, quando somos mais onda, o que nos leva a observar o conteúdo dos nossos próprios sentimentos e pensamentos, identificar os padrões aprisionantes do ego e trilhar um caminho evolutivo sem volta. Depois do nível da coragem, acessamos o nível energético da neutralidade (250 Hz), e depois o nível energético da disponibilidade (310 Hz), e a seguir, o nível da aceitação (350 Hz), depois o da razão (400 Hz), o do amor (500 Hz), o da alegria e amor incondicional (540 Hz), da paz e compaixão (600 Hz) e, por fim, o nível da iluminação, que varia de 700 Hz a 1.000 Hz.

À medida que evoluímos na escala da consciência, vamos saindo do nosso pequeno mundo, de uma percepção estreita para uma percepção expandida da realidade. De acordo com o *Um curso em milagres*: "O que quer que seja que aceites em tua mente tem realidade para ti. É a tua aceitação que o faz real. Se entronizas o ego em tua mente, a tua permissão para que ele entre faz dele a tua realidade. Isso é assim, porque a mente é capaz de criar a realidade ou fazer ilusões". Essa passagem nos convida a olhar para o conteúdo da nossa mente e treinar não se submeter a padrões de negatividade que puxam a nossa vibração para baixo, para o domínio da força. É assim que nos aprisionamos, que adoecemos. Ainda segundo o *Um curso em milagres*, precisamos aprender a pensar com Deus:

> *Pensar com Ele é pensar como Ele. Isso engendra alegria, não culpa, porque é natural. A culpa é um sinal seguro de que o teu pensamento não é natural. O pensamento não natural será sempre acompanhado pela culpa porque é uma crença no pecado. [...] A mente sem culpa não pode sofrer. Sendo sã, a mente cura o corpo porque ela foi curada.*[9]

Aqui, o mestre Jesus dá uma dica clara para identificarmos a presença do ego sempre que sentirmos culpa aliada à sensação do pecado. Já a sensação de alegria nos conduz ao alinhamento com o divino em nós. A superação da culpa nos liberta do domínio do ego e promove a cura da mente e do corpo.

No livro *Cartas de Cristo*, o mestre Jesus revela que, quando estava no deserto, teve uma visão de um bebê recém-nascido:

> *Primeiro vi um bebê recém-nascido como "luz", uma forma de vida do "Poder Criativo". Enquanto este bebê crescia, tornando-se uma criança e depois um adulto, vi a pura "LUZ" do "Poder Criativo" enfraquecer nele gradualmente e, em seguida, ser completamente obscurecida por um denso invólucro de correntes e ataduras.*[10]

Essa visão traz, de maneira simbólica, o encapsulamento do ego. Quando nascemos, na inocência, somos pura luz e, à medida que vamos crescendo e nos desenvolvendo, vamos criando as couraças, as proteções, e cada um vai criando o seu mundo, a sua realidade particular, forjada pela maneira como interpretamos as experiências que vivemos, tendo como referência o comportamento dos pais, a cultura, a religião e tudo que, de alguma maneira, tenha alguma influência no nosso sistema de crenças, que irá modelar as lentes através das quais percebemos o mundo. E Jesus prossegue, falando sobre o significado das ataduras e correntes:

> *Cada atadura representa os pensamentos habituais de uma pessoa, suas respostas às demais pessoas e aos eventos, seus preconceitos, ódios, inimizades, ansiedades, preocupações e tristezas, os quais lhe amarram e extinguem a LUZ de sua visão interior que provém do "Poder Criativo". Ela pensa que está crescendo e amadurecendo nos caminhos do mundo, que lhe permitem avançar e ter "êxito" – o objetivo da maioria das pessoas na Terra. De fato, quanto mais madura e acostumada a estes caminhos, mais aprisionada por suas correntes e amarras ela se torna dentro do domínio dos IMPULSOS gêmeos de "Ligação – Rejeição".*

Jesus está deixando bem claro que o caminho da libertação, que nos levará ao caminho espiritual e, consequentemente, à nossa cura, está diretamente ligado à nossa capacidade de superação dos programas emocionais e mentais que nos aprisionam e nos deixam doentes. Essa programação doentia é o que mantém, segundo Hawkins, 85% da humanidade no domínio da força, da densidade energética, da tensão que promove as guerras, a corrupção e a violência generalizada. Muitas vezes, a prática religiosa também é catalisadora de preconceitos, ódio e intolerância, o que contribui para reforçar esses padrões e fortalecer ainda mais as ataduras e as correntes, tornando os seres humanos os maiores algozes de si mesmos por serem estimulados a buscar as soluções fora de si ou por acreditarem que tem um Deus a lhes punir ou recompensar, sem perceber que a punição e a recompensa é uma resposta energética ao que acredita, às suas ações. Para finalizar, o mestre Jesus conclui:

> *Além disso, cada corrente é forjada por desejos egoístas e enganadores: ganância, agressão, violência e violação. Estas correntes pesam em torno da pessoa e sobrecarregam a psique, que é o "poder da consciência criativa" no mais profundo do seu ser. As correntes e as ataduras a apertarão mais firmemente a cada ano que passar, até que ela perceba o que está fazendo a si mesma, até que se arrependa sinceramente de cada amarra e corrente e faça a devida reparação àqueles a quem tenha prejudicado.*

A mensagem de Jesus é muito clara e coloca no nosso colo a inteira responsabilidade pela nossa vida, a necessidade de fazermos um inventário da nossa própria história para identificarmos os momentos em que fomos apagando a nossa luz e nos aprisionando com as correntes e ataduras do ódio, do medo, dos preconceitos, das preocupações, ansiedades e tristezas, aliados aos desejos egoístas que podem ter nos levado a processos de exclusão, violência, ganância e agressão. Jesus traz o arrependimento sincero e à devida reparação a algum tipo de prejuízo que tenha causado como algo essencial para a libertação. No *Um curso em milagres*, Ele também fala da essencialidade do perdão e da superação do medo e da culpa para que a cura aconteça e que a doença nada mais é do que a insistência de se deixar orientar pelo ego.[11]

UMA NOVA ESPIRITUALIDADE PARA UMA NOVA HUMANIDADE

A minha busca pela espiritualidade me levou ao estudo e à prática de várias tradições espirituais com o objetivo de investigar a transformação que elas proporcionavam. O Dalai-lama, mesmo sendo a maior referência do budismo tibetano da atualidade, tem demonstrado desprendimento e apontado para a importância de cultivarmos elevados valores como forma de conexão a um caminho espiritual, independentemente de você fazer parte de uma religião ou não. No livro *Espiritualidade: Um caminho de transformação*, o frei Leonardo Boff compartilha um diálogo do Dalai-lama que presenciou durante uma palestra dele e que traz um conteúdo esclarecedor sobre o real sentido do que é espiritualidade:[12]

> — Afinal, o que é espiritualidade?
> — Espiritualidade é aquilo que produz no ser humano uma mudança interior. — respondeu o Dalai-lama.
> E a pessoa continuou:
> — Mas se eu praticar a religião e observar as tradições, isso não é espiritualidade?
> O Dalai-lama respondeu:
> — Pode ser espiritualidade, mas, se não produzir em você uma transformação, não é espiritualidade. — E acrescentou: — Um cobertor que não aquece deixa de ser cobertor.
> — A espiritualidade muda ou é sempre a mesma coisa? — Prosseguiu a pessoa.
> E o Dalai-lama respondeu:
> — Como dizem os antigos, os tempos mudam e as pessoas mudam com ele. O que ontem foi espiritualidade hoje não precisa mais ser. O que em geral se chama de espiritualidade é apenas a lembrança de antigos caminhos e métodos religiosos. — E arrematou: — O manto deve ser cortado para se ajustar aos homens. Não são os homens que devem ser cortados para se ajustar ao manto.

Esse diálogo nos leva a refletir sobre o fato de que a espiritualidade é inseparável de uma transformação interior, de uma elevação do nosso padrão vibratório, contribuindo diretamente para nos conduzir do território da força, para o território do poder, quando podemos acessar o nosso imenso potencial inato de autocura e sermos pessoas felizes, prósperas e realizadas.

No mesmo livro, Leonardo Boff cita outro comentário do Dalai-lama que traz ainda mais clareza sobre o que é espiritualidade:

> *Considero que espiritualidade esteja relacionada com aquelas qualidades do espírito humano – tais como amor e compaixão, paciência e tolerância, capacidade de perdoar, contentamento, noção de responsabilidade, noção de harmonia – que trazem felicidade tanto para a própria pessoa quanto para os outros. Ritual e oração, junto com as questões de nirvana e salvação, estão diretamente ligados à fé religiosa, mas essas qualidades interiores não precisam ter a mesma ligação. Não existe, portanto, nenhuma razão pela qual um indivíduo não possa desenvolvê-las, até mesmo em alto grau, sem recorrer a qualquer sistema religioso ou metafísico.*[13]

Mais uma vez, a espiritualidade está sendo relacionada com as qualidades do espírito humano, que nos alça a sermos pessoas melhores, com senso de responsabilidade e comprometidas com o bem comum.

"O indivíduo é como uma cortiça no mar da consciência, não sabe onde está, de onde veio nem para onde vai e nem porquê. Vagueia neste enigma sem fim, repetindo as perguntas século após século e, assim, continuará se não passar por um salto quântico na consciência".
David Hawkins em *Poder* versus *força*

Vou compartilhar aqui a seguir a Escala da Consciência de David Hawkins para que você possa conhecer, em detalhes, todos os estados.

O MAPA DA CONSCIÊNCIA DE DAVID HAWKINS

VISÃO DE DEUS	VISÃO DA VIDA	NÍVEL	VALOR	EMOÇÃO	PROCESSO
Eu	É	Iluminação	700-1000	Inefável	Consciência pura
Omnisciência	Perfeita	Paz	600	Bem-aventurança	Iluminação
Uno	Completa	Alegria	540	Serenidade	Transfiguração
Fonte de Amor	Benigna	Amor	500	Reverência	Revelação
Sábio	Significativa	Razão	400	Compreensão	Abstração
Misericordioso	Harmoniosa	Aceitação	350	Perdão	Transcendência
Inspirador	Auspiciosa	Disponibilidade	310	Otimismo	Intenção
Facilitador	Satisfatória	Neutralidade	250	Confiança	Libertação
Tolerante	Exequível	Coragem	200	Afirmação	Capacitação
Indiferente	Exigente	Orgulho	175	Desprezo	Afetação
Vingativo	Antagonista	Ira	150	Ódio	Agressão
Negador	Decepcionante	Desejo	125	Necessidade	Escravidão
Castigador	Assustadora	Medo	100	Ansiedade	Afastamento
Desdenhoso	Trágica	Sofrimento	75	Pesar	Desânimo
Condenador	Desesperada	Apatia	50	Desespero	Abdicação
Rancoroso	Má	Culpa	30	Culpa	Destruição
Depreciativo	Miserável	Vergonha	20	Humilhação	Eliminação

O PODER DA BONDADE, GENTILEZA E COMPAIXÃO

Richard Davidson[14] é PhD em Neuropsicologia, pesquisador de ponta na área da neurociência, premiado internacionalmente e eleito pela revista *Times* como uma das cem personalidades mais influentes do planeta. Inicialmente, o foco do seu trabalho era o estudo dos mecanismos cerebrais associados ao estresse, à ansiedade e à depressão. A guinada na sua vida começou ao conhecer a meditação quando estava no segundo ano da Universidade Harvard, e decidiu ir para a Índia para investigar como treinar sua mente. Foi quando descobriu que uma mente calma pode produzir bem-estar em qualquer circunstância. Ele passou a investigar com profundidade o papel das emoções e se surpreendeu como as estruturas do cérebro podem mudar em apenas duas horas por meio de práticas de meditação e pôde, assim, comprovar a neuroplasticidade cerebral e o efeito direto na expressão dos nossos genes, que é a base da epigenética.

A neuroplasticidade é uma propriedade intrínseca do cérebro humano e mostra o imenso potencial que temos de reprogramar o nosso cérebro.[15] Davidson descobriu que zonas com inflamação ou com tendências à inflamação reduzem-se rapidamente com a prática da meditação, o que o levou a utilizar suas descobertas para tratar a depressão de maneira natural. No entanto, o impulso para um grande salto quântico na sua vida aconteceu em 1992, quando conheceu Dalai-lama. Segundo ele, Dalai-lama lhe disse o seguinte: "Admiro seu trabalho, mas acho que você está muito centrado no estresse, na ansiedade e na depressão. Nunca pensou em focar suas pesquisas neurocientíficas na gentileza, na ternura e na compaixão?". O Dalai-lama não fazia ideia de que estava estimulando uma das áreas que mais se desenvolvem hoje em dia no campo da psicologia e da neurociência, que é a psicologia positiva.

Em vez de focar apenas o estudo das doenças, passamos a focar os estados emocionais que promovem a cura e a saúde. Davidson se comprometeu a estudar a ternura, a gentileza e a compaixão, três palavras que nunca haviam sido citadas antes em estudos científicos. Isso o levou a descobrir que há uma grande diferença entre empatia e compaixão, que ativam circuitos neurológicos diferentes no cérebro. Na empatia, nos identificamos com os sentimentos das outras pessoas a ponto de sentir o que elas sentem. Já a compaixão é um estado superior, que nos possibilita ter ferramentas que nos levam a nos comprometer em aliviar o sofrimento. A ternura, por sua vez, faz parte do circuito da compaixão e, junto com a gentileza, pode ser treinada em qualquer idade. Segundo Davidson, o estímulo da ternura em crianças e adolescentes impacta positivamente os resultados acadêmicos, o bem-estar emocional e a saúde. Ele ensina uma técnica bem simples para treinar a compaixão inspirada nos ensinamentos do Dalai-lama: o primeiro passo é direcionar a mente para uma pessoa próxima que você ama. O segundo passo é se lembrar de um momento em que essa pessoa estava sofrendo e cultivar o desejo de liberar essa pessoa do sofrimento. O terceiro passo é ampliar o foco da sua atenção e compaixão para pessoas que não são tão importantes para você e, por último, para aquelas que o irritam. Um dos efeitos colaterais positivos desse exercício é a redução do *bullying* nas escolas.

Outro desafio dado pelo Dalai-lama a ele foi o de implementar em uma plataforma mundial o Programa Healthy Minds (mentes saudáveis, em tradução livre). O programa tem quatro pilares, que são: a atenção; o cuidado e a conexão com os outros; o contentamento de ser uma pessoa saudável (funciona como um antivírus para pensamentos negativos, que podem desencadear a depressão); e, em último lugar, ter um propósito de vida, que é algo diretamente relacionado ao bem-estar, à saúde e à felicidade. Viver com propósito e de maneira colaborativa é um dos traços das pessoas que vivem nas zonas azuis. Davidson, com suas brilhantes pesquisas, pôde comprovar que a base para um cérebro saudável é a bondade, algo nunca antes estudado em um ambiente científico. Essa parceria de Richard Davidson com Dalai-lama mostra quanto o encontro da ciência com a espiritualidade tem o potencial de proporcionar inúmeros benefícios para a humanidade. O livro *Treine a mente, mude o cérebro*, de Sharon Begley, relata o encontro de cientistas brilhantes na área da neurociência com o Dalai-lama, entre os quais Richard Davidson.

"Quando você tomar a decisão de educar o seu coração, poderá iniciar uma nova relação com você e com o mundo e compreender por que o seu corpo está dotado da tecnologia certa para curá-lo através do caminho do seu coração."

CONCLUSÃO

Eu fiz questão de terminar este livro falando de espiritualidade, pois há uma relação direta entre prática espiritual, saúde e doenças. E aqui é bom deixar claro que você pode atingir os níveis mais altos de espiritualidade sem que precise pertencer a nenhuma religião institucionalizada. É sempre bom lembrar que grandes mestres espirituais, como Jesus, Buda e Osho, por exemplo, não faziam parte de nenhuma religião. No caso de Osho, um mestre espiritual indiano que morreu no século passado, percebendo o risco de transformar os seus ensinamentos em uma doutrina, ele queimou todo material que estava sendo estruturado com esse objetivo e desautorizou seus discípulos a criarem qualquer igreja em seu nome. Todo o trabalho de Osho que já foi publicado até hoje trata-se das transcrições das suas palestras, que costumavam ser gravadas.

Em seu livro *Healing and Recovery* (cura e recuperação, em tradução livre), o dr. David Hawkins deixa claro que a programação da cura está dentro de cada ser humano e está condicionada à nossa visão de mundo e aos níveis de consciência.[1] Ele evidencia que os níveis negativos de consciência, abaixo da frequência da coragem (200 Hz), estão associados às doenças que se manifestam no corpo físico. E que os níveis positivos de consciência, do nível da coragem até o nível da razão (entre 400 Hz e 499 Hz), já carregam a capacidade de cura. No entanto, no nível do amor (500 Hz) há uma grande capacidade de cura de doenças físicas, mesmo as mais graves e complexas. A partir do nível do amor incondicional e da alegria (540 Hz), passando pela compaixão (600 Hz), a cura acontece automaticamente. Eu costumo dizer que o mais nobre papel de um médico quântico ou de um líder espiritual é contribuir para elevar a vibração dos seus clientes e seguidores, assim, estarão contribuindo diretamente com a cura nos níveis mais profundos da sua alma e os libertando das amarras do sofrimento perene e das doenças. E o mais importante é orientar para que aprendam a andar com suas próprias pernas, aprendendo a identificar os padrões de crenças limitantes e percepções de mundo que as levam a adoecer. O meu sonho de humanidade é que, cada vez mais profissionais de saúde, *coaches*, padres, pastores, bispos, papas, políticos, jornalistas, artistas, advogados, *youtubers* e educadores tenham acesso a esse conhecimento. Hoje em dia, segundo Hawkins, aproximadamente 85% da humanidade está calibrada abaixo dos 200 Hz. Você já imaginou como será o nosso planeta quando 85% da humanidade estiver calibrada acima dos 200 Hz? Creio que, quando esse dia chegar, estaremos vivendo o verdadeiro paraíso na Terra. Para isso, eu tenho algumas dicas e recomendações quânticas para você se colocar em marcha para elevar a sua vibração, superar a frequência da coragem e migrar para as frequências superiores em que poderá acessar a inteligência inata de autocura do seu corpo.

DICAS QUÂNTICAS PARA VIVER MELHOR

1. **Exercite o PERDÃO e o AUTOPERDÃO.** Segundo o mestre Jesus no livro *Um curso em milagres*,

    > *O perdão é uma escolha. [...] O Perdão é o meio designado para o fim da percepção. [...] O perdão varre as distorções e abre o altar para a verdade (Lições 335 e 336). A mente que não perdoa é cheia de medo e não oferece espaço ao amor para ser ele mesmo. [...] A mente que não perdoa é triste, sem esperança de descanso e de libertar-se da dor. [...] A mente que não perdoa é dilacerada pela dúvida, confusa a respeito de si mesma e de tudo o que vê; medrosa e com raiva, fraca e ameaçadora, com medo de seguir adiante, com medo de ficar; com medo de acordar ou de adoecer, com medo de qualquer som, todavia com mais medo ainda do silêncio; aterrorizada pela escuridão e, no entanto, mais aterrorizada ainda com a aproximação da luz (Lição 121).*[2]

2. **Liberte-se da DOR elevando a vibração dos seus PENSAMENTOS.**
   Segundo o mestre Jesus no livro *Um curso em milagres*:

   > *A dor é uma perspectiva errada. Quando experimentada, sob qualquer forma, é uma prova de autoengano. [...] A dor é um sinal de que as ilusões reinam no lugar da verdade. [...] Só os teus pensamentos te causam dor. Nada exterior à tua mente pode ferir-te ou machucar-te de modo algum. Além de ti mesmo, não há causa que possa te atingir ou trazer opressão. Ninguém, além de ti mesmo, te afeta. Nada no mundo tem o poder de deixar-te fraco ou frágil. Mas tu és aquele que tem o poder de dominar todas as coisas que vês, meramente reconhecendo o que és (Lição 190).*[3]

   Buda disse: "Nem teus piores inimigos podem fazer tanto dano quanto os teus próprios pensamentos".
   O livro *Cartas de Cristo* diz:

   > *Se querem mudar suas vidas, mudem seus pensamentos, mudem suas palavras decorrentes desses pensamentos, mudem suas ações decorrentes desses pensamentos. Aquilo que está em suas mentes criará todas as suas experiências, suas doenças, pobreza, infelicidade e desespero.*[4]

3. **Liberte-se da CULPA.** Possivelmente, a culpa é um dos sentimentos mais destrutivos e paralisantes que podemos ter. Superar a culpa é também libertar-se de um passado punitivo e subir na escala da frequência em busca do roteiro da cura dentro de nós. Acompanhe o que Bert Hellinger tem a nos dizer sobre a culpa:

   > *Sentimento de culpa é substituto da ação, quem sente culpa não faz nada. Permanece passivo. [...] O sentimento de culpa é um sentimento pequeno, enquanto que assumir seus atos e consequências é grande e tem força. [...] A culpa existe em diversos contextos e é sentida de diferentes maneiras. A pior culpa que experimentamos é quando fazemos algo que coloca em perigo a nossa pertinência à família de origem. Portanto, o medo da exclusão é o pior sentimento de culpa.*[5]

Agora acompanhe o que o mestre Jesus tem a nos dizer sobre a culpa no livro *Um curso em milagres*:

> *A libertação da culpa é o desfazer de todo o ego. Não faças ninguém ficar com medo, pois a culpa do outro é a tua, e, obedecendo às ordens duras do ego, trazes para ti mesmo a sua condenação e não escaparás da punição que ele oferece àqueles que o obedecem. [...] A culpa te cega, pois enquanto vires uma única mancha de culpa dentro de ti, não verás a luz. E ao projetá-la, o mundo parece ser escuro e estar amortalhado na tua culpa. [...] Não tenhas medo de olhar para dentro. O ego te diz que tudo é negro de culpa dentro de ti e pede que não olhes. Em vez disso, pede que olhes para os teus irmãos e vejas neles a culpa. No entanto, isso não podes fazer sem permaneceres cego. Pois aqueles que veem os seus irmãos no escuro, e culpados no escuro no qual eles os amortalharam, estão por demais temerosos para olhar para a luz interior.*[6]

4. **Honre, reconcilie-se, perdoe e TOME os seus pais.** Foi por meio dos nossos pais que a vida nos foi dada. Compreender que não estamos aqui para mudar os nossos pais e sim para mudar a nós mesmos é fundamental para seguirmos nossa jornada evolutiva e elevarmos a nossa vibração na escala de frequência. Reconciliar-se com eles e aceitá-los como são é uma das decisões mais poderosas que podemos tomar no sentido de curar nossas vidas. Bert Hellinger nos lembra de que os vícios dos filhos estão associados à exclusão do pai do sistema. A exclusão é a maior causa das doenças dentro do sistema familiar. Vamos ver o que o Bert Hellinger tem a nos dizer sobre os pais:

> *Se os pais fossem perfeitos, se a mãe fosse a ideal, não seríamos capazes de viver, não teríamos a força para viver. Somos capazes de viver porque os nossos pais têm falhas. [...] Somente quando nós gostamos também dos pais como eles são é que gostaremos de nós mesmos e dos outros. [...] Tomar é um processo básico. Eu estabeleço um limite bem claro entre aceitar e tomar. O aceitar é*

benevolente. Tomar algo significa: Eu o tomo assim como é. Esse tomar é humilde e concorda com os pais assim como eles são. Quando faço isso, eu também concordo comigo mesmo, assim como sou. Isso tem algo profundamente conciliatório, é como descansar, enfim. Está além de qualquer julgamento, não é bom nem mau. Quem se vangloria dos pais tão pouco os tomou. A idealização também exclui o essencial.

5. **Autorresponsabilize-se e supere o vírus da VITIMIZAÇÃO.** A primeira nobre verdade anunciada pelo Buda Sakyamuni após o seu despertar traz a premissa de que o sofrimento existe, que todos somos suscetíveis a viver em sofrimento e que a origem do sofrimento, de acordo com a segunda nobre verdade, está no APEGO e na IGNORÂNCIA. Como tudo na vida é transitório e impermanente, apegar-se às formas fixas é fonte de sofrimento. Por outro lado, ignorar as leis universais, como a lei de causa e efeito, que nos torna plenamente responsáveis pelo que semeamos, equivale a atirar no próprio pé e sair por aí em busca de culpados. Na terceira nobre verdade, Buda diz que é possível CESSAR O SOFRIMENTO e, na quarta nobre verdade, ele ensina o caminho dos oito passos para a libertação do sofrimento, conhecido como o "nobre caminho óctuplo". Esse é um caminho seguro orientado pela AUTORRESPONSABILIDADE e nos mostra como nossa vida é uma mera resposta às nossas ações no mundo. A autorresponsabilidade passa a ser o único caminho para nos libertarmos do sofrimento. A primeira etapa do caminho é inspirada pelo discernimento e está associada a ter uma compreensão, ou entendimento correto, e a ter um pensamento correto, que implica abandonar pensamentos inábeis que podem gerar sofrimento. A segunda etapa se enquadra na categoria da virtude, que inspira a fala correta, ação correta e modo de vida correto, que envolve o abandono de atividades inábeis e estados mentais inábeis. E, por último, a etapa do caminho que se enquadra na categoria da concentração, que orienta o esforço correto, a concentração correta e a atenção plena correta, que implica o abandono da ganância e da aflição em relação ao mundo. Tudo começa com a compreensão, ou entendimento correto, que nasce

da convicção de que nossas ações se originam das nossas escolhas e de que a qualidade dos resultados que obtemos depende de termos intenções hábeis ou inábeis que orientarão as nossas ações no sentido de superarmos o sofrimento ou nos afundarmos nele. A compreensão correta é a vontade de empreender um autoquestionamento, sobretudo no que diz respeito ao nosso comportamento; é o entendimento que nos tira da ilusão e que evita o caminho da ruína; é uma maneira de ver e entender a vida que nos conduz à própria sabedoria.[7] Essa compreensão nos traz clareza para entender que tudo se origina e tudo cessa quando cessam as causas que deram origem. Na tradição budista, acredita-se que grande parte do karma negativo é criado por meio da fala. Para evitar karma negativo, recomenda-se a prática da fala correta, o que equivale a não mentir, não ser fingido (ter duas caras), não ser rude e sarcástico (não caçoar), não provocar irritação, difamação, não ser orgulhoso ou arrogante, insultuoso, crítico, amargo ou cáustico, injustificadamente extravagante ou pomposo. Por outro lado, existem quatro diretrizes que nos orientam a acumular karma positivo com relação à fala, que são: comprometer-se em só falar a verdade, evitar deixar-se seduzir por notícias falsas e propagar mentiras que possam fazer mal a alguém; ser compassivo ao falar, procurando se expressar de maneira gentil e educada; ser encorajador, procurando contribuir por meio de uma palavra de carinho, de apoio, capaz de animar e proporcionar alegria a alguém; ser prestativo, ajudar ao próximo por meio das palavras, com orientações que sejam úteis, motivadoras, libertadoras. Usar a linguagem para compartilhar o nosso melhor por meio do diálogo e da argumentação é uma maneira também de sedimentar em nós o nosso melhor, a nossa melhor versão.[8]

No livro *Um curso em milagres*, o mestre Jesus também reforça a importância da autorresponsabilidade no capítulo 21, versículo II. A responsabilidade pelo que se vê:

> *Dizes apenas isso, mas dizê-lo com convicção e sem reservas, pois aqui está o poder da salvação: eu sou responsável pelo que vejo. Eu escolho os sentimentos que experimento e eu decido quanto à meta que eu quero alcançar. E todas as coisas que parecem me*

> *acontecer, eu as peço e as recebo conforme pedi. Não te enganes mais a ti mesmo pensando que és impotente diante do que é feito a ti. Apenas reconhece que tens estado equivocado e todos os efeitos dos teus equívocos desaparecerão.*[9]

No Livro *Cartas de Cristo*, o mestre Jesus compartilha mais uma mensagem vigorosa nos convidando a sermos os únicos responsáveis pela nossa salvação:

> *Eu sei que esta afirmação trará muito pesar aos seguidores sinceros da religião Cristã e àqueles que concentraram sua fé inteiramente na pessoa de "Jesus". Mas digo a verdade: para que você consiga desfazer-se da condição humana que o impede de compreender plenamente a VERDADE UNIVERSAL e a verdadeira natureza da condição "espiritualmente-humana" que eu chamei de "Reino de Deus", você deve afastar-se dos velhos dogmas de "salvação pelo sangue do cordeiro", a Trindade e outras crenças e vir com a mente perfeitamente aberta e receptiva para a VERDADE da EXISTÊNCIA. Nenhuma outra salvação é possível. "Deus" não pode "salvar" você, uma vez que, se a humanidade ignora os fatos da existência, continuará cometendo os mesmos erros terrenos até o fim dos tempos, assim criando a sua própria enfermidade e miséria. O que você deve entender é que seja qual for a crença do homem referente à "salvação dos pecados", este é um erro humano, posto que a lei de causa e efeito é imponderável e é uma característica natural, inerente e intrínseca da existência. Não se pode separar os efeitos da causa e nem se pode apagar a causa e continuar tendo os efeitos. Essa é a verdade em cada nível do ser. Portanto, você não pode ignorar os problemas da sua existência individualizada e acreditar que "Deus" salvará você deles.*[10]

As mensagens são muito claras, a estratégia da criação não é ter um agente de fora que venha resolver nossos problemas e nos salvar dos nossos pecados. Isso implicaria que os seres humanos não tivessem a chance de evoluir, se redimir, enfim, aprender que as suas ações reverberam nas suas vidas e que só o investimento no aprimoramento integral do ser, respeitando as justas leis universais, é o caminho que nos libertará do sofrimento e nos guiará em direção à luz, ao amor, à paz, à abundância, à saúde e à prosperidade. O mestre Buda indicou, por meio das quatro nobres verdades, uma programação que equivale a um software para nos libertar do sofrimento e da roda do karma, que nos leva ao sofrimento cíclico. O mestre Jesus veio nos ensinar a pôr em prática a fé e o amor como fundamentos básicos para a manifestação dos milagres na nossa vida, da cura e da libertação dos pecados por meio do aprimoramento do nosso ser.

6. **Pratique os CINCO COMPROMISSOS.** Don Miguel Ruiz, reconhecido como um nagual, mestre espiritual da tradição tolteca do México, também compartilhou um caminho de libertação das crenças que bloqueiam a nossa evolução por meio dos quatro compromissos,[11] que são orientações que possibilitam um treinamento mental e emocional para nos libertarmos das mentiras que nos acostumamos a contar para nós mesmos e que bloqueiam a expressão do amor e nos fazem adoecer. Relembrando, os quatro compromissos são: 1 – Seja impecável com sua palavra (a palavra aqui refere-se à palavra falada, pensada e sentida, o nosso diálogo exterior e interior). Aqui, o pecado é algo que fazemos de mal a nós mesmos, pois tudo sempre volta para a gente como resposta das nossas ações. 2 – Não leve nada para o lado pessoal (todo ser humano é um contador de história, e todos representam, por meio das suas ações e comportamentos, as suas crenças que modelam a sua história pessoal). 3 – Não tire conclusões (tiramos conclusões sempre com base na nossa história pessoal, como se todo mundo pensasse e visse o mundo através da mesma lente que nós). 4 – Dê sempre o melhor de si. Como nossas ações sempre reverberam sobre nós mesmos, dar sempre o melhor de si é uma maneira inteligente de sempre atrair o melhor para nós mesmos). Recentemente, Don Miguel Ruiz publicou, junto com seu filho, Don José Ruiz, o quinto compromisso, que diz respeito a sempre sermos céticos com relação ao mundo, às outras pessoas, mas aprendermos a ouvir o nosso coração e, sobretudo, sermos céticos com relação às mentiras que nos acostumamos a

contar a nós mesmos quanto às dúvidas, julgamentos e opiniões que temos sobre nós. Observe que todos os compromissos representam atitudes que nos levam a superar a vitimização e sermos autorresponsáveis pelo nosso caminho.

7. **Pratique os SETE PRINCÍPIOS HERMÉTICOS.** Do Antigo Egito emerge um dos conhecimentos espirituais mais antigos da humanidade, os sete princípios herméticos, atribuídos a Hermes Thot, que teria vivido entre 1500 e 2500 antes de Cristo. Esses princípios também são inspirados em leis universais que se correlacionam com os princípios da física moderna. São eles: 1 – Princípio do mentalismo. "O todo é mente, o Universo é mental".[12] O Universo que nós vemos e todas as suas manifestações é uma resposta às nossas percepções. Quando mudamos, a nossa percepção da realidade muda junto. 2 – Princípio da correspondência. "O que está em cima é como o que está embaixo, e o que está embaixo é como o que está em cima, para realizar o milagre de uma só coisa."[13] Esse princípio expressa a ideia de que nós, seres humanos, somos uma réplica do Universo, de modo que, quanticamente, podemos acessar as infinitas possibilidades que o Universo disponibiliza para nós. Ao mudarmos a nossa vibração, acessamos novas possibilidades de compreensão da realidade associadas à escala da consciência de Hawkins. 3 – Princípio da vibração. "Nada está parado; tudo se move; tudo vibra." Esse princípio antecipa o que a física quântica comprovou: tudo no Universo vibra incessantemente. 4 – Princípio da polaridade. "Tudo é duplo; tudo tem polos; tudo tem seu oposto; o igual e o desigual são a mesma coisa; os opostos são idênticos em natureza, mas diferentes em graus; os extremos se tocam; todas as verdades são meias-verdades; todos os paradoxos podem ser reconciliados."[14] O símbolo taoísta do *yin* e *yang* representa bem esse princípio; as aparentes polaridades são aspectos de uma única realidade, como os dias e as noites, as estações do ano, o masculino e o feminino, o amor e o ódio. E tem um caminho que transcende essa polaridade quando escolhemos o caminho do meio, que no budismo é expresso pelas quatro nobres verdades quando saímos do ciclo do sofrimento que revela o apego às polaridades. 5 – Princípio do ritmo. "Tudo tem

fluxo e refluxo; tudo tem suas marés; tudo sobe e desce; tudo se manifesta por oscilações compensadas; a medida do movimento à direita é a medida do movimento à esquerda; o ritmo é a compensação."[15] Esse princípio nos lembra de que o Universo é camuflado quanticamente, de que tudo vibra e de que o movimento incessante, a impermanência equivale à assinatura eletromagnética do Universo. 6 – Princípio de causa e efeito. "Toda causa tem seu efeito, todo efeito tem sua causa; tudo acontece de acordo com a lei; o acaso é simplesmente um nome dado a uma lei não reconhecida; há muitos planos de causalidade, porém nada escapa à lei."[16] O princípio da causa e efeito é um dos princípios fundamentais do budismo e também faz parte da mensagem de Jesus, tanto no Novo Testamento como nos livros *Cartas de Cristo* e *Um curso em milagres*. Há um consenso sobre esse princípio que equivale a um ditado popular que diz: "Você colhe o que você planta". Ter consciência clara de que esse é um princípio fundamental nas nossas vidas nos convida ao aperfeiçoamento e à evolução contínua, que é a proposta deste livro. Acessar a cura física equivale ao resultado de uma profunda mudança interior. 7 – Princípio do gênero. "O Gênero está em tudo; tudo tem o seu princípio masculino e o seu princípio feminino; o gênero se manifesta em todos os planos."[17] Reconhecer o masculino e o feminino em nós é também reconhecer nossos pais, a nossa origem, fruto de um homem e uma mulher. Negar qualquer um deles é negar a nossa essência. O Universo inteiro se comunica, se diferencia e se movimenta por meio desse princípio. Acolher o masculino e o feminino é acolher a essência da criação em nós.

8. **Siga as ordens do amor, ou princípios da vida, de Bert Hellinger.**[18]
1 – Todos têm o direito de pertencer. Essa ordem do amor, ou princípio básico da vida, baseia-se no fato de que os sistemas vivos não convivem com a exclusão. Ou seja, sempre que há uma exclusão no sistema familiar, independentemente dos motivos, alguém na futura geração da família terá um comportamento inconsciente que buscará resgatar a pessoa que foi excluída. A exclusão pode ter sido por uma doença, aborto, assassinato, vício, prostituição, homossexualidade ou um motivo qualquer. Eu gosto do nome "ordem do amor", pois o amor

sempre inclui, procura soluções, aprende, evolui. 2 – Todos têm um lugar que lhes cabe dentro do seu grupo, que varia conforme o tempo pertencente a este grupo. Há, portanto, uma ordem hierárquica de precedência. Essa ordem deixa claro que, quem chega primeiro na estrutura familiar ou em uma empresa, tem precedência sobre quem chega depois. Entre casais, homem e mulher possuem a mesma hierarquia, estão em pé de igualdade, já os filhos estão em um nível hierárquico abaixo dos pais e, por isso, jamais devem ser envolvidos nos problemas dos pais ou assumirem papéis atribuídos originalmente a eles. 3 – Equilíbrio no dar e receber. Tem uma teoria antropológica conhecida como teoria da dádiva, que demonstra que as relações prosperam quando há o movimento mútuo de dar, receber e retribuir. A terceira ordem do amor trata dessa questão e mostra a importância de haver esse equilíbrio na troca. Quando recebemos algo, nos sentimos em dívida com a outra pessoa, e é natural que surja a vontade de retribuir. Isso pode gerar um movimento que nutre a relação quando feita com equilíbrio. No entanto, se uma das pessoas, por carência, se doa demais, isso gera no outro uma pressão de estar constantemente retribuindo, e, quando a pessoa não consegue retribuir à altura, sente-se devedor do outro, o que gera desconforto. Por outro lado, a pessoa que se dá de maneira desequilibrada, muitas vezes, exige reconhecimento e, quando isso não acontece de acordo com as expectativas, também gera desconforto e tende a comprometer a qualidade da relação. Essa ordem mostra que até para se vingar, para dar o troco ao outro, devido a alguma situação que gerou conflito, é importante que se devolva com uma ação um pouco menos danosa do que a ação sofrida. Isso pode proporcionar o retorno do equilíbrio da relação. Já quando o troco é dado em uma proporção maior que o dano sofrido, isso pode provocar no outro a vontade de revidar, de vingança, e isso tende a ser destrutivo nas relações.

"A complexidade da vida é gigantesca, e estamos tendo a incrível oportunidade de vivenciar essa experiência indescritível conhecendo todas as regras do jogo. Faça o seu jogo com maestria e se disponha sempre a aprimorá-lo. Lembre-se de que cada carta do seu jogo afeta a sua vida e o Universo inteiro. É por isso que todos nós estamos

torcendo pelo seu sucesso. As suas conquistas passam a ser as conquistas de todos nós."

Uma rotina que me faz muito bem é sempre procurar acordar com alegria, expressando a gratidão pela vida, por tudo que vivi e que vivo, e eu sempre me olho no espelho e digo algumas frases de improviso. No dia em que finalizei este livro, eu me olhei no espelho e disse algo para mim que quero compartilhar com você aqui para te inspirar a fazer o mesmo, construir suas frases de afirmação. E fique também à vontade para usar estas que compartilho aqui. Sempre diga algo de bom para você, mesmo que ainda não se sinta assim. Lembre-se de que seu cérebro não diferencia o que é real do que é imaginação. Independentemente do que seja, ele vai começar a configurar essa realidade neurologicamente.

Eu sou maravilhoso.
Eu sou encantador.
Eu sou alegria.
Eu sou demais.
Eu vivo em paz.

MEDITAÇÃO QUÂNTICA DE CURA

Vamos encerrar a nossa jornada do despertar do nosso potencial de autocura com a Meditação Metta Bhavana - Meditação da Bondade Amorosa ou do Amor Universal.

Metta significa amor incondicionado. Metta Bhavana é uma meditação voltada para uma atitude mental de amor e bondade, um coração amoroso que toca tudo e todos. Ela evoca o amor, a bondade e a generosidade em relação a nós mesmos e aos outros. Essa meditação foi tirada de um dos mais belos discursos proferidos pelo Buda Sakyamuni: o Metta Sutta.[19]

Metta Bhavana
Meditação da bondade amorosa ou do amor universal

Foque sua atenção em uma pessoa, que pode ser você mesmo, e então repita:

> Que (nome da pessoa) seja feliz.
> Que (nome da pessoa) se liberte do sofrimento.
> Que (nome da pessoa) encontre as causas verdadeiras da felicidade.
> Que (nome da pessoa) se liberte totalmente do seu karma.
> Que (nome da pessoa) manifeste lucidez de modo natural e instantâneo.
> Que (nome da pessoa) seja verdadeiramente capaz de ajudar os outros seres.
> Que (nome da pessoa) encontre nisso sua fonte de alegria e energia.

Repita quantas vezes quiser até sentir uma sensação boa de que a pessoa (ou você mesmo) foi beneficiada.

Vou também disponibilizar a versão do monge zen budista vietnamita Thich Nhat Hanh, que já foi indicado ao prêmio Nobel da Paz. É um ser humano iluminado, com grandes serviços prestados à humanidade. Segundo ele, viver no momento presente, sem nos apegarmos ao passado ou ao futuro, é a única maneira de realmente desenvolver a paz em si mesmo e no mundo.

Metta Bhavana de Thich Nhat Hanh

> Que eu possa ser calmo, feliz e tranquilo de corpo e mente.
> Saudável e vivendo em segurança.
> Livre de raiva, de aflições, de medos e de ansiedades.
> Que aprenda a me olhar com compreensão e amor.
> Reconhecendo e tocando em mim as sementes de alegria e felicidade.
> Que aprenda a identificar em mim a origem da raiva, da ambição e da ilusão.
> Que saiba alimentar em mim, diariamente, as sementes da alegria.
> Que possa viver saudável, com firmeza e livre.
> Sem apego nem aversão, mas que nunca seja indiferente.
> Que meus pais, filhos, parentes, amigos e mestres possam ser calmos, felizes e tranquilos de corpo e mente.
> Saudáveis e vivendo em segurança.

Livres de raiva, de aflições, de medos e de ansiedades.
Que aprendam a se olhar com compreensão e amor.
Reconhecendo e tocando em si as sementes de alegria e felicidade.
Que aprendam a identificar em si a origem da raiva, da ambição e da ilusão.
Que saibam alimentar, diariamente, em si as sementes da alegria.
Que possam viver saudáveis, com firmeza e livres.
Sem apego nem aversão, mas que nunca sejam indiferentes.
Que as pessoas que não conheço possam ser calmas, felizes e tranquilas de corpo e mente.
Saudáveis e vivendo em segurança.
Livres de raiva, de aflições, de medos e de ansiedades.
Que aprendam a se olhar com compreensão e amor.
Reconhecendo e tocando em si as sementes de alegria e felicidade.
Que aprendam a identificar em si a origem da raiva, da ambição e da ilusão.
Que saibam alimentar, diariamente, em si as sementes de alegria.
Que possam viver saudáveis, com firmeza e livres.
Que estejam livres do apego e da aversão, mas que nunca sejam indiferentes.
Que as pessoas que não gosto possam ser calmas, felizes e tranquilas de corpo e mente.
Saudáveis e vivendo em segurança.
Livres de raiva, de aflições, de medos e de ansiedades.
Que aprendam a se olhar com compreensão e amor.
Reconhecendo e tocando em si as sementes de alegria e felicidade.
Que aprendam a identificar em si a origem da raiva, da ambição e da ilusão.
Que saibam alimentar, diariamente, em si as sementes de alegria.
Que possam viver saudáveis com firmeza e livres.
Que estejam livres do apego e da aversão, mas que nunca sejam indiferentes.

Finalmente chegamos ao fim da nossa jornada, que pode ser o início da tomada de uma nova consciência e fortalecimento da pessoa que você já é. Ter sido atraído para este livro não foi obra do acaso. Lembre-se do princípio de causa e efeito. Este livro é fruto da minha caminhada de aperfeiçoamento, evolução e autocura. Tudo que compartilhei aqui é o que vivencio no meu dia a dia. Eu o convido a testar todas as premissas que foram compartilhadas aqui para que você possa compartilhar depois a sua própria experiência. Eu ficarei na torcida para que você possa ir até mais longe do que eu fui e ter resultados melhores do que eu já consegui até aqui. Lembre-se de compartilhar e levar à frente a sua transformação, como um mecanismo para possibilitar que mais pessoas acessem esse conhecimento e que você possa se aprimorar cada vez mais, e lembre-se de focar e elevar a sua vibração. Uma das premissas básicas da autocura é estar acima da frequência de 200 Hz, a frequência da coragem. Comprometa-se a atingir e ir além da frequência do amor, de 500 Hz, para que a programação da autocura seja instalada automaticamente em você.

Com amor e gratidão!
Avante!
Wallace Lima

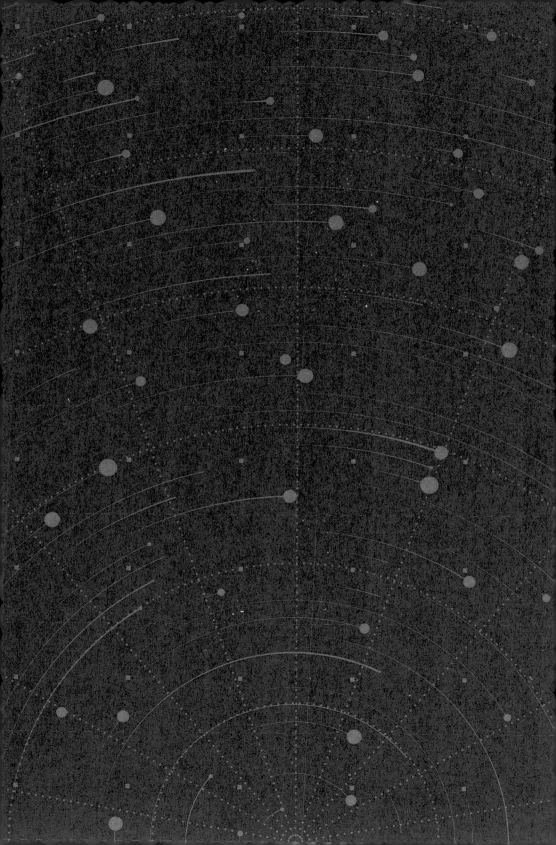

NOTAS

INTRODUÇÃO: O DIA EM QUE A TERRA SE CUROU

1 DESCARTES, R. *In:* PENSADOR, 2005-2021. Disponível em: https://www.pensador.com/frase/ODgzMzE2/. Acesso em: 18 maio 2021.

2 HANH, T. N. **Old Path White Clouds**. Califórnia: Parallax Press, 1991.

3 HEISENBERG, W. **Física e filosofia**. Brasília: Editora Universidade de Brasília, 1981.

4 FREIRE JR., O. Biografia como gênero na história das ciências – O caso do físico David Bohm (1917-1992). **Circumscribere: International Journal for the History of Science**, vol. 25, 9 jul. 2020. Disponível em: https://revistas.pucsp.br/circumhc/article/view/49606. Acesso em: 23 maio 2021.

5 INFINITE Potential. **The Life & Ideas of David Bohm**. Infinite Potential. Disponível em: https://www.infinitepotential.com/. Acesso em 1 jun 2021.

6 TALBOT, M. **O universo holográfico**. Rio de Janeiro: BestSeller, 1991.

7 SANTOS, M. A. B. **A mecânica quântica no processo de formação de licenciados em física**: um estudo de caso. Disponível em: https://ppgefhc.ufba.br/sites/ppgefhc.ufba.br/files/marco_antonio.pdf. Acesso em 1 jun 2021.

8 CIENTISTAS desvendam o cérebro e a capacidade de desvendar a realidade. **Terra**, 13 nov. 2018. Disponível em: https://www.terra.com.br/amp/noticias/dino/cientistas-desvendam-o-cerebro-e-a-capacidade-de-transformar-a-realidade,aeabe9130fc656c509e5ad72189732a32px7jkz0.html. Acesso em: 18 maio 2021.

9 BRADEN, G. **A matriz divina**. São Paulo: Cultrix, 2008.

10 BRADEN, G. **Segredos de um modo antigo de rezar**. São Paulo: Cultrix, 2008.

11 BRADEN, G. Op. cit.

12 DISPENZA, J. **Quebrando o hábito de ser você mesmo**. Porto Alegre: Citadel, 2018.

13 SHEALY, N.; CHURCH, Dawson. **Medicina da alma**: um cirurgião e um pesquisador da área da saúde revelam as novas e extraordinárias fontes de cura acessíveis a todos nós. São Paulo: Cultrix, 2011.

CAPITULO 1: MORRA ANTES QUE VOCÊ MORRA

1 HIPÓCRATES. *In:* PENSADOR, 2005-2021. Disponível em: https://www.pensador.com/frase/MTE3MDU0/. Acesso em: 18 maio 2021.

2 VOCÊ sabe que (estatisticamente) os médicos vivem menos do que a população em geral?. **Diário Santa Maria**. Disponível em: https://diariosm.com.br/colunistas/colunistas-do-impresso/voc%C3%AA-sabe-que-estatisticamente-os-m%C3%A9dicos-vivem-menos-do-que-a-popula%C3%A7%C3%A3o-em-geral-1.2158117. Acesso em 01 jun 2021.

3 MÉDICO nos EUA morre antes de paciente. **Folha de São Paulo**. Disponível em: https://www1.folha.uol.com.br/fsp/cotidian/ff30049828.htm. Acesso em 01 jun 2021.

4 "TODO medicamento tem um poder tóxico, até os naturais", alerta Carlini. **UOL News**, 24 maio 2006. Disponível em: https://noticias.uol.com.br/uolnews/saude/entrevistas/2006/05/24/ult2748u132.jhtm. Acesso em: 18 maio 2021

5 WEIL, P.; LELOUP, J.; CREMA, R. **Normose**: a patologia da normalidade. Petrópolis: Vozes, 2014.

6 QUEIMADO, Pe. J. L. Conhecendo os Evangelhos: tua fé te curou. **A12**, 17 maio 2018. Disponível em: https://www.a12.com/redacaoa12/igreja/conhecendo-os-evangelhos-tua-fe-te-curou. Acesso em: 18 maio 2021.

7 O NOBRE caminho óctuplo. **Templo Zulai**, 2021. Disponível em: https://www.templozulai.org.br/nobre-caminho-octuplo. Acesso em: 18 maio 2021.

8 BODHI, B. **O nobre caminho óctuplo**. Belo Horizonte: Nalanda, 2015. Disponível em: https://nalanda.org.br/wp-content/uploads/NC8_CS_amostra.pdf. Acesso em: 18 maio 2021.

9 HAWKINS, D. R. **Deixar ir**. Barueri: Pandora Treinamentos, 2019.

10 PERNAMBUCO: suicídio entre médicos chama a atenção de autoridades. ANAMT, 18 jan. 2019. Disponível em: https://www.anamt.org.br/portal/2019/01/18/pernambuco-suicidio-entre-medicos-chama-a-atencao/. Acesso em: 18 maio 2021.

11 SUICÍDIO entre médicos preocupam. **APMTS**. Disponível em: https://apmtsp.org.br/suicidio-entre-medicos-preocupam/. Acesso em: 20 maio 2021.

12 QUARESMA, Marcos. Suicídio de pastores e líderes – uma reflexão necessária. Sepal, 2021. Disponível em: https://sepal.org.br/suicidio-e-pastores-e-lideres-uma-reflexao-necessaria/. Acesso em: 18 maio 2021.

13 SUICÍDIO entre pastores gera sinal de alerta permanente. **Plano.news**, 18 out. 2019. Disponível em: https://pleno.news/comportamento/suicidio-entre-pastores-gera-alerta-permanente.html?amp=1. Acesso em: 18 maio 2021.

14 SCHUCMAN, H. **Um curso em milagres**. São José do Rio Preto: Grupo Mera, 2019.

CAPÍTULO 2: A CURA É VOCÊ

1 O GRANDE encontro quântico – Wallace Lima entrevista Dr Joe Dispenza. 2020. Vídeo (59min13s). Publicado pelo canal Wallace Lima. Disponível em: https://www.youtube.com/watch?v=X-diEtM3Nao&feature=youtu.be. Acesso em: 18 maio 2021.

2 DESGUALDO, P. O que é medicina ayurveda. **Veja Saúde**, 22 jul. 2017. Disponível em: https://saude.abril.com.br/mente-saudavel/ayurveda-a-medicina-das-indias/amp/. Acesso em: 18 maio 2021.

3 SCHUCMAN, H. *op. cit.*

4 NIKOLA TESLA. *In*: PENSADOR, 2005-2021. Disponível em: https://www.pensador.com/frase/MjIzMzM2Nw/. Acesso em: 18 maio 2021.

5 ANNUS Mirabilis of Albert Einsten. **Library of Congress.** Disponível em: https://guides.loc.gov/einstein-annus-mirabilis/introduction. Acesso em: 20 maio 2021.

6 BROWNE, M. W. The benzene ring: dream analysis. **The New York Times.** Disponível em: https://www.nytimes.com/1988/08/16/science/the-benzene-ring-dream-analysis.html. Acesso em: 20 maio 2021.

7 NIELS BOHR. *In*: FRASES famosas, 2006-2015. Disponível em: https://www.frasesfamosas.com.br/frases-de/niels-henrik-david-bohr/. Acesso em: 18 maio 2021.

8 WHAT is quantum computing. **IBM**. Disponível em: https://www.ibm.com/quantum-computing/what-is-quantum-computing/. Acesso em: 20 maio 2021.

9 O SALTO Quântico na Mente de Mariangélica Almeida | Equilíbrio e Saúde Familiar | Wallace Lima. 2016. Vídeo (3min3s). Publicado pelo canal Wallace Lima. Disponível em: https://www.youtube.com/watch?v=erAs1jvfz3w&t=4s. Acesso em: 18 maio 2021.

10 LET your heart talk to your brain. **Huffpost.** Disponível em: https://www.huffpost.com/entry/heart-wisdom_b_2615857. Acesso em: 20 maio 2018.

11 TIPOS de ondas cerebrais: delta, theta, alpha, beta e gama. **A mente é maravilhosa**. Disponível em: https://amenteemaravilhosa.com.br/tipos-de-ondas-cerebrais/. Acesso em 20 maio 2021.

12 Ibidem.

13 RUIZ, D. M. **Os quatro compromissos**: o livro da Filosofia Tolteca. Rio de Janeiro: BestSeller, 2020.

14 CURA Quântica de médica em Los Angeles | Wallace Lima. 2019. Vídeo (2min43s). Publicado pelo canal Wallace Lima. Disponível em: https://youtu.be/DmNVldlamqU. Acesso em: 18 maio 2021.

15 LIMA, W. **Dê um salto quântico na sua vida**. São Paulo: Gente, 2018.

CAPÍTULO 3: A CURA ESTÁ NO CAMPO

1 DISPENZA, J. **This unified field of energy and information is what governs all the laws of nature...** [s.d.], 9 out. 2020. Instagram: drjoedispenza. Disponível em: https://www.instagram.com/p/CGI7GeCnD1r/. Acesso em: 23 maio 2021.

2 MCTAGGART, L. **O campo**: em busca da força secreta. Rio de Janeiro: Rocco, 2008.

3 CAPRA, F. **O Tao da Física**. São Paulo: Cultrix, 2011.

4 HAWKINS, D. R. *op. cit.*, 2019.

5 MCTAGGART, L. *op. cit.*

6 *Ibidem.*

7 *Ibidem.*

8 PLANTAS estimulantes imunológicos. **Portal Educação**, 2020. Disponível em: https://siteantigo.portaleducacao.com.br/conteudo/artigos/farmacia/plantas-estimulantes-imunologicos/21814. Acesso em: 18 maio 2021.

9 MCTAGGART, L. *op. cit.*

10 DISPENZA, J. **Quebrando o hábito de ser você mesmo**. Porto Alegre: Citadel, 2018.

11 PERT, C. **Conexão mente corpo espírito**: para o seu bem-estar. São Paulo: Barany, 2009.

CAPÍTULO 4: SUAS CÉLULAS DIALOGAM COM O MUNDO

1 MARY, J. O coração é 5000 vezes mais forte magneticamente que o cérebro. **Josane Mary**, 2016. Disponível em: https://josanemary.wordpress.com/2016/05/06/o-coracao-e-5000-vezes-mais-forte-magneticamente-que-o-cerebro/amp/. Acesso em: 18 maio 2021.

2 BRADEN, G. *op. cit.*

3 CHILDRE, D.; *et. al.* **Heart Intelligence**. Cardiff: Waterside Productions, 2017.

4 CHILDRE, D.; MARTIN, H. **A solução HeartMath**. São Paulo: Cultrix, 2016.

5 SCHUCMAN, H. *op. cit.*

6 BENSON, H.; STARK, M. **Medicina espiritual**: o poder essencial da cura. São Paulo: Elsevier, 1998.

7 VOLTAIRE. *In*: PENSADOR, 2005-2021. Diponível em: https://www.pensador.com/frase/Njc3Ng/. Acesso em: 18 maio 2021.

8 SCHUCMAN, H. *op. cit.*

9 Cura da Tendinite e Dores de Cabeça no Coaching Quântico | Wallace Lima. 2018. Vídeo: (2min9s). Publicado pelo canal Wallace Lima. Disponível em: https://youtu.be/pLJtxWEiPBk. Acesso em: 18 maio 2021.

10 DISPENZA, J. **Você é o placebo**. Porto Alegre: Citadel, 2020.

11 DISPENZA, J. The Positive Effects of Yoga and Meditation at the Molecular Level. **Dr. Joe Dispenza**, 24 jun. 2017. Disponível em: https://blog.drjoedispenza.com/blog/meditation/the-positive-effects-of-yoga-and-meditation-at-the-molecular-level?hs_amp=true e https://pubmed.ncbi.nlm.nih.gov/28670311/. Acesso em: 18 maio 2021.

12 MCTAGGART, L. *op. cit.*

CAPÍTULO 5: A AUTOCURA COM AS MOLÉCULAS DA EMOÇÃO

1 PERT, C. *op. cit.*

2 *Ibidem.*

3 *Ibidem.*

4 *Ibidem.*

5 MCTAGGART, L. *op. cit.*

6 BENTLEY, P. J. **Biologia Digital**: como a natureza está transformando a tecnologia e nossas vidas. Rio de Janeiro: Berkeley, 2002.

7 INDIANA CTSI foundational to DigiBio's initial success. **DigiBio**, 19 mar. 2020. Disponível em: https://www.digibiomarkers.com/news/7. Acesso em: 18 maio 2021.

8 MCTAGGART, L. *op. cit.*

9 GIUDICE, E. D.; PREPARATA, G.; VITIELLO, G. Water as a Free Electric Dipole Laser. **APS Physics**, 29 ago. 1988. Disponível em: https://journals.aps.org/prl/abstract/10.1103/PhysRevLett.61.1085. Acesso em: 18 maio 2021.

10 ÁGUA na medida certa: aprenda a calcular corretamente a sua hidratação. **Conquiste sua vida**, 12 nov. 2015. Disponível em: https://amp.conquistesuavida.com.br/noticia/agua-na-medida-certa-aprenda-a-calcular-corretamente-a-sua-hidratacao_a2245/1. Acesso em: 18 maio 2021.

11 EMOTO, M. Please Help the Children of Fukushima "An Urgent Message from Masaru Emoto". **Good News Planet**, 2 nov. 2012. Acesso em: 18 maio 2021.

12 MCTAGGART, L. *op. cit.*

13 SCHUCMAN, H. *op. cit.*

14 MCTAGGART, L. *op. cit.*

15 MAX PLANCK. *In*: PENSADOR, 2005-2021. Disponível em: https://www.pensador.com/frase/MTgwNjk4Ng/. Acesso em: 18 maio 2021.

16 MCTAGGART, L. *op. cit.*

17 GUERRA, Y. 7 plantas que afastam a negatividade da casa. *Catraca Livre*, 30 mar. 2021. Disponível em: https://catracalivre.com.br/criatividade/7-plantas-que-afastam-a-negativida de-da-casa/amp/. Acesso em: 18 maio 2021.

18 DOR Crônica de 10 anos Curada Durante Coaching Quântico | Wallace Lima. 2018. Vídeo (2min21s). Publicado pelo canal Wallace Lima. Disponível em: https://youtu.be/2opvhjmVlUo. Acesso em: 18 maio 2021.

19 SCHUCMAN, H. *op. cit.*

CAPÍTULO 6: A CURA POR MEIO DOS MICRÓBIOS

1 A MICROBIOTA humana. **SBD-SP.** Disponível em: https://www.sbd-sp.org.br/geral/a-microbiota-humana. Acesso em 20 maio 2021.

2 ARAGUAIA, M. Bactérias na medicina, meio ambiente e alimentação. **Brasil Escola**, 2021. Disponível em: https://m.brasilescola.uol.com.br/amp/biologia/importancia-bacterias-2.htm. Acesso em: 18 maio 2021.

3 MALDONADO-CONTRERAS, A. A healthy microbiome builds a strong imune system that could help defeat COVID-19. **The Conversation**, 22 jan. 2021. Disponível em: https://theconversation.com/a-healthy-microbiome-builds-a-strong-immune-system-that-could-help-defeat-covid-19-145668. Acesso em: 18 maio 2021.

4 FIASCHITELLO, A. G. A culpa não é dos micróbios; é nossa. **Epoch Times**, 1 out. 2014. Disponível em: https://m.epochtimes.com.br/culpa-nao-microbios-nossa/. Acesso em: 18 maio 2021.

5 MARGULIS, L.; SAGAN, D. **Microcosmos**: Quatro bilhões de anos de evolução microbiana. São Paulo: Cultrix, 2004.

6 BRANDÃO, M. Nova medicina germânica e a origem natural das doenças. **Medicina Integrativa**, 3 jul. 2020. Disponível em: https://revistamedicinaintegrativa.com/nova-medicina-germanica-e-a-origem-natural-das-doencas/. Acesso em: 18 maio 2021.

7 DESCOBERTA de ossos muda a história do Homo Sapiens como a conhecemos. **Galileu**, 7 jun. 2017. Disponível em: https://revistagalileu.globo.com/amp/Ciencia/noticia/2017/06/descoberta-de-ossos-muda-historia-do-homo-sapiens-como-conhecemos.html. Acesso em: 18 maio 2021.

8 KNIGHT, R.; BUHLER, B. **A vida secreta dos micróbios**. São Paulo: Alaúde, 2016.

9 *Ibidem*.

10 DECLARAÇÃO da OMS sobre Taxas de Cesáreas. **UNA-SUS**, 10 abr. 2015. Disponível em: https://www.unasus.gov.br/noticia/declaracao-da-oms-sobre-taxas-de-cesareas. Acesso em: 18 maio 2021.

11 PARA 94% dos obstetras e ginecologistas, plano atrapalha conduta médica. **Anahp**, 6 jul. 2018. Disponível em: https://www.anahp.com.br/noticias/noticias-do-mercado/para-94-dos-obstetras-e-ginecologistas-plano-atrapalha-conduta-medica/. Acesso em: 18 maio 2021.

12 MENDES, V. Grávidas precisam se informar para evitar episiotomia desnecessária e "ponto do marido" no parto vaginal. **Uai**, 21 ago. 2014. Disponível em: https://www.uai.com.br/app/noticia/saude/2014/08/21/noticias-saude,191785/gravidas-precisam-se-informar-para-evitar-episiotomia-desnecessaria-e.shtml. Acesso em: 18 maio 2021.

13 KNIGHT, R.; BUHLER, B. *op. cit.*

14 FINLAY, B. B.; ARRIETA, M. **Let Them Eat Dirt**: Saving Your Child form na Oversanitizes World. Chapel Hill: Algonquin Books, 2016.

15 ARRAES, J. Doenças autoimunes: a luta é dia a dia. **CBN**, 7 nov, 2016. Disponível em: https://m.cbn.globoradio.globo.com/especiais/doencas-autoimunes/2016/11/07/DOENCAS-AUTOIMUNES-A-LUTA-E-DIA-A-DIA.htm. Acesso em: 18 maio 2021.

16 COLLEN, A. **10% humano**: como os micro-organismos são a chave para a saúde do corpo e da mente. Rio de Janeiro: Sextante, 2016.

17 BRASIL é principal mercado de agrotóxicos "altamente perigosos", diz ONG. **BBC News**, 23 fev. 2020. Disponível em: https://www.bbc.com/portuguese/geral-51597054.amp. Acesso em: 18 maio 2021.

18 MUITO ALÉM DO PESO | Filme Completo. 2013. Vídeo (83min43s). Publicado pelo canal Maria Farinha Filmes. Disponível em: https://youtu.be/8UGe5GiHCT4. Acesso em: 18 maio 2021.

19 ELOY, H. A evolução da obesidade no Brasil. **Hoje em dia**, 16 jul. 2018. Disponível em: https://www.hojeemdia.com.br/opini%C3%A3o/blogs/opini%C3%A3o-1.363900/a-evolu%C3%A7%C3%A3o-da-obesidade-no-brasil-1.639797. Acesso em: 18 maio 2021.

20 BOND, L. Obesidade no país aumentou entre 2006 e 2018, diz pesquisa. **Agência Brasil**, 25 jul. 2019. Disponível em: https://agenciabrasil.ebc.com.br/saude/noticia/2019-07/obesidade-aumentou-no-pais-entre-2006-e-2018-diz-pesquisa?amp. Acesso em: 18 maio 2021.

21 ZAFALON, M. UE pode dificultar exportações de frango. **Folha de S.Paulo**, 24 maio 2005. Disponível em: https://www1.folha.uol.com.br/fsp/dinheiro/fi2405200534.htm. Acesso em: 18 maio 2021.

22 COLLEN, A. *op. cit.*

23 ELOY, H. A evolução da obesidade no Brasil. **Hoje em dia**, 16 jul. 2018. Disponível em: https://www.hojeemdia.com.br/opini%C3%A3o/blogs/opini%C3%A3o-1.363900/a-evolu%C3%A7%C3%A3o-da-obesidade-no-brasil-1.639797. Acesso em: 18 maio 2021.

24 DAVIS, W. *Barriga de trigo*: livre-se do trigo, livre-se dos quilos a mais e descubra seu caminho de volta para saúde. São Paulo: WMF Martins Fontes, 2013.

25 COLLEN, A. *op. cit.*

26 LISBOA, S. Um terço dos antibióticos receitados para crianças é desnecessário. **Crescer**, 22 dez. 2018. Disponível em: https://revistacrescer.globo.com/amp/Criancas/Saude/noticia/2018/12/um-terco-dos-antibioticos-receitados-para-criancas-e-desnecessario.html. Acesso em: 18 maio 2021.

27 D'ALAMA, L. Transplante de fezes é usado para tratar infecção intestinal. **G1**, 18 jan. 2013. Disponível em: http://g1.globo.com/bemestar/noticia/2013/01/transplante-de-fezes-e-usado-para-tratar-infeccao-intestinal.html. Acesso em: 18 maio 2021.

28 GUIMARÃES, K. Superbactérias avançam no Brasil e levam autoridades de saúde a correr contra o tempo. **BBC News**, 11 jul. 2017. Diponível em: https://www.bbc.com/portuguese/brasil-40561948.amp. Acesso em: 18 maio 2021.

29 D'ALAMA, L. *op. cit.*

CAPÍTULO 7: A MEDICINA DA FLORESTA

1 LI, Q. **Into The Forest**: How Trees Can Help You Find Health and Happiness. Londres: Penguin Books, 2019.

2 BANHO de floresta: A cura pelo contato com a natureza! Conheça essa prática. **Conquiste sua vida**, 2017. Disponível em: https://amp.conquistesuavida.com.br/noticia/banho-de-floresta-a-cura-pelo-contato-com-a-natureza-conheca-essa-pratica_a4916/1 e https://freeway.tur.br/blog/banho-de-floresta-dicas. Acesso em: 18 maio 2021.

3 LI, Q. *op. cit.*

4 CHILDRE, Doc; *et. al. op. cit.*

5 ARVAY, C. G. **The Biophilia Effect**: A Scientific And Spiritual Exploration Of The Healing Bond Between Humans And Nature. Louisville: Sounds True, 2018,

6 *Ibidem.*

7 LI, Q. *op. cit.*

8 FLANAGAN, M. Chronic Disease Pain Management through use of the Endocannabinoid System. **Margo Magic Creations**, 20 dez 2018. Disponível em: https://aposchange4rg.com/chronic-disease-pain-management-through-use-of-the-endocannabinoid-system/. Acesso em: 18 maio 2021.

9 LI, Q. *op. cit.*

10 MOSTAFAVI, B. Group nature walks linked to improve mental health. **The University Record – University of Michigan.** Disponível em: https://record.umich.edu/articles/group-nature-walks-linked-improved-mental-health/. Acesso em: 20 maio 2021.

11 A NOVA receita para combater a depressão: 90 minutos na natureza. **Veja**, 2 maio 2016. Disponível em: https://veja.abril.com.br/ciencia/a-nova-receita-para-combater-a-depressao-90-minutos-na-natureza/amp/. Acesso em: 18 maio 2021.

12 LI, Q. *op. cit.*

13 ARVAY, C. G. *op. cit.*

14 LI, Q. *op. cit.*

15 *Ibidem.*

16 *Ibidem.*

17 WOHLLEBEN, P. **A vida secreta das árvores**. Rio de Janeiro: sextante, 2017.

18 ENTENDA o que é a "internet da floresta". **Globoplay**, 10 jan. 2021. Disponível em: https://globoplay.globo.com/v/9166579/. Acesso em: 18 maio 2021.

19 WOHLLEBEN, P. *op. cit.*

20 LI, Q. *op. cit.*

21 MELLIS, F. Brasil consome 56,6 milhões de caixas de calmantes e soníferos. **R7**, 3 jul. 2019. Disponível em: https://noticias.r7.com/saude/brasil-consome-566-milhoes-de-caixas-de-calmantes-e-soniferos-03072019?amp. Acesso em: 18 maio 2021.

22 RIBEIRO, W. Explode procura por medicamentos tarja preta em tempos de pandemia. **ICTQ**, 2008-2016. Disponível em: https://www.ictq.com.br/varejo-farmaceutico/1493-explode-procura-por-medicamentos-tarja-preta-em-tempos-de-pandemia. Acesso em: 18 maio 2021

23 GIGLIOTTI, A. O perigo da tarja preta durante a pandemia. **Veja Rio**, 11 jun. 2020. Disponível em: https://vejario.abril.com.br/blog/manual-de-sobrevivencia-no-seculo-21/o-perigo-da-tarja-preta-durante-a-pandemia/amp/. Acesso em: 18 maio 2021.

24 "CRIANÇA tem remédio?" é tema do programa Caminhos da Reportagem. **Agência Brasil**, 29 out. 2019. Disponível em: https://agenciabrasil.ebc.com.br/saude/noticia/2019-10/crianca-tem-remedio-e-tema-do-programa-caminhos-da-reportagem?amp. Acesso em: 18 maio 2021.

25 ARVAY, C. G. *op. cit.*

26 WOHLLEBEN, P. *op. cit.*

27 MANCUSO, S. **Revolução das plantas**: um novo modelo para o futuro. São Paulo: Ubu, 2019.

28 Coaching Quântico Rio de Janeiro: O Despertar da Autocura de Landman I Wallace Lima. 2018. Vídeo (2min44s). Publicado pelo canal Wallace Lima. Disponível em: https://youtu.be/FjjkNy3ilfM. Acesso em: 18 maio 2021.

CAPÍTULO 8: VITAMINA D3 – A VACINA DA NATUREZA

1 A IMPORTÂNCIA da vitamina D. **Sírio-libanês**, 3 jul. 2017. Disponível em: https://www.hospitalsiriolibanes.org.br/imprensa/noticias/Paginas/A-import%C3%A2ncia-da-vitamina-D.aspx. Acesso em: 18 maio 2021.

2 OLIVEIRA, M.; AQUINO, W. O nascimento da inteligência segundo a Revista IstoÉ de 23/08/2013, Edição 2.284. **Mães de Crianças Superdotadas**, 26 ago. 2013. Disponível em: http://maedecriancassuperdotadas.blogspot.com/2013/08/o-nascimento-da-inteligencia-segundo.html?m=1. Acesso em: 18 maio 2021.

3 COMO se prevenir do Coronavírus e Doenças Crônicas Autoimunes I Dr Cícero Coimbra – Wallace Lima. 2020. Vídeo (137min32s). Publicado pelo canal Wallace Lima. Disponível em: https://www.youtube.com/watch?v=cWJx-8j1xE4&t=441s. Acesso em: 18 maio 2021.

4 TOLEDO, A. Vitamina D: por que seu filho precisa dela. **Crescer**, 12 dez. 2015. Disponível em: https://revistacrescer.globo.com/amp/Bebes/aude/noticia/2015/12/vitamina-d-por-que-seu-filho-precisa-dela.html. Acesso em: 18 maio 2021.

5 PORTO, C. M.; SILVA T. P. S.; SOUGEY E. B. Contribuições da vitamina D no tratamento de sintomas depressivos e fatores de risco cardiovascular: protocolo de estudo para um ensaio clínico randomizado, duplo-cego e controlado por placebo. **NCBI**, 11 out. 2019. Disponível em: https://www.ncbi.nlm.nih.gov/pmc/articles/PMC6788094/. Acesso em: 18 maio 2021.

6 PROTOCOLO Coimbra - Vitamina D. **Vitamina D e & Imunidade inata**. São Paulo, 29 mar. 2020. Facebook: protocolocoimbravitd. Disponível em: https://www.facebook.com/855856057779834/posts/3095081923857225/. Acesso em: 23 maio 2021.

7 ARGOSLAB. Beta-Defensina 2. Disponível em: https://irp-cdn.multiscreensite.com/b71661c0/files/uploaded/Beta-Defensina%202.pdf. Acesso em: 23 maio 2021.

8 COMO se prevenir do Coronavírus e Doenças Crônicas Autoimunes I Dr Cícero Coimbra – Wallace Lima. 2020. Vídeo (137min32s). Publicado pelo canal Wallace Lima. Disponível em: https://www.youtube.com/watch?v=cWJx-8j1xE4&t=441s. Acesso em: 18 maio 2021.

9 WISHART, I. **Vitamina D**: seria esta a vitamina milagora? Porto Alegre: Citadel, 2016.

10 NUNES, B. Cícero Galli Coimbra, o médico que trata a esclerose múltipla sem remédio. **Veja**, 25 jun. 2014. Disponível em: https://veja.abril.com.br/saude/cicero-galli-coimbra-o-medico-que-trata-a-esclerose-multipla-sem-remedio/amp/. Acesso em: 18 maio 2021.

11 WISHART, I. *op. cit.*

12 NUNES, B. *op. cit.*

13 FELDMAN, A. Sol que Cura e Sol que Mata. **Dr. Alexandre Feldman**, 29 dez. 2019. Disponível em: https://www.enxaqueca.com.br/sol-cura-mata/. Acesso em: 18 maio 2021.

14 WISHART, I. *op. cit.*

15 NUNES, B. *op. cit.*

16 COMO se prevenir do Coronavírus e Doenças Crônicas Autoimunes I Dr Cícero Coimbra – Wallace Lima. 2020. Vídeo (137min32s). Publicado pelo canal Wallace Lima. Disponível em: https://www.youtube.com/watch?v=cWJx-8j1xE4&t=441s. Acesso em: 18 maio 2021.

17 NUNES, B. *op. cit.*

18 COIMBRA, C. G. Opinião: "Vitamina" D na prevenção e no tratamento da covid-19. **Unifesp**, 26 maio 2020. Disponível em: https://www.unifesp.br/reitoria/dci/releases/item/4489-opiniao-vitamina-d-na-prevencao-e-no-tratamento-da-covid-19. Acesso em: 18 maio 2021.

19 *Ibidem.*

20 MAGHBOOLI, Z.; *et. al.* Vitamin D sufficiency, a sérum 25-hydroxyvitamin D at least 30 ng/mL reduced risk for adverse clinical outcomes in patients with COVID-19 infection. **Plos One**, 25 set. 2020. Disponível em: https://journals.plos.org/plosone/article?id=10.1371/journal.pone.0239799&fbclid=IwAR2xWdAo9Qg9zR0HGRIwsVqO9FPuCzexZE1-OikxULxqGWTtaQQhhWWJq7Y. Acesso em: 18 maio 2021.

21 PESQUISA verifica ação antiviral da vitamina D sobre o novo coronavírus. **Século Diário**. Disponível em: https://www.seculodiario.com.br/saude/pesquisa-verifica-acao-antiviral-da-vitamina-d-sobre-o-novo-coronavirus. Acesso em: 20 maio 2021.

22 VIETH, R. Vitamin D toxicity, policy, and Science. **PubMed**, 22 dez. 2007. Disponível em: https://pubmed.ncbi.nlm.nih.gov/18290725/. Acesso em: 18 maio 2021.

23 MAEDA, S. S.; *et. al.* Recomendações da Sociedade Brasileira de Endocrinologia e Metabiologia (SBEM) para o diagnóstico e tratamento da hipovitaminose D. **SciELO**, jul. 2014. Disponível em: http://www.scielo.br/scielo.php?script=sci_arttext&pid=S0004-27302014000500411. Acesso em: 18 maio 2021.

24 Prefeita Fábia Richter Previne e Supera a COVID 19 com Vit. D3 [PARTE 1] I Wallace Lima. 2020. Vídeo (58min25s). Publicado pelo canal Wallace Lima. Disponível em: https://youtu.be/DXuKxYcqLe8. Acesso em: 18 maio 2021.

25 Combate à Covid 19 com Vitamina D3 e Homeopatia em Figueirão/MS I Wallace Lima e Rogério Roseli. 2020. Vídeo (97min54s). Publicado pelo canal Wallace Lima. Disponível em: https://www.youtube.com/watch?v=V6E8ceCac8g&feature=youtu.be. Acesso em: 18 maio 2021.

26 WISHART, I. *op. cit.*

27 *Ibidem.*

28 OLIVEIRA, C. Risco de câncer de pele é sete vezes maior em trabalhadores expostos a agrotóxicos. **Rede Brasil Atual**, 2017. Disponível em: https://www.redebrasilatual.com.br/saude-e-ciencia/2017/05/risco-de-cancer-de-pele-e-sete-vezes-maior-em-casos-de-exposicao-a-agrotoxicos/amp/. Acesso em: 18 maio 2021.

29 *Ibidem*.

30 PRAETZEL, J. Estado campeão em ocorrências de câncer de pele, RS terá Dia D contra a doença neste sábado. **Gauchazh**, 6 dez. 2019. Disponível em: https://gauchazh.clicrbs.com.br/saude/noticia/2019/12/estado-campeao-em-ocorrencias-de-cancer-de-pele-rs-tera-dia-d-contra-a-doenca-neste-sabado-ck3ufplow03bw01llxhcwlrwi.html. Acesso em: 18 maio 2021.

31 BELMONTE, T. Pesquisas associam câncer ao uso intensivo de agrotóxicos nas lavouras. **Extra Classe**, 8 maio 2018. Disponível em: https://www.extraclasse.org.br/saude/2018/05/pesquisas-associam-cancer-ao-uso-intensivo-de-agrotoxicos-nas-lavouras/. Acesso em: 18 maio 2021.

32 APESAR do clima, região sul é a com maior número de casos de câncer de pele. **CBN Curitiba**, 30 jun. 2018. Disponível em: https://cbncuritiba.com/apesar-do-clima-regiao-sul-e-com-maior-numero-de-casos-de-cancer-de-pele/. Acesso em: 18 maio 2021.

33 BELMONTE, T. *op. cit.*

34 WISHART, I. *op. cit.*

35 *Ibidem*.

36 COIMBRA, C. G. Revistas científicas acusam laboratórios de distorcer pesquisas de remédios I BBC Brasil - "metade delas é falsa". 10.09.2001. **Dr. Cícero Galli Coimbra**, 2020. Disponível em: https://protocolocoimbradrcicerogalli.com/2020/06/27/revistas-cientificas-acusam-laboratorios-de-distorcer-pesquisas-de-remedios-bbc-brasil-metade-delas-e-falsa-10/amp/. Acesso em: 18 maio 2021.

37 NOAM CHOMSKY. *In*: PENSADOR, 2005-2021. Disponível em: https://www.pensador.com/frase/MjgyMDA2MA/. Acesso em: 18 maio 2021.

38 CETESB - Companhia de Tecnologia de Saneamento Ambiental. Informações de Radiação. São Paulo: CETESB, mar. 2020. Disponível em: https://cetesb.sp.gov.br/prozonesp/materiais-de-apoio/informacoes-de-radiacao/. Acesso em: 23 maio 2021.

39 WISHART, I. *op. cit.*

40 CETESB - Companhia de Tecnologia de Saneamento Ambiental. Informações de Radiação. São Paulo: CETESB, mar. 2020. Disponível em: https://cetesb.sp.gov.br/prozonesp/materiais-de-apoio/informacoes-de-radiacao/. Acesso em: 23 maio 2021.

41 CDC: Americans Carry Body Burden of Toxic Sunscreen Chemical. **EWG**, 25 mar. 2008. Disponível em: https://cetesb.sp.gov.br/prozonesp/materiais-de-apoio/informacoes-de-radiacao/. Acesso em: 18 maio 2021.

42 WISHART, I. *op. cit.*

43 *Ibidem*.

44 VIETH, R. *op. cit.*

45 *Ibidem*.

46 SZABO, L. Médico dos EUA que lançou moda da vitamina D recebe dinheiro da indústria. **Folha de S.Paulo**, 21 ago. 2018. Disponível em: https://www1.folha.uol.com.br/equilibrioesaude/2018/08/medico-dos-eua-que-lancou-moda-da-vitamina-d-recebe-dinheiro-da-industria.shtml?origin=folha. Acesso em: 18 maio 2021.

47 CARTA Aberta ao Conselho Federal de Medicina e aos Conselhos Regionais de Medicina do Brasil. **Carta Aberta ao CFM**, 19 fev. 2021. Disponível em: https://cartaabertaaocfm.online. Acesso em: 18 maio 2021.

48 *Ibidem.*

49 NÓS realmente vivemos em um asilo mental elaborado?. **Mercados por Pinchas**. Disponível em: https://mercadosporpinchas.com/nos-realmente-vivemos-em-um-asilo-mental-elaborado-/. Acesso em 01 jun 2021.

50 Superação das Dores Físicas de Roney Claudio no Coaching Quântico São Paulo | Wallace Lima. 2018. Vídeo (1min7s). Publicado pelo canal Wallace Lima. Disponível em: https://youtu.be/ZS_1O3lllYg. Acesso em: 18 maio 2021.

CAPÍTULO 9: A CIÊNCIA DA AUTOCURA

1 LIPTON, B. H. **A biologia da crença**. São Paulo: Butterfly, 2007.

2 *Ibidem.*

3 DISPENZA, Joe. *op. cit.*

4 *Ibidem.*

5 *Ibidem.*

6 LIPTON, B. H. *op. cit.*

7 PEMA CHÖDRÖM. *In*: Goodreads, 2006-2021. Disponível em: https://www.goodreads.com/quotes/1248795-meditation-is-a-process-of-lightening-up-of-trusting-the. Acesso em: 01 jun 2021.

8 DISPENZA, Joe. *op. cit.*

9 BERTRAM CARR. *In*: PENSADOR, 2005-2021. Disponível em: https://www.pensador.com/frase/MzU4Mg/. Acesso em: 18 maio 2021.

10 HAMILTON, D. R. **Como a sua mente pode curar o seu corpo**. Lisboa: Pergaminho, 2000.

11 *Ibidem.*

12 *Ibidem.*

13 *Ibidem.*

14 *Ibidem.*

15 BENSON, Herbert; STARK, Marg. *op. cit.*

16 *Ibidem.*

CAPÍTULO 10: ESPIRITUALIDADE E AUTOCURA

1 SCHUCMAN, H. *op. cit.*

2 **CARTAS de Cristo**: a consciência crística manifestada. Curitiba: Almanara, 2021.

3 HAWKINS, D. H. **Poder versus força**: uma anatomia da consciência humana. Barueri: Pandora Treinamentos, 2018.

4 **CARTAS de Cristo**. op. cit.

5 *Ibidem.*

6 *Ibidem.*

7 *Ibidem.*

8 HAWKINS, D. H. *op. cit.* 2018.

9 SCHUCMAN, H. *op. cit.*

10 **CARTAS de Cristo**. *op. cit.*

11 SCHUCMAN, H. *op. cit.*

12 BOFF, L. **Espiritualidade**: um caminho de transformação. Rio de Janeiro: Sextante, 2006.

13 *Ibidem.*

14 UNIVERSITY of Wisconsin-Madison. Dr. Richard J. Davidson. **Center for Healthyminds**, 2021. Disponível em: https://centerhealthyminds.org/about/founder-richard-davidson. Acesso em: 23 maio. 2021.

15 BEGLEY, S. **Treine a mente, mude o cérebro.** São Paulo: Fontanar, 2008.

CONCLUSÃO

1 ZENATO, R. Cura e recuperação do livro de dr. Hawkins. **Gênese Treinamentos**, 2020. Disponível em: https://genesetreinamentos.com/cura-e-recuperacao-do-livro-de-dr-david-hawkins-healing-and-recovery/. Acesso em: 18 maio 2021.

2 SCHUCMAN, H. *op. cit.*

3 *Ibidem.*

4 **CARTAS de Cristo**. *op. cit.*

5 15 frases de Bert Hellinger para você se inspirar. **Constelação clínica**, 12 maio 2019. Disponível em: https://constelacaoclinica.com/frases-bert-hellinger/. Acesso em: 18 maio 2021.

6 SCHUCMAN, H. op. cit.

7 O NOBRE caminho óctuplo. *op. cit.*

8 *Ibidem.*

9 SCHUCMAN, H. *op. cit.*

10 **CARTAS de Cristo**. *op. cit.*

11 RUIZ, D. M. *op. cit.*

12 **O Caibalion**: estudo da filosofia hermética do Antigo Egito e da Grécia. São Paulo: Pensamento, 1978.

13 *Ibidem.*

14 *Ibidem.*

15 *Ibidem.*

16 *Ibidem.*

17 *Ibidem.*

18 HELLINGER, B. **Ordens do amor:** um guia para o trabalho com Constelações Familiares. São Paulo: Cultrix, 2003.

19 METTA Sutta. **União Budista.** Disponível em: http://uniaobudista.pt/wp-content/uploads/2017/02/Metta-sutta.pdf. Acesso em: 20 maio 2021.

REFERÊNCIAS BIBLIOGRÁFICAS

1. ABREU, I. *Os 7 princípios herméticos do antigo Egito e a ciência moderna*. São Paulo: All Print, 2017.
2. BAUDOUX, D. *O grande manual da aromaterapia de Dominique Baudoux:* bioquímica das moléculas, propriedades farmacológicas e indicações terapêuticas de 100 óleos essenciais. Tradução de Mayra Corrêa e Castro. Belo Horizonte: Editora Laszlo, 2019.
3. BEGLEY, S. *Treine a mente, mude o cérebro*. Tradução de Bruno Casotti. Rio de Janeiro: Fontanar, 2008.
4. BRADEN, G. *O Efeito Isaías*: decodificando a ciência perdida da prece e da profecia. Tradução de Afonso Teixeira Filho. São Paulo: Cultrix, 2002.
5. BRADEN, G. *Segredos de um modo antigo de rezar:* descubra a linguagem poderosa que nos liga à mente de Deus. Tradução de Cleusa Margô Wosgrau e Euclides Luiz Calloni. São Paulo: Cultrix, 2009.
6. BUETTNER, D. *Zonas azuis*: a solução para comer e viver como os povos mais saudáveis do planeta. Tradução de Thaís Costa. São Paulo: nVersos, 2018.
7. CHAMINE, S. *Inteligência positiva:* por que só 20% das equipes e dos indivíduos alcançam seu verdadeiro potencial e como você pode alcançar o seu. Tradução de Regiane Winarski. Rio de Janeiro: Objetiva, 2013.
8. COLLEN, A. *10% humano*: como os micro-organismos são a chave para a saúde do corpo e da mente. Tradução de Ivo Korytowski. Rio de Janeiro: Sextante, 2016. 288 p.
9. DALAI LAMA XIV. *Além da religião:* uma ética por um mundo sem fronteiras. Tradução de Beatriz Bispo. Teresópolis: Lúcida Letra, 2016.
10. DHAMMATAKLKS.ORG. Disponível em: spiritrock.warmetta.org. Acesso em: 25 maio 2021.
11. DISPENZA, Joe. *Você é o placebo:* o poder de curar a si mesmo. Tradução de Lúcia Brito. Porto Alegre: Citadel, 2020.
12. DISPENZA, Joe. *Como se tornar sobrenatural:* pessoas comuns realizando o extraordinário. Tradução de Lúcia Brito. Porto Alegre: Citadel, 2020.
13. ECKSCHMIDT, T. *et al. Fundamentos do capitalismo consciente:* liberando o espírito empreendedor para o bem. Curitiba: Voo, 2017.

14. EIDSON, D. *Cura vibracional:* revelando a essência da natureza por meio dos óleos essenciais na aromaterapia. Tradução de Rosana Laura Romeros. Belo Horizonte: Editora Laszlo, 2019.
15. FINLAY, B.; FINLAY, J. *The Whole-Body Microbiome:* How to Harness Microbes – Inside and Out – For Lifelong Health. Nova York: The Experiment, 2019.
16. HART, C. *Segredos da serotonina:* novas e revolucionárias descobertas sobre o hormônio natural que inibe o desejo incontrolável de comer, alivia a dor e melhora o humor. Tradução de Mirtes Frange. São Paulo: Cultrix, 2010.
17. HELLINGER, B. *O amor do espírito na Hellinger Sciencia.* Tradução de Tsuyuko Jinno-Spelter, Lorena Richter e Filipa Richter. Belo Horizonte: Atman, 2017. 224 p.
18. HELLINGER, S. *A própria felicidade:* fundamentos para a Constelação Familiar. Tradução de Beatriz Rose. Brasília: Tagore, 2019. 182 p.
19. LIIMAA, W. *Dê um salto quântico na sua vida:* como treinar a sua mente para viver no presente e fazer o mundo conspirar a seu favor. São Paulo: Gente, 2018. 240 p.
20. LIIMAA, W. Princípios quânticos no cotidiano: a dimensão científica da consciência, espiritualidade, transdisciplinaridade e transpessoalidade. São Paulo: Aleph, 2011.
21. LIIMAA, W. *Reflexões quânticas para viver melhor.* Recife: Edição do Autor, 2017.
22. LYNCH, B. *Limpe seus genes:* um programa inovador para tratar a causa-raiz das doenças e otimizar sua saúde. Tradução de Cecília Barbosa. Belo Horizonte: Editora Laszlo, 2020.
23. MCTAGGART, L. *O campo*: em busca da força secreta do universo. Tradução de Claudia Gerpe Duarte. Rio de Janeiro: Rocco, 2008.
24. RUIZ, M.; MILLS, J. *A voz do conhecimento:* o livro da filosofia tolteca. Tradução de Alice Xavier. Rio de Janeiro: BestSeller, 2017.
25. YÜN, H. *Budismo:* conceitos fundamentais. Tradução de Luciana Franco Piva. São Paulo: De Cultura, 2005. 168 p.

PRESENTE QUÂNTICO

Foi pensando em contribuir com o seu processo de Evolução e Autocura que resolvi disponibilizar três conteúdos que irão contribuir ainda mais com a sua jornada quântica pela vida.

Serão três presentes em forma de conteúdos complementares de altíssimo nível.

Presente 1: entrevista que fiz no Congresso Internacional de Sexualidade e Relacionamento, com a Doula Mexicana Naoli Vinaver, reconhecida internacionalmente, que foi citada no livro. Ela já realizou mais de 1.600 partos naturais.

Tema da entrevista: parto tântrico e sexualidade pós-parto.

Presente 2: entrevista que fiz com Sophie Hellinger, esposa de Bert Hellinger, durante o Constelar – Congresso Internacional de Constelações Familiares.

Tema: como as constelações impactam na saúde, prevenção das doenças e cura.

Presente 3: meditação quântica com o ronronar do gatinho Alegria.

Pesquisas científicas comprovam que o ronronar dos gatos possuem uma frequência entre 20 Hz e 140 Hz e estão associados a uma série de benefícios à saúde, entre eles:

1. acalma o sistema nervoso central aliviando sintomas do estresse e ansiedade;
2. regula pressão de hipertensos e picos de pressão;

3. fortalecimento muscular, dos ossos e ligamentos;
4. combate infecções;
5. 40% menos chance de ataques cardíacos em donos de gatos, segundo pesquisa da Universidade de Minnesota, nos EUA.

Antes mesmo de saber tudo isso eu gravei dez minutos do meu gatinho Alegria e combinei o seu ronronar com uma trilha sonora. Já tive relatos de cura de pessoas que praticaram a meditação durante meus cursos.

Esses três PRESENTES estão disponíveis no link a seguir e poderão, também, ser acessados pelo QR Code abaixo.

Para acessar o conteúdo é fácil! Basta apontar a câmera do seu celular para o QR Code ao lado ou digitar o link em seu navegador e aproveitar!

http://www.portalsaudequantum.com.br/lp/bonus-livro

Desfrute e mande depois uma mensagem falando como foi a sua experiência.

Este livro foi impresso pela gráfica
Grafilar em papel lux cream 70 g/m²
em junho de 2025.